Länger jung und gesund mit

Nina Ruge

und
Dr. Erich Knobloch

Länger jung und gesund mit

Nina Ruge

und

Dr. Erich Knobloch

Reader's Digest

DEUTSCHLAND · SCHWEIZ · ÖSTERREICH

Deutsche Originalausgabe
Textredaktion: Maren Franz
Fachliche Beratung: Maren Franz, Cornelia Hobbhahn,
Dipl.-Psych. Anke Wacker, Dr. med. Stefan Duve, Richard Hackenberg

Konzeption und Realisation: Ariadne-Buch, Christine Proske, München
Lektorat: Dr. Judith Borgwart
Schlussredaktion: Gabriele Ernst, Sabrina Tomasi
Satz: grafik + design Ute Berretz, München

Reader's Digest
Redaktion: Falko Spiller (Projektleitung)
Grafik: Peter Waitschies
Bildredaktion: Christina Horut
Prepress: Andreas Engländer
Produktion: Andreas Schabert

Ressort Buch
Redaktionsdirektorin: Suzanne Koranyi-Esser
Redaktionsleiterin: Dr. Renate Mangold
Art Director: Susanne Hauser

Operations
Leitung Produktion Buch: Norbert Baier

Reproduktion: Meyle+Müller GmbH+Co. KG, Pforzheim
Druck und Binden: Mohn media Mohndruck GmbH, Gütersloh

© 2008 Reader's Digest – Deutschland, Schweiz, Österreich
Verlag Das Beste GmbH – Stuttgart, Zürich, Wien

GR 1799/IC

Printed in Germany
ISBN 978-3-89915-461-0

Besuchen Sie uns im Internet
www.readersdigest.de

Hinweis
Die in diesem Buch enthaltenen medizinischen Informationen sind kein Ersatz
für eine ärztliche Diagnose und Behandlung. Der Verlag empfiehlt allen Patienten mit Krankheits- bzw. Schmerzsymptomen, sich an einen Arzt zu wenden.
Das vorliegende Buch ist sorgfältig erarbeitet worden. Dennoch erfolgen alle
Angaben ohne Gewähr. Weder Autoren noch Verlag übernehmen eine Haftung
für eventuelle Nachteile oder Schäden, die aus den im Buch enthaltenen prakti-
schen Hinweisen resultieren.

Vorwort

„Wer seiner Jugend nachläuft, rennt dem Alter schnurstracks in die Arme." Ich war Anfang 40, als ich die Bedeutung dieser chinesischen Weisheit wirklich verstand und mich entschloss, meinen Lebensstil konsequent auf seelische und körperliche Balance auszurichten. Damals stand ich mitten in einem sehr fordernden Berufsleben – noch dazu mit dem Anspruch, vor der Kamera ein gutes „Bild" abzugeben. Ich bin damals täglich gejoggt, oft geschwommen, habe auf meine Ernährung geachtet – und doch beschlich mich das Gefühl, dass ich noch mehr tun könnte. Ich begann, die einschlägige Literatur zu lesen – von der es damals, vor gut zehn Jahren, noch gar nicht so viel gab. Und ich suchte nach einem Fachmann.

Ich hatte Glück. Ein angesehener Münchner Internist hatte dieses Thema bereits auf seinem privaten Radar, als es noch im medialen Dornröschenschlaf vor sich hindämmerte: Dr. Erich Knobloch. Er erwies sich als eine geradezu unerschöpfliche Quelle des Wissens. Mit seiner Hilfe stellte ich mein Leben um und richtete es konsequent auf ganzheitliche Gesundheit aus.

Über zehn Jahre lang lebe ich nun schon danach. Und jetzt war es nur noch ein kleiner Schritt von der eigenen Erfahrung zum Buch – das ohne Herrn Dr. Knobloch natürlich nicht denkbar gewesen wäre. Deshalb möchte ich ihm danken – und ganz besonders der Textredakteurin Maren Franz: Mit dem vorliegenden Buch möchten wir Sie an unseren Erfahrungen in der Kunst des „Jungbleibens" teilhaben lassen.

Und wir hoffen, dass wir Sie mit unserer Überzeugung anstecken können: Feiern Sie Ihr Leben – und leisten Sie Ihren Beitrag dazu, es noch sehr lange feiern zu können. Die Natur hat uns so reich beschenkt – pflegen wir diesen Schatz.

„Lache das Leben an! Vielleicht lacht es wieder."   JEAN PAUL

HERZLICHST
Ihre

Nina Ruge   Dr. Erich Knobloch

Inhalt

Länger jung bleiben:
Auch eine Frage der Eigenverantwortung 8

Wie wir altern 10
Die Formel: So bleiben Sie länger jung! 19
Starten Sie heute Ihr Jungbrunnen-Programm! 22

Ein wahrer Jungbrunnen:
Die richtige Ernährung 26

Wir sind, was wir essen 28
Die Essenz des Lebens: Die wichtigsten Vitamine 32
Für Knochen, Muskeln und Nerven: Mineralien 56
Zu Ihrem Schutz: Sekundäre Pflanzeninhaltsstoffe 67
Health Food: Lebensmittel mit verjüngender Wirkung 71
Wasser: Die wichtigste Quelle des Lebens 104
Wie sollte eine gesunde Ernährung aussehen? 107
Biologisch: Quantität contra Qualität 120
Der Wochenplan für die Jungbrunnen-Ernährung 123

Laufen Sie Ihrem Alter davon!
Lange gesund durch sportliche Betätigung 138

Regelmäßige Bewegung und das Alter der Zellen 140
Ausdauertraining hält uns jung 146

Für immer schön! Frisch und strahlend
mit der richtigen Pflege 176

Die Haut als Spiegel der Seele 178
Die richtige Pflege 182

Ganz im Einklang: Körper, Geist und Seele 196

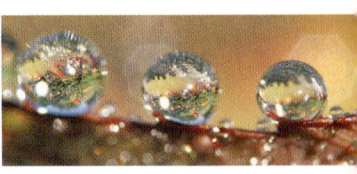

Denken Sie sich jung und glücklich 198

Raus aus der Opferrolle – stolz sein auf Bewältigtes 203

Setzen Sie sich neue Ziele, und finden Sie Ihr Glück 206

Gereifte Sexualität 210

Kraft schöpfen aus der Lebenserfahrung 212

Soziale Einbettung: Kontakte pflegen 214

Tiere: Mehr als nur ein Kuschelspaß 217

Stress, lass nach 220

Schlafen und entspannen: Der Gesundbrunnen 222

Entspannung beginnt im Kopf 226

Die Kraft der Ruhe und Spiritualität 236

Gehirnjogging: Übungen, die den Kopf jung halten 239

Das Kreuz mit dem Alter: Mit Vorsorge ein langes Leben 256

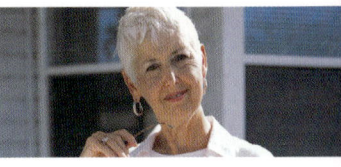

Jungbrunnen-Vorsorge 258

Anhang 280

Sachregister 280

Rezeptregister 283

Adressen 284

Lösungen Gehirnjogging 286

Bild- und Quellennachweis 288

Länger jung bleiben:

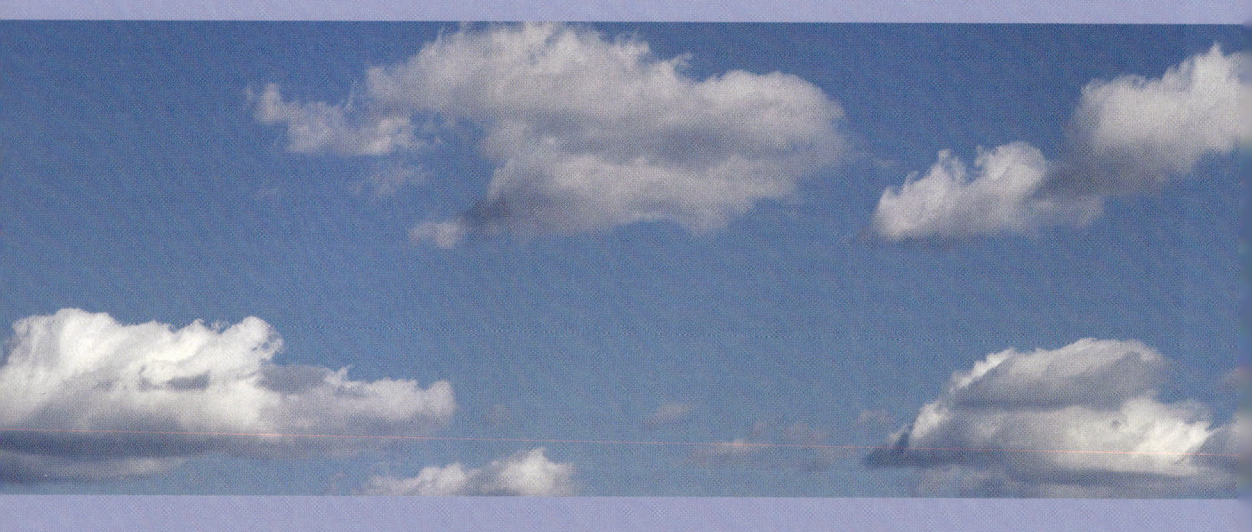

Auch eine Frage der Eigenverantwortung

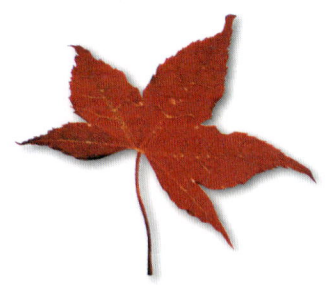

„ *Jung und vor allem gesund und aktiv bleiben – wer träumt nicht davon? Wer die richtige Vorsorge trifft und die Verantwortung für seinen Körper und sein Leben wirklich ernst nimmt, kann der Erfüllung dieses Traums einen gewaltigen Schritt näher kommen:*

Mit einer ausgewogenen und gesunden Ernährung, regelmäßiger Bewegung, konsequenter Forderung des Geistes, ausreichenden Entspannungsphasen und dem Vermeiden von Alterungsbeschleunigern wie Rauchen oder zu viel Alkohol, Bewegungsmangel und Stress hält man sich und seinen Körper bis ins hohe Alter hinein in Schwung. „

Wie wir altern

Bei den meisten Menschen beginnt das sichtbare Altern etwa ab dem 35. Lebensjahr. Doch der Körper beginnt schon ab Anfang 20 mit dem schleichenden Abbau. Mit Mitte 30 spürt man dann bereits die ersten kleinen „Sünden seiner Jugend", die Körper und Geist schneller altern lassen – etwa Bewegungsmangel, Rauchen und Alkohol.

Das Altern beginnt bereits mit Anfang 20

Jugend und Frische leiden auch unter **Schlafentzug, Stress,** ungesunden Ernährungsgewohnheiten oder übermäßigem Sonnenbaden, denn all das beschleunigt den Alterungsprozess.

Unser Körper lässt sich dabei mit einem **Automobil** vergleichen: Mit regelmäßiger Pflege, gewissenhaft und regelmäßig ausgeführten Inspektionen und einem moderaten Fahrstil kann auch ein Oldtimer noch nach Jahren fahren **wie am ersten Tag** und dabei glänzend und gepflegt aussehen. Zu wenig „Zuwendung" und Pflege dagegen machen sogar aus einem neuen Auto ganz schnell eine alte Rostlaube, die ständig in die Werkstatt und über kurz oder lang verschrottet werden muss. Ebenso wie bei Ihrem Auto liegt es zu einem guten Teil an Ihnen selbst, an Ihrer **Selbstverantwortung,** ob Sie Ihren Körper zum prunkvollen Oldtimer pflegen oder ihn zu einem Schrottwagen verkommen lassen.

Typisch alt

Manche Menschen betrachten das Altwerden an sich als Krankheit, doch im Prinzip versteht man darunter die körperlichen Veränderungen und Beschwerden, die mit folgendem **Symptomkanon** einhergehen: Herz-Kreislauf-Erkrankungen, einem erhöhten Risiko für Schlaganfall oder Herzinfarkt, Problemen mit den Knochen und Gelenken wie z. B. Arthrose, Osteoporose und Bandscheibenvorfälle sowie einem Nachlassen der Seh- und Hörkraft und der **geistigen Aktivität.** Zudem leiden viele ältere

Menschen an Diabetes, Übergewicht, Schlafstörungen und/oder Gefäßerkrankungen. Wenn auch keine Krankheit, so doch typische altersbedingte Veränderungen sind Falten, Altersflecken und ergraute, ausfallende Haare.

Ob wir unseren Körper **gesund gepflegt** haben, zeigt sich meist schon mit Anfang 40. Zu diesem Zeitpunkt beginnen sich die ersten Ernährungs- oder Bewegungssünden zu äußern. Doch auch wenn man sich bisher nicht so für seine Gesundheit interessieren konnte, ist es **nie zu spät,** damit anzufangen. Natürlich werden Sie nicht mit 80 Jahren zum ersten Mal am New-York-Marathon teilnehmen können, wenn Sie erst mit 79 Jahren mit dem Training beginnen, aber Sie können selbst in diesem hohen Alter noch Ihre Kondition mit täglichen Spaziergängen beispielsweise deutlich verbessern. **Werden Sie aktiv!** Jeder Tag, den Sie früher damit beginnen, zahlt sich mit purer Lebensfreude aus. Und wenn Sie Ihr Leben lang sehr **sportlich** waren, können Sie sogar mit fast 90 Jahren noch einen Marathon mitlaufen wie der Franzose Gilbert Lions, der im Jahr 2006 mit beachtlichen 85 Jahren am Berlin-Marathon teilnahm – und er war in der Altersklasse der über 80-Jährigen nicht der Einzige!

Warum altern wir?

Zum einen verlangsamt sich mit dem Alter die Zellteilungsrate und damit die Fähigkeit unseres Körpers, sich zu regenerieren. Die **Zellstrukturen** verlieren dadurch ihre Elastizität und Spannkraft. Die Folge: Durch die reduzierte Kollagenbildung der Haut verlieren die Zellen immer mehr an Volumen, Mimikfalten „graben" sich verstärkt in die Oberhaut ein, und die Körperoberfläche ist insgesamt nicht mehr so **elastisch** wie früher. Dazu kommen **Verschleißerscheinungen** an Knochen und Gelenken durch Über- oder Fehlbelastungen. Gefördert wird das z. B. durch Übergewicht und Bewegungsmangel. Denn jeder Schritt beansprucht die Gelenke, jedes Kilo zu viel müssen **Gelenke** und Knochen mittragen. Dadurch werden Knorpel und Gelenkflüssigkeit, die als Stoßdämpfer wirken, abgenutzt und ein Prozess in Gang gesetzt, der sich zur Arthrose

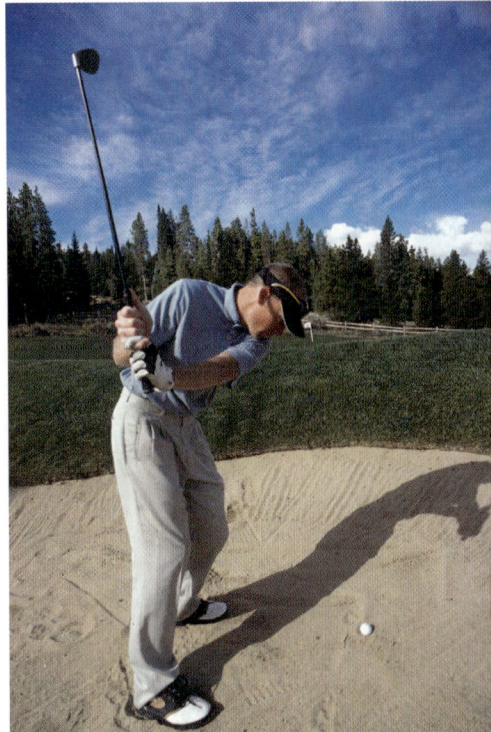

Um mit Sport zu beginnen, ist es nie zu spät!

auswachsen kann, dem schmerzhaften Gelenkverschleiß. Die so entstehenden Schmerzen fördern Bewegungsmangel, und dieser wiederum führt zu einer mangelnden Durchblutung, was zu einer weiteren Verschlechterung des geschädigten Gelenks führt. Deswegen heißt hier – ebenso wie bei Rückenschmerzen – die Devise: auch gegen den Schmerz **aktiv bleiben** und nicht schonen! Noch vor wenigen Jahren hat man, etwa bei Rückenschmerzen, auf Schonung gesetzt und Bettruhe verordnet – heute weiß man: **Stillstand bedeutet Abbau!** Bleiben Sie daher unbedingt aktiv, und versuchen Sie auch bei Schmerzen, vorsichtige Bewegungen durchzuführen, z. B. einen gemütlichen **Spaziergang**.

Im Alter verlangsamt sich neben der Teilungsrate der Zellen auch der gesamte Stoffwechsel. Der Grundumsatz sinkt deutlich ab. Am stärksten spüren wir das daran, dass wir leichter zunehmen und das **Abnehmen** schwerer wird. Wer nämlich dieselbe Kalorienzahl zu sich nimmt wie als junger, aktiver Mensch und dabei nicht zusätzlich **mehr Sport** treibt, nimmt zwangsläufig zu und wird zudem die Pfunde nicht mehr los.

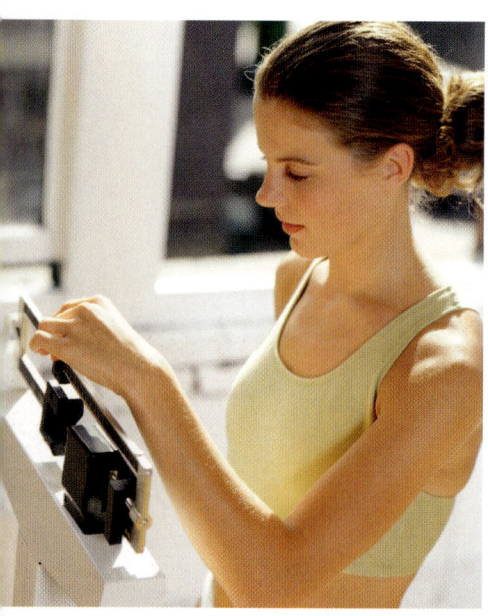

In der Jugend ist es leichter, sein Gewicht zu halten, weil der Grundumsatz höher ist als im Alter.

Ab etwa 50 beginnt die Zeit der Hormonumstellung. Die sogenannten Wechseljahre setzen ein, und zwar, wie man heute weiß, nicht nur für die Frau. Der **weibliche Körper** produziert zunehmend weniger Östrogene, was zu den typischen Wechseljahresbeschwerden führen kann: Viele Frauen klagen dann über zu starkes Schwitzen und Stimmungsschwankungen. Der **männliche Körper** produziert mit zunehmendem Alter geringere Mengen des Sexualhormons Testosteron, was zu körperlicher Schwäche, Muskelabbau und sexueller Unlust führen kann. Einen Großteil dieser hormonellen Umstellung und der damit einhergehenden Stimmungs- und Gewichtsschwankungen kann man mit einem Mehr an Bewegung und einer ausgewogenen **Ernährung** ausgleichen. All diese natürlichen Veränderungen unseres Körpers sind Bestandteil eines kontinuierlich ablaufenden Programms. Es liegt letztlich nicht in unserer Hand, diesen Prozess zu verhindern, sehr wohl aber können wir Zeitpunkt und Geschwindigkeit des Alterns entscheidend **beeinflussen**. Nutzen Sie die sich Ihnen bietenden Möglichkeiten. Befolgen Sie die Jungbrunnen-Vorschläge in diesem Buch, und Sie werden merken, wie schnell Sie dafür mit einer ganz neuen Art von **Lebensqualität** belohnt werden. Achten Sie vor allem auf Ihre Ernährung und auf ausreichend Bewegung, dann werden Sie sich lange an Ihrem gesunden Körper **freuen** können und Ihrem Traum vom langen, gesunden Leben näher kommen.

Warum geht das Alter an manchen scheinbar spurlos vorüber?

Älter zu werden ist ein ganz **natürlicher Vorgang**, den wir nicht beeinflussen können. Jeder kann jedoch eine ganze Menge dafür tun, dass er so spät wie möglich zu altern beginnt und der Alterungsprozess als solcher auch langsamer abläuft. Als 70-Jähriger die körperliche und geistige Fitness eines 40-Jährigen zu haben, ist nämlich ganz und gar nicht unmöglich.

Neben dem ganz natürlichen Alterungsprozess können uns **äußere Faktoren** früher als notwendig Jugend und Frische rauben. Die effektivsten „Altmacher" sind die sogenannten freien Radikale – aggressive Sauerstoffverbindungen, die gesunde Zellen im Körper zerstören und damit die Zerstörung der Zellfunktionen einleiten. Diese freien Radikale entstehen vermehrt z. B. durch einen hohen Alkoholkonsum, fettreiche, **vitamin-** und **mineralstoffarme** Nahrung, Stress und Nikotin.

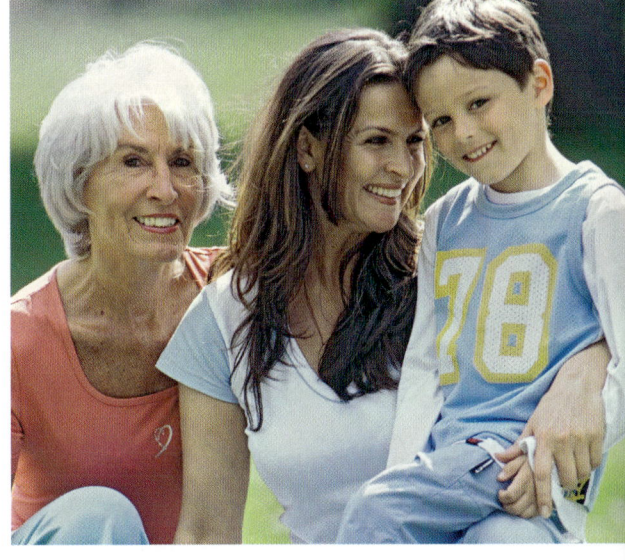

Ein gesunder Körper mit einem schlagkräftigen Immunsystem wird mit diesen freien Radikalen bis zu einem gewissen Grad fertig und kann sie „neutralisieren", indem er vermehrt Radikalenfänger einsetzt. Das Abfangen der freien Radikale hält länger jung. Befinden sich jedoch zu viele freie Radikale im Körper und sind gleichzeitig zu wenig leistungsstarke Radikalenfänger im Körper vorhanden, kann sich der **Organismus** langfristig nicht überall dagegen wehren. Das hat zur Folge, dass die freien Radikale die Zellen schneller zerstören, als unser Organismus sie wieder **aufbauen** kann: Der Körper altert.

Dass wir älter werden, hat die Natur so eingerichtet. Wie schnell wir altern, liegt in unserer Hand.

Nicht jede Zelle ist gleich alt

Unser Organismus besteht aus einem Sammelsurium von hoch-spezialisierten **Körperzellen** in den unterschiedlichsten Entwick-lungsstadien. Ein ununterbrochener **Kreislauf**: Pro Sekunde baut der menschliche Körper zwischen 10 und 50 Mio. Körper-zellen ab und ersetzt sie durch neue Zellen.

Während einige Zellen, etwa die Haarzellen des **Innenohrs**, uns **ein Leben lang** treu begleiten, verlassen uns andere Zellen, etwa die weißen Blutkörperchen, bereits nach kurzer Zeit wieder. Denn der Körper gleicht in vielen Bereichen einem Ersatzteil-lager, das sich ständig selbst **erneuert**. Mithilfe von Stamm- und Vorläuferzellen oder durch einfache Zellteilung erschafft unser Organismus täglich unzählige Zellen und **verjüngt** damit unun-terbrochen unseren Körper.

So oft erneuern sich diese Zellen

Alle paar Stunden

Die weißen Blutzellen sind Bestandteile des Immunsystems. Sie verbrauchen sich durch ihre anstrengende **Abwehrleistung** schnell und werden daher innerhalb von einigen Stunden bis einigen Tagen von Nachkömm-lingen aus dem Knochenmark abgelöst.

Alle 5 Tage

Die Magenschleimhautzellen erneuern sich in der Regel innerhalb von 5 Tagen, da sie auf-grund des permanenten Säureangriffs sehr starken Belastungen ausgesetzt sind. Ebenso schnell regenerieren sich die Zellen der Darm-schleimhaut. Der Rest des **Darms** benötigt etwa 16 Jahre, um sich komplett zu erneuern.

Alle 2 Wochen

Die äußere Schicht unserer **Schutzhülle**, die Haut, schilfert sich etwa alle 2 Wochen ab. Dies ist auch der Grund, warum sich die Son-nenbräune nach dem 14-tägigen Urlaub nicht bewahren lässt. Im Gegenteil: Je intensi-ver die **Sonneneinwirkung**, desto stärker vollzieht sich auch die Regeneration der „verbrannten" Hautzellen.

Alle 2–3 Monate

Bei der Befruchtung trifft Alt auf Jung: Die weiblichen **Eizellen** werden nicht erneuert. Ihre Zahl von etwa 400 000 ist schon von Ge-burt an angelegt. Ersatz gibt es nicht. Sind sie verbraucht, wird die Hormonproduktion im weiblichen Körper gedrosselt und die Wech-seljahre beginnen. Im Gegensatz dazu bilden Männer ein Leben lang **Spermien**: Ein gesun-der junger Mann produziert jede Sekunde etwa 1 000 Samenzellen, die etwa 2–3 Mo-nate zur **Reifung** benötigen.

Alle 4 Monate

Rund 4 Monate lang schleppen die roten **Blutkörperchen** die Sauerstoffmoleküle zu den Zellen und nehmen dafür Kohlendioxid entgegen, bevor sie von frischen Zellen ab-gelöst werden.

Kaum Zellerneuerung

- **Knorpel, Sehnen und Bänder:** Anders als die Zellen unserer Knochen sind Knorpel, Sehnen und Bänder sehr wenig stoffwechselaktiv. Sie erneuern sich praktisch gar nicht.
- **Auge:** Mit Ausnahme einer kleinen Region bildet die Augenlinse keine neuen Zellen.
- **Herz:** Seine Zellen erneuern sich nur in ganz geringem Umfang. Deswegen bleiben Infarktnarben (für den Spezialisten) ein Leben lang sichtbar.
- **Haarfollikel:** Sie werden so alt wie Sie selbst – wenn die Follikel absterben, wächst kein Haar mehr nach und kahle Stellen nehmen zu.
- **Gehirn:** Der größte Teil des Gehirns altert gemeinsam mit Ihnen, doch in vielen Arealen finden ständig Stoffwechselaktivitäten von sich erneuernden Zellen statt.

Alle 5 Monate

Finger- und Zehennägel wachsen unser ganzes Leben lang – am „schnellsten" die **Daumennägel**: Sie wachsen etwa 0,095 mm pro Tag, die übrigen Fingernägel legen noch etwas langsamer zu. Auch die Nägel der Großzehen wachsen mit 0,006 mm ein wenig schneller als die übrigen **Zehennägel**. In der Regel braucht ein Nagel etwa 5 Monate, um vollständig vom Nagelbett bis zur Spitze zu wachsen.

Alle 6 Monate

Unsere Leber ist ein wahres Regenerationswunder: Entfernen Mediziner einen Teil der **Leber**, kann sich das Organ innerhalb von 2 Monaten vollständig regenerieren. Leberzellen leben durchschnittlich etwa zwischen einem halben und 1 Jahr.
Kurios: Innerhalb von 1 Jahr reproduzieren sich die Leberzellen so häufig, dass die Leber rein theoretisch gesehen **17-mal** komplett neu aufgebaut wird.

Alle 7 Monate

Im Durchschnitt dauert es rund 200 Tage, bis das gesamte **Knochenkalzium** eines Erwachsenen einmal komplett ausgetauscht wurde, und 10 Jahre, bis der gesamte Knochen sämtliche Zellen einmal erneuert hat. Zellen, die **Knochenmasse** aufbauen, und Zellen, die Knochenmasse abbauen, halten sich lange Zeit die Waage. Erst mit zunehmendem Alter lässt der Knochenstoffwechsel deutlich nach, und es werden mehr Zellen ab- als aufgebaut.

Alle 2 Jahre

Ein menschliches **Kopfhauthaar** wächst im Schnitt etwa 0,35 mm pro Tag. Diese Wachstumsphase dauert etwa 2–6 Jahre, bevor die Haarfollikel in die Ruhephase treten und das Haar ausfällt. Nach etwa 3 Monaten **Ruhephase** produzieren die Haarfollikel wieder neue Haare. Mit zunehmendem Alter erlahmen die Haarfollikel, die Haare werden dünner und werden schließlich nicht mehr nachgebildet – **die Zelle** stirbt ab.

Testen Sie Ihr biologisches Alter

Der folgende Test wurde von Professor Christoph M. Bamberger entwickelt und hilft Ihnen, annäherungsweise Ihr biologisches Alter zu ermitteln. Dieses kann sich bis zu **20 %** von Ihrem chronologischen Alter, also Ihrem Alter nach Lebensjahren, unterscheiden. Da noch nicht alle **Faktoren** bekannt sind, die auf die **Lebenserwartung** einwirken, gibt der Test auch nur Anhaltspunkte in Bezug auf Ihr biologisches Alter. Selbstverständlich ist der Test ohne Aussage für Menschen, die an so schweren **Krankheiten** leiden, dass diese die Lebenserwartung beeinflussen könnten.

Bitte geben Sie auf jede Frage nur **eine Antwort**, seien Sie ehrlich zu sich selbst, und zählen Sie am Ende alle Punktzahlen zusammen. Diese setzen Sie in die Auflösung auf S. 18 ein. Sollten Sie Ihre durch diesen Test errechnete Lebenserwartung schon überschritten haben, liegen bei Ihnen **schützende** Faktoren vor, die bisher nicht identifiziert werden konnten.

Testen Sie Ihr biologisches Alter

Frage	Bewertung	Ihre Punkte
Ihr Geschlecht?	weiblich = 0 Punkte männlich = 5 Punkte	
Wie viele Portionen Obst und Gemüse essen Sie durchschnittlich am Tag?	unter 1 = 2,5 Punkte 1 = 1 Punkt 2 – 4 = 0,5 Punkte 5 oder mehr = 0 Punkte	
Wie oft essen Sie Fisch?	selten oder nie = 1 Punkt 1 x pro Woche = 0,5 Punkte 2 x pro Woche oder häufiger = 0 Punkte	
Wie oft essen Sie eine Fleischmahlzeit?	max. 2 x pro Woche = 0 Punkte 3 – 5 x pro Woche = 0,5 Punkte mehr als 5 x pro Woche = 1 Punkt	
Wie oft essen Sie Fleisch und Wurstwaren als Aufschnitt?	nur ausnahmsweise = 0 Punkte regelmäßig = 0,5 Punkte	
Wie oft bewegen Sie sich mindestens 30 Minuten lang (leichtes Ausdauertraining wie Joggen, Walken, Schwimmen, Fahrradfahren, aber auch zügiges Spazierengehen)?	nie = 3 Punkte gelegentlich (unter 1 x pro Woche) = 2,5 Punkte 1 – 3 x pro Woche = 1 Punkt 3 – 7 x pro Woche = 0 Punkte Leistungssport = 1 Punkt	

Testen Sie Ihr biologisches Alter

Frage	Bewertung	Ihre Punkte
Rauchen Sie?	nein = 0 Punkte 0–1 pro Tag = 0,5 Punkte 2–20 pro Tag = 2 Punkte über 20 pro Tag = 3 Punkte	
Wie viele „pack years" haben Sie zeitlebens geraucht (1 pack year = 1 Jahr lang 1 Schachtel pro Tag oder $1/2$ Jahr lang zwei Schachteln pro Tag oder 2 Jahre lang $1/2$ Schachtel pro Tag usw.)?	unter 1 pack year = 0 Punkte 1–10 pack years = 1 Punkt über 10 pack years = 2 Punkte	
Wie viele „Drinks" trinken Sie durchschnittlich pro Tag (1 Drink = 1 Flasche Bier oder 1 Glas Wein)?	0–1 = 0 Punkte 2–3 = 1 Punkt mehr als 3 = 2 Punkte	
Wie ist Ihr Blutdruck?	unter 120/80 = 0 Punkte zwischen 120/80 und 140/90 = 1 Punkt mehrmals über 140/90 = 1,5 Punkte erhöht (ich nehme Medikamente) = 2 Punkte weiß ich nicht = 1 Punkt	
Wie ist Ihr Body Mass Index (BMI = Körpergewicht in kg geteilt durch Körpergröße in m²)?	unter 18 = 1 Punkt 18–25 = 0 Punkte 25–27 = 0,5 Punkte 27–30 = 1 Punkt über 30 = 1,5 Punkte	
Wie ist Ihre „Waist-to-hip-Ratio" (Taillenumfang geteilt durch Hüftumfang)?	**für Frauen:** unter 0,85 = 0 Punkte 0,85–1 = 1 Punkt über 1 = 1,5 Punkte **für Männer:** unter 1 = 0 Punkte 1–1,2 = 1 Punkt über 1,2 = 1,5 Punkte	
Wie ist Ihr Cholesterinwert?	unter 200 = 0 Punkte 200–250 = 0,5 Punkte über 250 = 1 Punkt weiß ich nicht = 0,5 Punkte	
Gab es bei Verwandten 1. Grades (Eltern oder Geschwister) Fälle von Herzinfarkt, Schlaganfall oder Krebs, die vor dem 60. Lebensjahr auftraten?	nein = 0 Punkte 1 Fall = 1 Punkt mehr als 1 Fall = 2 Punkte	
Gehen Sie zu den angebotenen Vorsorgeuntersuchungen (Gynäkologie, Prostata, Darmkrebs)?	nie = 2 Punkte unregelmäßig = 1 Punkt regelmäßig = 0 Punkte	

Testen Sie Ihr biologisches Alter

Frage	Bewertung	Ihre Punkte
Haben Sie Tätigkeiten und Projekte, die Sie wirklich interessieren (beruflich oder als Hobby)?	nein = 1 Punkt mitunter = 0,5 Punkte immer = 0 Punkte	
Wie viele Menschen stehen Ihnen wirklich nahe?	keiner = 2 Punkte 1 = 1 Punkt 2 – 3 = 0,5 Punkte 4 oder mehr = 0 Punkte	
Sind Sie mit Ihrem Sexualleben zufrieden?	eher ja = 0 Punkte geht so = 0,5 Punkte eher nein = 1 Punkt	
Wie schlafen Sie?	gut = 0 Punkte mittelmäßig = 0,5 Punkte schlecht = 1 Punkt	
Würden Sie sich insgesamt als glücklichen Menschen bezeichnen?	ja = 0 Punkte eher ja = 0,5 Punkte eher nein = 1,5 Punkte nein = 2 Punkte	
Gesamtpunktzahl		

Auswertung

Die Formel zur Berechnung des biologischen Alters lautet (einfach eintragen und in dieser Reihenfolge in den Taschenrechner eingeben):

$$(\boxed{} - 20) \text{ x } \boxed{} \text{ x } 0{,}01 + \boxed{} = \boxed{}$$

(Gesamtpunktzahl)   (Lebensalter)   (Lebensalter)   (biol. Alter)

Ihr biologisches Alter beträgt $\boxed{}$ Jahre.

Die Formel zur Berechnung der Lebenserwartung lautet (einfach eintragen und in dieser Reihenfolge in den Taschenrechner eingeben):

$$-0{,}8 \text{ x } \boxed{} + 96 = \boxed{}$$

(Gesamtpunktzahl)   (Lebenserwartung)

Bei Fortsetzung Ihres derzeitigen Lebensstils liegt Ihre Lebenserwartung am wahrscheinlichsten bei $\boxed{}$ Jahren.

Die Formel:
So bleiben Sie länger jung!

Die Formel für ein langes, gesundes Leben ist so einfach, dass sie allein dadurch schon revolutionär ist. Nach neuesten Studien sind es Kleinigkeiten, die über unsere Gesundheit entscheiden: 30 Minuten Bewegung pro Tag, dazu eine ausgeglichene Ernährung, also viel Obst, Gemüse, Fisch und wenig Alkohol, und vor allem: nicht rauchen!

Zehn goldene Regeln

1. Essen Sie reichlich Ballaststoffe und viel frisches Obst und Gemüse – ihr hoher Anteil an antioxidativ wirkenden Radikalenfängern, etwa Vitaminen, und krebshemmenden Wirkstoffen wie den sekundären Pflanzeninhaltsstoffen bietet den besten **Gesundheitsschutz**.

2. Treiben Sie moderat Sport, am besten eine halbe Stunde täglich. Nutzen Sie jede Gelegenheit, die sich im Alltag bietet, um ein Stückchen zu Fuß zu gehen oder die Treppe statt den Fahrstuhl zu wählen. Versuchen Sie, etwa 2000 Kalorien in der Woche durch zusätzliche Bewegung zu verbrauchen. Das entspricht etwa einer täglichen **Fahrradtour** von einer halben Stunde. Der gesundheitliche Effekt dieses Herz-Kreislauf-Trainings ist immens: Der gesamte Stoffwechsel wird angekurbelt, das **Herz** schlägt kraftvoller und ruhiger, das **Gewicht** lässt sich leichter regulieren, und das Immunsystem bekommt einen wahren Energieschub. Zudem wird das Gehirn mit einer zusätzlichen Ladung **Sauerstoff** versorgt und kann so seinen Leistungspegel steigern. Bewegen Sie sich, dann fühlen Sie sich nicht nur jünger, sondern Sie werden es auch!

3. Betreiben Sie ein gesundes Maß an Vorsorge. Nutzen Sie die empfohlenen Vorsorgeuntersuchungen, und entwickeln Sie ein gesundes **Bauchgefühl** für Ihren eigenen Körper. So können Sie

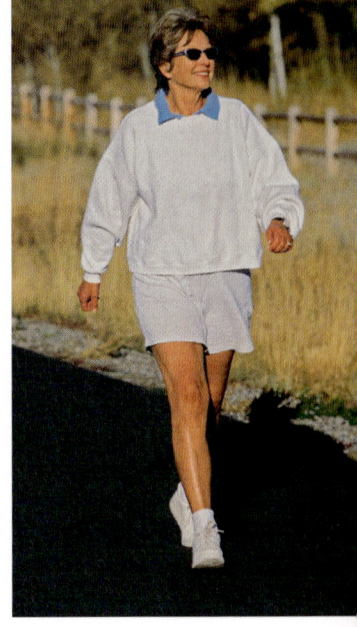

Eine halbe Stunde Bewegung am Tag für ein langes und gesundes Leben.

„echte" Symptome von leichten Befindlichkeitsstörungen unterscheiden. Aber nehmen Sie die Vorsorgeempfehlungen ernst. Die meisten Krebsarten lassen sich heutzutage bei rechtzeitiger Diagnose **erfolgreich** behandeln. Je früher Sie reagieren, desto effektiver können Sie agieren und der Krankheit aktiv Paroli bieten. Behalten Sie zudem Ihren Blutdruck im Auge. Ein langfristig hoher Blutdruck schädigt die Gefäße und das Herz. Bluthochdruck ist in der Regel vermeidbar und lässt sich mithilfe einer **Lebensumstellung** und Gewichtsreduzierung in den meisten Fällen heilen.

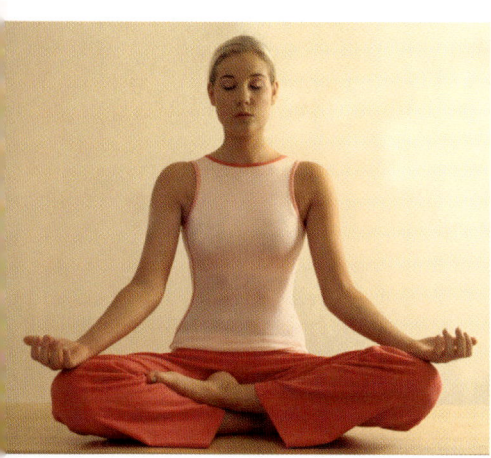

Meditieren vertreibt Stress, sorgt für Entspannung und hilft, neue Energie zu tanken.

4. Schalten Sie mal einen Gang runter! Bauen Sie bewusst immer wieder Entspannungsphasen in Ihren Alltag ein. Das muss nicht gleich ein Wellnesstag im Luxushotel sein, sondern kann schon mit einer Tasse grünem Tee und der nötigen Muße geschehen. Finden Sie heraus, wie Ihre **persönliche Entspannung** erfolgt. Jeder hat eine ganz eigene Art zu entspannen. Das kann eine Meditation oder Yogaübung sein oder auch ein Puzzle oder ein einfacher Spaziergang. Körper und Geist entspannen, wenn wir unsere Gedanken fokussieren und uns ganz auf das **Hier und Jetzt** einlassen.

5. Hören Sie auf zu rauchen! Jetzt sofort. Werfen Sie Ihre Zigaretten in den Mülleimer, umgeben Sie sich mit Nichtrauchern, und besuchen Sie die Orte, an denen Sie eh nicht rauchen dürften, wie ein **Museum** oder eine Bücherei. Körperliche Symptome verursacht der Nikotinentzug nicht, nur psychische. Lassen Sie sich davon nicht abschrecken. Belohnen Sie sich lieber fürs Durchhalten – mit einer schönen CD, einem **Blumenstrauß**, einem neuen Duft oder einem Tag in der Schönheitsfarm. Die Mühe **lohnt sich**. Schon 20 Minuten nach der letzten Zigarette normalisieren sich der Blutdruck und Herzschlag, nach 8 Stunden ist das giftige Kohlenmonoxid aus dem Blut abgebaut. 24 Stunden nach der letzten Zigarette reduziert sich bereits das Herzinfarktrisiko, und nach etwa 2 Tagen verbessert sich der Geruchs- und **Geschmackssinn**. Schon nach 2 Wochen kann die Lunge wieder bis zu 30 % mehr Sauerstoff aufnehmen, und nach 10 Jahren ist das Lungenkrebsrisiko kaum noch höher als bei Nichtrauchern. Sie sehen: Ein Verzicht lohnt sich und ist langfristig auf jeden Fall die **bessere Alternative**!

6. Trinken Sie reichlich Wasser! Mindestens 2l stilles Mineralwasser am Tag. So aktivieren Sie unzählige Stoffwechselvorgänge in Ihrem Körper, und sowohl Konzentrationsfähigkeit als auch Leistungsstärke nehmen zu.

7. Vermeiden Sie intensives Sonnenbaden! Wer sich stundenlang in der Sonne räkelt, riskiert eine schnellere Hautalterung. Denn **Sonnenstrahlen** können die Haut dauerhaft schädigen: Die kollagenen Strukturen werden zerstört, Falten und Altersflecken nehmen zu, und das Hautkrebsrisiko steigt deutlich an.

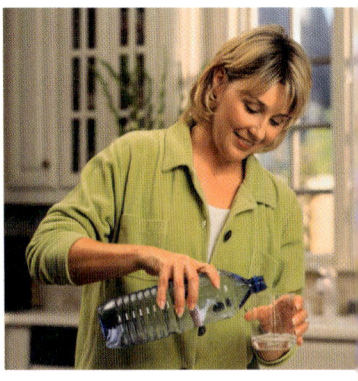

8. Schlafen Sie sich jung! Hartnäckig hält sich das Gerücht, dass ältere Menschen weniger Schlaf brauchen. Das Gegenteil ist der Fall. Denn der **Schlafrhythmus** ändert sich mit den Jahren. Die Melatoninproduktion setzt im Alter schon mit Anbruch der Dunkelheit ein, und der Kortisolspiegel baut sich am Morgen früher auf. Also: **Nicht zu spät ins Bett** gehen und früh wieder aufstehen! Denn während wir nachts schlummern, aktiviert unser Körper seinen eigenen Jungbrunnen: Zellen werden verjüngt, Fett ab- und Muskeln aufgebaut und die Haut gestrafft, damit wir am Morgen wieder jung und frisch aussehen.

Trinken ist gesund! Am liebsten stilles Wasser, am besten gut 2l am Tag.

9. Halten Sie sich jung mit Gehirn-Akrobatik! Steigern Sie nicht nur Ihre körperliche Fitness, sondern fordern Sie auch Ihr Gehirn zu Höchstleistungen heraus. **Aktivieren** Sie immer wieder neue Nervenverbindungen, indem Sie Ihren Geist vor neue Aufgaben stellen. Nutzen Sie Ihr geistiges Potential, um **täglich Neues** zu erleben. Das kann das Erlernen einer neuen Fremdsprache sein oder einfach nur eine **ungewohnte Situation** – wie etwa mal an einer anderen Bushaltestelle auszusteigen oder die Zeitung vor dem Lesen um 180° zu drehen.

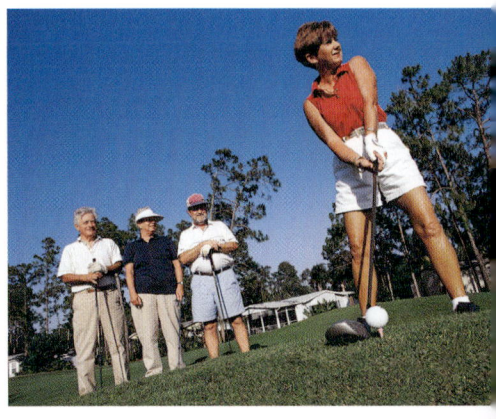

10. Werden Sie glücklich! Lassen Sie jeden Tag die Sonne in Ihr Herz scheinen. Nutzen und pflegen Sie **Freundschaften** und lassen sich in die Geborgenheit einer schützenden Gemeinschaft fallen. Entdecken Sie Ihr eigenes Glück tief in Ihrem **Innersten**. Trennen Sie sich von belastenden Sorgen oder Menschen. Verschenken Sie **Liebe** und Freundlichkeit. Ein ausgeglichenes, harmonisches Ich zieht das Glück an und leuchtet von innen heraus.

Freundschaften sind Quellen des Glücks – wenn wir sie pflegen.

Starten Sie heute Ihr Jungbrunnen-Programm!

Sie haben sich dazu entschlossen, dem Alter zu trotzen? Gut so! Mit jedem Tag, den Sie früher damit beginnen, erhöhen Sie Ihre Lebensqualität. Sie werden sich gesünder und vitaler und damit auch jünger fühlen. Sie werden typische Altersbeschwerden reduzieren und mehr Genuss in Ihr Leben bringen können. Starten Sie jetzt!

Dieses Buch will Ihre Freude am Genuss ohne Reue steigern. Entdecken Sie die kulinarische Vielfalt farbenprächtiger und vitalstoffreicher Lebensmittel. Erleben Sie die harmonisierende Wirkung eines langen Spazierganges an der frischen Luft, und entspannen Sie Ihren **Körper und Geist**.

Für einen leichten Start

Mit zunehmendem Alter neigt der Mensch dazu, in alten Denkmustern zu erstarren. Die **Gewohnheit** hat uns fest im Griff und verhindert, dass wir flexibel und neugierig sind. Durchbrechen Sie Ihr Gefängnis aus Zwängen, Gewohnheiten und alten Denkmustern. Der Mensch ist für die **Herausforderung** geschaffen, nicht für geistige und körperliche Bewegungslosigkeit. Machen Sie einen Bogen um Bequemlichkeitsfallen, die Ihr **innerer Schweinehund** so schön für Sie aufgestellt hat:

• Wenn Sie zwischendurch von Hungergefühlen gequält werden, greifen Sie lieber zu Obst, **Nüssen** oder Rohgemüsen (Karotten, Staudensellerie, Rettich etc.) als zu irgendwelchen fertigen Snacks. Diese enthalten neben den Dickmachern Zucker und Weizenmehl meist noch Konservierungs- und Farbstoffe sowie Geschmacksverstärker und oft viel Fett.

• Nutzen Sie jede Gelegenheit für einen **Spaziergang**. Gehen Sie zum Einkaufen zu Fuß, auch wenn es etwas länger dauert. **Genießen** Sie die kurzen Bewegungseinheiten aus ganzem Herzen.

- **Seien Sie kreativ!** Fixieren Sie einen festen Termin für Ihre Trainingseinheiten oder Hobbys. Nehmen Sie diese Termine ernst, und verschieben Sie sie nicht leichtfertig, wenn etwas „dazwischenkommt" – lassen Sie einfach nichts „dazwischenkommen"!
- Schieben Sie **Änderungen** in Ihrem Leben nicht auf die lange Bank, sondern werden Sie gleich aktiv. Jeder Ballast, von dem Sie sich trennen, lässt Sie **leichter durchs Leben** gehen.

Persönliche Ziele setzen

Setzen Sie sich klare Ziele und Aufgaben, die Sie erreichen wollen. Diese dürfen ruhig ein bisschen höher hängen, als Sie sich selbst zutrauen, aber nicht so hoch, dass man sie nicht erreichen könnte. **Fordern Sie sich heraus**, aber überfordern Sie sich nicht. Wenn Sie sich z. B. jetzt vornehmen, wieder ein bisschen mehr Sport zu treiben, messen Sie sich nicht an vergangenen Höchstleistungen, sondern beginnen Sie **langsam** Ihr Trainingsprogramm und steigern Sie es mit der Zeit. Auch viele **kleine Schritte** führen zum Erfolg. Bestimmen Sie Ihr Ziel, und belohnen Sie sich für das Erreichen einer jeden Etappe dahin. Scheuen Sie sich nicht vor Veränderungen in Ihrem Leben. Das Leben ist ständig **im Fluss**. Lassen Sie sich vom Strom der Veränderungen mitreißen, und verlieren Sie nicht Ihre Begeisterungsfähigkeit für **das Neue**, Unbekannte.

Schneller ans Ziel mit dem Tagesplaner

Tragen Sie sich die Aktivitäten, die Sie sich für einen Tag vorgenommen haben, fest in einen Planer ein. Gönnen Sie sich auch einmal einen Jungbrunnen-Tag – oder vielleicht ja auch ein ganzes Wochenende oder noch länger?

Ein gut geplanter Tag könnte so aussehen:
7.00 Aufwachen. Bleiben Sie ruhig noch ein bisschen im Bett liegen. Beginnen Sie den Tag mit **Musik**, die Sie lieben, und denken Sie an etwas Schönes. Dehnen und strecken Sie sich ausgiebig, bevor Sie die Füße aus dem Bett **schwingen** (siehe Morgenröte-Übungen, S. 170 ff.)

8.00 Stehen Sie auf, kleiden sich an und nehmen in der Küche einen **Löffel voll Öl** in den Mund, um damit den Mund lange und gründlich auszuspülen (siehe Mundspülung, S. 195). Währenddessen können Sie schon das **Frühstück** vorbereiten. Starten Sie den Tag mit einem gemütlichen Frühstück, z. B. mit einem leckeren **basischen Müsli** (siehe basisches Müsli, S. 120) mit viel frischem Obst der Saison, dazu ein Saft und ein Kräutertee.

9.00 Jetzt ist genau die richtige Zeit für einen ausführlichen Spaziergang oder eine Wanderung. **Frisch gestärkt** können Sie nun in den frühen Morgen hinauslaufen und den noch jungen Tag mit seiner frischen, oft noch leicht **nachtfeuchten Luft** begrüßen. Laufen Sie mindestens 1 Stunde. Mit raffinierter Planung können Sie diesen Spaziergang vielleicht mit einem Museumsbesuch oder einem **Einkaufsbummel** auf dem Wochenmarkt verbinden.

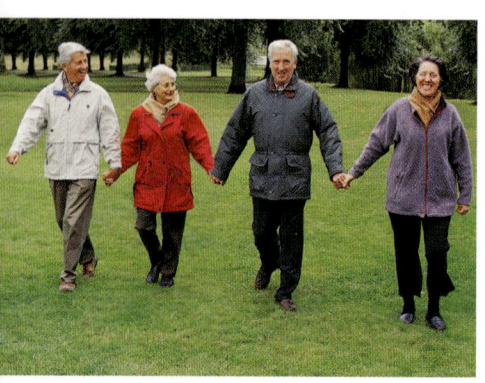

Gemeinsam macht's mehr Spaß! Vielleicht schließen sich Freunde bei Ihrem Spaziergang an?

11.00 Wenn Sie jetzt nach Hause kommen, dürfen Sie sich erst mal eine **Erholung** gönnen. Verabreden Sie sich zu einer Tasse Kaffee in einem gemütlichen Café. Genießen Sie das rege Treiben um Sie herum, den Mix aus Sprachfetzen und **Gerüchen**. Lassen Sie die Zeit einfach durch Ihre Finger rinnen, und bleiben Sie ganz im Hier und Jetzt. Konzentrieren Sie sich nur auf das Gespräch und darauf, wie schön es ist, sich diesen **Luxus** jetzt zu gönnen.

12.30 Jetzt können Sie mit den Essensvorbereitungen beginnen. Konzentrieren Sie sich ganz auf diese Tätigkeit, aufs Gemüseputzen und -kleinschnippeln, aufs Kochen und **Abschmecken**. Zelebrieren Sie diesen Vorgang, stellen sich schöne Musik an, decken den Tisch mit **viel Liebe** und Geschmack. Genießen Sie das Essen, das Sie zubereitet haben, seine Farben, die verschiedenen Gerüche. Lassen Sie alles auf sich wirken und essen dann mit Genuss. Lassen Sie jeden Bissen **im Mund zergehen**, und versuchen Sie, die einzelnen Zutaten herauszuschmecken. Essen Sie in Ruhe und **mit viel Zeit**.

14.00 Der Tisch ist abgeräumt, und Sie sind frisch gestärkt und zufrieden. Ein bisschen Bewegung wäre jetzt das Beste, aber auch wenn Sie sich kurz hinlegen möchten: Tun Sie's! Der kleine „**Verdauungsschlaf**" sollte jedoch nicht länger als etwa 20 Minuten bis eine halbe Stunde dauern, denn sonst erfrischt dieser Kurzschlaf nicht und macht, im Gegenteil, erst richtig müde! Damit das gar nicht erst passieren kann, stellen Sie sich einen Wecker oder trinken vorher eine **Tasse Kaffee** – das Koffein bewirkt nach etwa 20 Minuten, dass Sie durch seine aufputschende Wirkung „ganz von selbst" aufwachen.

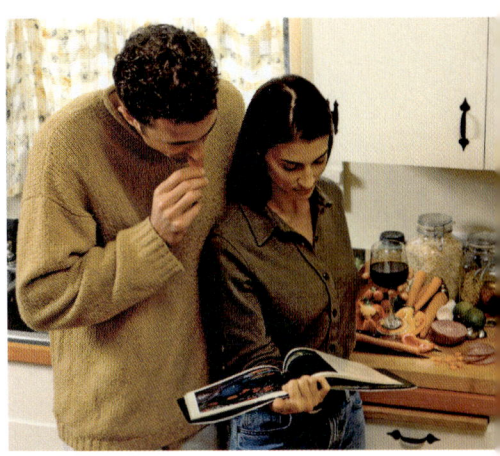

15.00 Jetzt können Sie sich auf die Suche nach Ihrem ganz persönlichen **Flow-Erlebnis** machen (siehe auch S. 206 ff.). Mit anderen Worten: Jetzt ist genau die richtige Zeit, um sich mit etwas Erfüllendem zu beschäftigen und die Umwelt mit all ihren Sorgen und Pflichten zu **verges-sen**. Das kann ein Hobby, etwa die Gestaltung eines Kunstwer-kes oder Bildes, ein Puzzle, Gartenarbeit, Schreiben, Lesen, der Besuch der Universität oder auch intensiver Sport wie Joggen, Biken oder Wandern sein. Werden Sie aktiv und nutzen Sie die Zeit **intensiv**. Seien Sie ganz mit Kopf, Herz und allen Sinnen bei der Sache, und verschwenden Sie keine Gedanken an ir-gendwelche Probleme oder Zwänge. Dies ist **Ihre Zeit**.

Kochen kann viel mehr sein als Nah-rung zubereiten: Machen Sie ein Fest daraus!

17.30 Nun ist die richtige Zeit, sich ein **leichtes Nachtmahl** zu-zubereiten. Achten Sie darauf, Kohlenhydrate möglichst zu ver-meiden und leichte, eiweißreiche Kost zu bevorzugen. Nach dieser Mahlzeit sollten Sie nichts mehr zu sich nehmen, damit Sie Ihren Organismus nicht mehr belasten und die Leber mit ihrer entgiftenden Arbeit beginnen kann.

19.00 Leichte Bewegungen sind vor dem **Schlafengehen** sehr empfehlenswert. Drehen Sie doch noch eine kleine Runde und genießen die besinnliche Abendstimmung. Achten Sie auf die Geräusche der **Abenddämmerung**, auf die Vogelstimmen, die langsam verstummen, auf die Natur, die sich allmählich auf die Nachtruhe einstimmt. Wenn Sie mögen, können Sie den Abend mit einem entspannenden **Vollbad** ausklingen lassen, ein paar Yogaübungen machen, sich Brettspielen widmen oder sich auf das Sofa kuscheln, ein gemütliches Ambiente mit Kerzen und Musik schaffen und dann noch ein schönes Buch lesen. **Schlafen Sie gut!**

Ein wahrer Jungbrunnen:

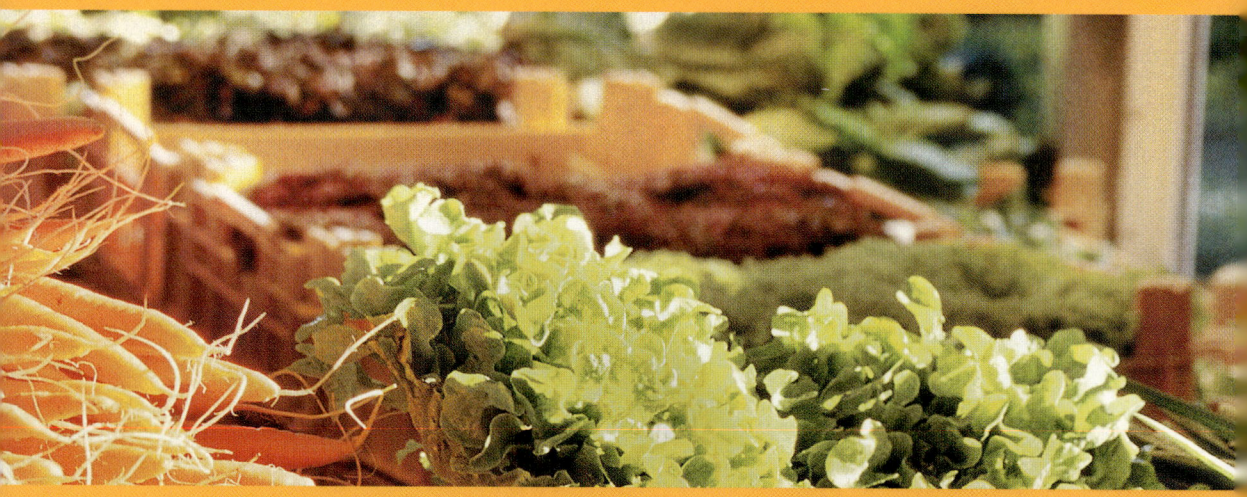

Die richtige Ernährung

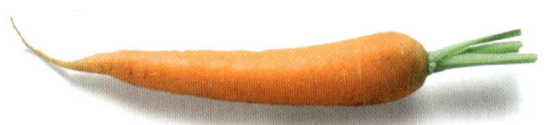

Seit Jahren beschäftige ich mich mit dem Thema Ernährung. Zunächst stand der Aspekt „Schlank bleiben ohne Diäten" im Vordergrund. Heute bedeutet das Thema „richtige Ernährung" für mich vor allem: Jung- und Gesundbleiben. Aus einem frustrierten „Du darfst nicht ..." ist ein fröhliches „Du tust dir gut" geworden. Jeden Tag, den ich auf diese gesunde Weise erlebe, finde ich wunderbar. Weil ich mit Gesundheit und hoher Lebensqualität belohnt werde. Seit ich mich gesund ernähre, fühle ich mich frisch, energiegeladen – und vor allem sehr jung!

Wir sind, was wir essen

Im Besonderen die Form, in der wir Lebensmittel zu uns nehmen, entscheidet über ihre Wirkung. Das Lycopin der Tomate entfaltet seine krebshemmende Wirkung nur, wenn dieses kurz erhitzt wird. In Bezug auf die Verminderung des Krebsrisikos bringt also ein Tomatensalat nichts, aber eine frisch zubereitete Tomatensuppe viel.

Schlemmen Sie sich jung! Das hört sich nicht nur verlockend an, das ist auch ganz leicht. Es gilt nur, sich an einige wichtige Regeln zu halten. Bereits vor über 2500 Jahren formulierte der Arzt und Gelehrte Hippokrates den Satz *„Lass die Nahrung deine Medizin sein und die Medizin deine Nahrung"*, der gerade heutzutage aktueller denn je erscheint.

Gesund durch Nahrung. Immer mehr Wissenschaftler und Ärzte betonen die herausragende Stellung der Ernährung für unsere Gesundheit. Mit ihr hat uns die Natur ein schmackhaftes Werkzeug an die Hand gegeben, unseren Körper mit allen Wirkstoffen zu versorgen, die wir für ein **vitales** und **gesundes Leben** brauchen: die lebensnotwendigen (essentiellen) Vitamine, Mineralstoffe, Spurenelemente, sekundären Pflanzeninhaltsstoffe, Amino- und Fettsäuren. Sie können sich Ihren eigenen potenten Jungbrunnen herstellen, indem Sie sich diese Vitalstoffe durch eine **ausgewogene, gesunde Ernährung** täglich in ausreichender Menge zuführen.

Ein vitaminreiches Essen in entspannter Atmosphäre ist gut für Körper und Seele.

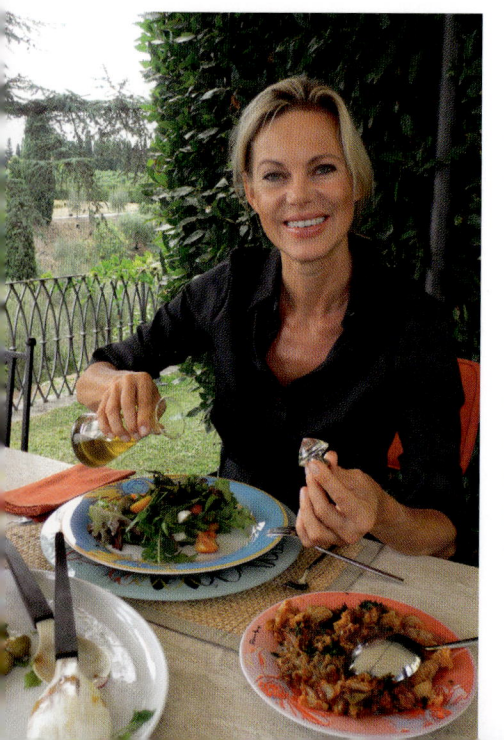

Heute stehen uns, zumindest in den wohlhabenden Industrienationen, unbegrenzt viele Lebensmittel zur Verfügung. Wie **im Paradies** brauchen wir eigentlich nur noch zuzugreifen, vorausgesetzt, der eigene Geldbeutel lässt dies zu. Selbst die aufwendige Zubereitung wird uns abgenommen. Fertigprodukt einfach in die Mikrowelle, und – pling – schon ist das Essen fertig! Allerdings völlig befreit von allen **aktiven Pflanzenwirkstoffen**, aber dafür angereichert mit

Geschmacksverstärkern, künstlichen Aromen und tierischen Fetten. Diese Art der Ernährung ist leider meist zu fett, zu süß und zu mächtig. Übergewicht, Herz-Kreislauf-Erkrankungen, Diabetes und Krebs können die Folge einer langfristigen Fehlernährung sein.

Wissenschaftler gehen davon aus, dass wir etwa ein Drittel der Gesundheitsbeschwerden, die ab 65 Jahren auftreten, vermeiden könnten, wenn wir uns gesünder ernähren würden. Und: Wir würden auch **jünger aussehen**, denn eine falsche Ernährung lässt uns auch optisch schneller altern. Zucker „verklebt" beispielsweise die kollagenen Fasern des Bindegewebes und lässt die unschönen Dellen an den Oberschenkeln entstehen, unter denen auch **schlanke Frauen** leiden. Vermeiden Sie daher diese Ernährungsfallen, die Sie träge, müde und krank machen. Mit der richtigen, ausgewogenen Kost können Sie den Alterungsprozess Ihrer Zellen bremsen und so **langfristig jung aussehen** und Krankheiten vorbeugen.

Die goldenen Regeln fürs Jungschlemmen

1. Qualität ist Trumpf. Essen Sie überwiegend vitale, erntefrische Lebensmittel der Saison. Tütensuppen, Konservendosen und Fertiggerichte versorgen Sie zwar durchaus mit schmackhaften Kalorien,

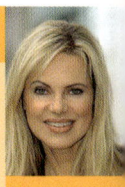

Mein persönlicher TIPP FÜR SIE

Ohne Aufwand zu mehr Jugend!
Seit ich konsequent diese goldenen Regeln befolge und mich gesund ernähre, halte ich problemlos **mein Gewicht** und fühle mich wohl. Schlemmen auch Sie sich **geistig** und **körperlich jung**.

sind aber für Ihren Körper eigentlich nur Leerkalorien und enthalten sehr wenig Vitamine, Mineralien und andere wichtige Vitalstoffe. Versuchen Sie daher, mindestens die Hälfte Ihres Tagesbedarfs mit **frischem Obst und Gemüse** zu decken und nur zweimal in der Woche zu magerem Fleisch und Fisch zu greifen. Sie können auch ruhig **tiefgefrorenes Gemüse** verwenden. Dieses ist dem frischen gleichwertig, da das Gemüse unmittelbar nach der Ernte tiefgefroren wurde und somit reich an allen Vitalstoffen ist.

2. Ballast entlastet. Die Deutsche Gesellschaft für Ernährung empfiehlt, rund **30 g Ballaststoffe** täglich zu sich zu nehmen. Erschreckenderweise kommen die meisten von uns gerade mal auf 15 – 20 g. Ballaststoffe sind **unverdauliche Pflanzenfasern,**

die praktisch keinerlei Energie, also Kalorien liefern, aber trotzdem sättigen. Und Ballaststoffe haben noch weitere Vorteile: Sie regulieren die Darmtätigkeit, **binden Schadstoffe**, entschäumen den Darm, fördern eine gesunde Darmflora, senken den Cholesterinspiegel und reduzieren das ernährungsbedingte Darmkrebsrisiko.

3. Signale aus der Körpermitte. Vertrauen Sie Ihrem Bauchgefühl. Werden Sie sensibel für die Signale aus Ihrer Körpermitte. Sie fühlen sich immer müde und schlapp, wenn Sie Braten mit Kartoffelklößen gegessen haben? Kein Wunder! Lernen Sie daraus, und essen Sie beim nächsten Mittagsmahl nicht wieder so reichlich. Wenn Sie **sich selber beobachten**, merken Sie schnell, welche Nahrungsmittel Ihnen gut bekommen, Ihnen Energie

Was und wann

Bereits ab dem Alter von 35 Jahren steigt der Bedarf an folgenden Nährstoffen:
Kalzium sorgt für starke, gesunde Knochen und beugt Osteoporose vor. Weiterhin ist Kalzium wichtig für hormonelle und neurale zelluläre Stoffwechselvorgänge und damit für die Funktion von Muskelfasern, Drüsensekretionen, Blutgerinnung und die Abdichtung der Wände von Darm und Blutgefäßen.
Vitamin D ist unentbehrlich für die Kalziumaufnahme und für den Einbau von Kalzium in menschliche Knochen. Daneben beeinflusst es die Insulinausschüttung der Bauchspeicheldrüse, im Gehirn die Neurotransmitterfunktionen, im Muskel den Kalziumtransport sowie in der Haut das Zellwachstum und die Zelldifferenzierung.
Vitamin B12 ist wichtig für die Bildung der roten Blutkörperchen und die Funktion des Nervensystems.
Zink unterstützt die regelgerechte Funktion des Immunsystems und ist gut für eine gesunde Haut und das Haarwachstum, unser

Nervensystem und die Fruchtbarkeit der Frau.
Kalium ist das wichtigste Element für die Funktion der Muskulatur und deren Steuerung – sowohl in der Körpermuskulatur als auch im gesamten Magen-Darm-Trakt. Für eine ausreichende Kaliumaufnahme muss vor allem bei regelmäßiger Einnahme von Abführmitteln gesorgt sein, da hierdurch Kalium in großer Menge verlorengehen kann.
Folsäure ist wichtig für die Blutbildung, für die Bildung unserer Erbsubstanz (DNA), für die gesunde Embryoentwicklung und für nahezu alle regenerativen Prozesse im Körper.
Ballaststoffe binden das Wasser im Darm, fördern die Darmtätigkeit, beschleunigen den Abtransport von unverdaulichen Nahrungsresten und Giftstoffen und sind an der Regulierung des Blutzucker- und Cholesterinstoffwechsels beteiligt.
Wasser ist volumenmäßig der wichtigste Bestandteil unseres Körpers. Zur Aufrechterhaltung aller lebenswichtigen Prozesse ist eine Wasserzufuhr von täglich 2–3 l erforderlich.

und Kraft geben und welche Sie müde und träge machen. Führen Sie ruhig ein **Schlemmer-Tagebuch**, in das Sie solche Erfahrungen eintragen. Denn wenn man den Bratengeruch erst einmal in der Nase hat, vergisst man leicht, dass einem dieses fette Essen eigentlich gar nicht bekommt.

4. Vermeiden Sie alles Raffinierte. Verwenden Sie Zucker nur als Gewürz, und essen Sie möglichst selten Produkte aus weißem Weizenmehl wie Nudeln oder Baguette. Bevorzugen Sie Ihrem Cholesterin zuliebe **pflanzliche Öle** statt tierischer Fette, und verzehren Sie möglichst Kohlenhydrate mit einem hohen **Ballaststoffanteil**, wie z. B. Vollkornbrot, denn weißes Weizenmehl stresst die Bauchspeicheldrüse, indem es eine ständige Insulinausschüttung stimu-

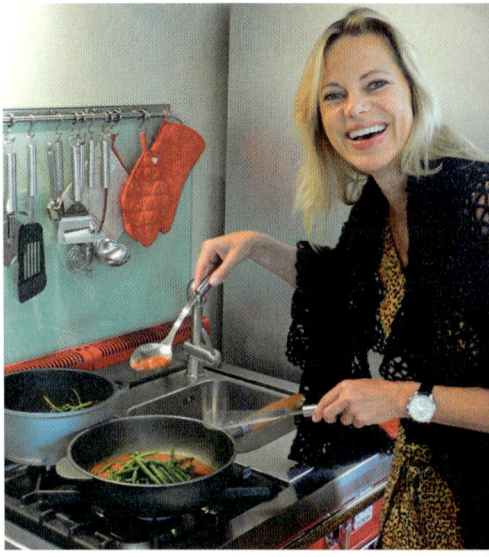

liert. Das überschüssig produzierte Insulin erzeugt dann anschließend (etwa nach 1 Stunde) die gefürchteten Heißhungerattacken, blockiert den Fettabbau und lässt uns dadurch dick und alt aussehen. Wenn Sie auf diese Leerkalorien verzichten, **purzeln** nebenbei sofort **die Pfunde**. Allein durch diesen Verzicht werden Sie sich schnell vital und energiegeladen fühlen.

Frisch zubereitete Mahlzeiten sind wesentlich gesünder als Fertiggerichte.

5. Kalorien reduzieren. Zahlreiche Studien haben gezeigt, dass Übergewicht und die daraus resultierenden Krankheiten dazu führen, dass wir vorzeitig altern. Ausschlaggebend für Ihre Gesundheit ist vor allem die **Gesamtkalorienmenge**, die Sie aufnehmen, sowie die Zusammensetzung der Nahrung: Pflanzliche Fette, Kohlenhydrate, Eiweiß und spezielle Inhaltsstoffe, etwa die sekundären **Pflanzeninhaltsstoffe**, sind wahre Jungbrunnen. Die einfache Formel einer erfolgreichen „**Jungbrunnen-Diät**" lautet: Essen Sie fettarm, viel frisches Obst und Gemüse, hochwertige Pflanzenöle und ein- bis zweimal pro Woche Fisch.

6. Genießen Sie sich schlank. Britische Ernährungswissenschaftler haben belegt, dass unregelmäßiges Essen dick macht. Optimal sind **drei Mahlzeiten** am Tag, mit jeweils 4 – 5 Stunden ohne Nahrungsaufnahme dazwischen. Jeder Snack stimuliert erneut die Bauchspeicheldrüse, Insulin auszuschütten, und hemmt gleichzeitig den Abbau der überflüssigen Fette.

Die Essenz des Lebens: Die wichtigsten Vitamine

Der Begriff „Vitamine" beruht auf einem Irrtum. Der polnische Biochemiker Dr. Casimir Funk bezeichnete die essentiellen, also für den Körper lebensnotwendigen Stoffe als „vitale Amine" (Stickstoffverbindungen) und gab ihnen den Namen „Vitamine". Später stellte sich heraus, dass nicht alle so bezeichneten Substanzen Amine sind.

Der menschliche Organismus braucht, um optimal funktionieren zu können, neben Energielieferanten – Kohlenhydraten, Fett und Eiweiß – eine Vielzahl von Vitaminen, Mineralstoffen, Spurenelementen und sekundären Pflanzeninhaltsstoffen. Rund **70 Billionen Zellen** müssen jede Sekunde mit Botenstoffen, Nervenimpulsen, Baumaterial und Nährstoffen versorgt werden.

An all diesen Prozessen sind die genannten Stoffe direkt beteiligt. Fehlt eine dieser **lebensnotwendigen Substanzen**, kann der Körper nicht 100%ig arbeiten und wird aufgrund dieses Defizits über kurz oder lang krank.

Aber kein Grund zur Panik – in Deutschland braucht sich der Großteil der Bevölkerung eigentlich **keine Sorgen** über Vitaminmangel zu machen. Trotzdem. Die Vitamine sind essentiell, das heißt lebensnotwendig, und müssen aufgenommen werden. Sie können sich lange jung und vital halten, wenn Sie sich **optimal mit Vitaminen** versorgen.

Eine ausgewogene, abwechslungsreiche Ernährung ist der beste Garant für eine gute Vitaminversorgung. Einige Biostoffe jedoch, etwa **Selen, Vitamin B12 und Folsäure**, lassen sich durch die Nahrung meistens nicht in ausreichender Menge aufnehmen. Hier ist es sinnvoll, die ausgewogene Ernährung mit speziellen Nahrungsergänzungen zu **optimieren**.

Freie Radikale lassen uns altern

In unserem Körper entstehen ständig jede Menge freie Radikale. Das sind Abfallprodukte der natürlichen Nährstoffverbrennung in den Mitochondrien, den kleinen Kraftwerken der Zellen. Einen Teil dieser Radikale **benötigen wir**, um Feinde im Inneren zu bekämpfen, wie Bakterien, Viren oder Krebszellen. Die meisten Radikale richten sich aber leider gegen unsere eigenen Körperzellen und führen zu Struktur- und Qualitätsveränderungen und damit zum **ersten Schritt** der Zellalterung. Radikale leiten nichts anderes als einen Zerstörungsakt, den wir als Altern bezeichnen, ein!

Alle sogenannten Alterskrankheiten, wie grauer Star, Vergesslichkeit oder das Nachlassen der Leistungsfähigkeit, gehen auf das **Konto der freien Radikale**. Diesen fehlt nämlich ein Elektron, um eine komplette Sauerstoffstruktur zu haben. Dieses rauben sie jeder Substanz, die sie treffen, zerstören sie dadurch und lassen sie zerfallen, entarten oder absterben.

Doch **keine Angst**. Unser Körper ist auf diesen Kampf vorbereitet und verfügt über ein fantastisches **Reparaturset**, die sogenannten Antioxidantien. **Enzyme, Hormone,** Vitamine und eben auch die besonders aktiven sekundären Pflanzeninhaltsstoffe entschärfen die schädlichen Sauerstoffatome, indem sie ihnen **freiwillig ein Elektron** abgeben, ohne selbst dadurch zu leiden. Zudem können sie die durch aggressive Radikale entstandenen Schäden wieder reparieren. Und eine weitere **gute Nachricht**: Den Jung-

Top 10 der Antioxidantien in Obst und Gemüse

Grundlage bildet der ORAC-Wert (Oxygen Radical Absorbance Capacity). Um ihn zu ermitteln, wird die antioxidative **Potenz von Nahrungsmitteln** und anderen chemischen Substanzen gemessen. Je höher der ORAC-Wert ist, desto höher ist die antioxidative Potenz. Allerdings handelt es sich um ein **Laborverfahren**, dessen Bedeutung für die Ernährung noch unklar ist: Es ist eine Sache nachzuweisen, dass eine Substanz Radikale in einem Reagenzglas neutralisiert, eine andere zu belegen, dass sie bestimmte **Krankheiten verhindern kann**.

ORAC-Werte bezogen auf 100 ml

Trockenpflaumen	5770	Kiwi	602
Rosinen	2830	Grünkohl	1770
Heidelbeeren	2400	Spinat	1260
Erdbeeren	1540	Rosenkohl	980
Himbeeren	1220	Brokkoli	890
Pflaumen	949	Rote Bete	840
Orangen	750	Rote Paprikaschote	710
Grapefruit	739	Zwiebeln	450
Kirschen	670		

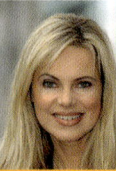

Mindestens dreimal am Tag Obst und Gemüse

Eine Gesamtmenge von mindestens 500 g Rohgewicht (also ohne Schale) sollte unbedingt erreicht werden. **Gemüse** ist für uns hauptsächlich in gedünsteter Form verwertbar, denn so können die für uns weitgehend unverdaulichen Pflanzenzellen erweicht und besser verdaut werden. So wird beispielsweise **Vitamin E** aus Karotten durch Kochen freigesetzt – genau wie bei Brokkoli und Spinat. Ähnliches gilt auch für die Vitamin-ähnliche Substanz **Lycopin** aus Tomaten oder anderen roten Gemüsesorten.

Frisches **Obst** ist pure Vitalität. Deshalb immer frische Bioäpfel griffbereit haben! Ein roter Apfel steckt **knackvoll mit Vitaminen,** und das Pektin der Schale reguliert nicht nur die Verdauung, sondern hält den **Blutzuckerspiegel stabil** und reduziert so den Heißhunger auf Süßes.

brunnen-Schutzschild „Radikalenfänger" können wir einfach mit der Nahrung zu uns nehmen und mit jedem Bissen **Gesundheit und Jugend** essen. Wer den freien Radikalen Paroli bieten will, kann sich mit Vitaminen, Mineralien und sekundären Pflanzenstoffen einfach jung schlemmen.

Bei **Obst und Gemüse** ist die Reihenfolge des Essens von großer Bedeutung, um Blähungen und Verdauungsprobleme zu vermeiden.

Essen Sie deshalb Obst und Rohkost **nur vor 14 Uhr**. Danach ist unsere Leber mit der inneren **Entgiftung** beschäftigt und würde durch Rohkost dabei gestört. Am besten halten Sie sich an folgende Empfehlung: Essen Sie morgens regelmäßig Obst, mittags Rohkost, etwa Salat, und abends gedünstetes Gemüse. So kann der Körper das Essen **am besten verdauen**, und Sie bekommen keine Verdauungsprobleme.

Für gesunde Augen: Vitamin A

Vitamin A fördert die Sehkraft, lässt die Zellen wachsen, stärkt das Immunsystem und lässt die Haut gesund strahlen. Fettlösliche Vitamine wie das Vitamin A können jedoch nur gemeinsam mit Fettmolekülen von der Darmschleimhaut aufgenommen werden. Wir können das Vitamin zum einen aus tierischen Produkten wie **Leber, Eier, Milch und Butter** aufnehmen, wo es schon in der idealen Form vorliegt, weil es bereits mit dem Fett „mitgeliefert" wird, oder im Darm aus Beta-Karotin und anderen Karotinoiden herstellen. Vitamin-A-**Mangelerscheinungen** kommen in Deutschland im Allgemeinen ganz selten vor. Eine vitaminarme Kost kann jedoch den Vitamin-A-Speicher des Körpers rasch

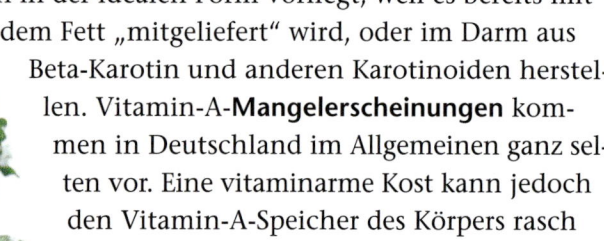

leeren. Erste **spürbare Symptome** sind dann ein Nachlassen der Sehkraft und eine Verstärkung der Nachtblindheit. Auch die Immunabwehr wird geschwächt, und es kann zu einer erhöhten Infektanfälligkeit, Hautkrankheiten und Pigmentstörungen kommen. Lange und schwere Infektionskrankheiten brauchen den Speicher ebenfalls rasch auf.

Bringen Sie Farbe in Ihren Alltag!

Ihre Vitamin-A-Bilanz stimmt, wenn Sie viel farbiges Obst und Gemüse essen. Am besten Sorten, die eine **orange** oder **orange-rote Farbe** haben. Je intensiver die Färbung, umso mehr Karotinoide und sekundäre Pflanzenstoffe sind enthalten. Aus diesen Karotinoiden kann unser Körper genau so viel Vitamin A herstellen, wie er für alle **lebensnotwendigen Vorgänge** braucht – übrigens ganz ohne Gefahr einer Überdosierung. Jede Pflanze liefert ein anderes Karotin: **Dunkle Blattsorten** und Grünkohl enthalten Lutein, das vor Erblindung schützt. Tomaten sind reich an Lycopin, einem natürlichen Schutz vor Prostatakrebs. Wichtig bei der Zubereitung: Möhren und Tomaten **leicht dämpfen**, um die Karotinoide für den Körper zu „knacken". Langes Kochen zerstört die Karotinoide.

Diese Lebensmittel stecken prallvoll mit Vitamin A:

- **Kaltwasserfische** wie Lachs, Makrele, Heilbutt, Austern
- **Leber,** Eidotter, Milch, und hier besonders Schafsmilch, sowie Hartkäsesorten
- **Erdnüsse** und Pistazien
- **Getrocknete Aprikosen** und Pflaumen, Kirschen, Pfirsiche und Wassermelonen
- **Grüne Bohnen,** Brokkoli, Endivien, Fenchel, Karotten, Grünkohl, Sprossenkohl, Brunnenkresse, Kürbis, Mangold, Feldsalat, Süßkartoffeln, Spinat und Tomaten

Als Tagesdosis werden Frauen 800 μg und Männern 1000 μg empfohlen.

EXPERTENTIPP von Dr. Knobloch

Generell sollten Sie die fettlöslichen Vitamine (A, D, E und K) hauptsächlich **mit der Nahrung** zu sich nehmen und nicht zusätzlich durch Nahrungsergänzungsmittel zuführen. Es besteht sonst die Gefahr einer Überdosierung! Fettlösliche Vitamine werden von unserem Körper **im Fettgewebe gespeichert**. Die Konzentration an fettlöslichen Vitaminen kann deshalb ein kritisches Niveau erreichen, wenn sie unbedarft in Tablettenform eingenommen werden. **Wasserlösliche Vitamine** kann man dagegen kaum überdosieren. Der Körper scheidet sie einfach wieder aus, wenn wir tatsächlich einmal zu viele davon zu uns nehmen.

Gegrillter Lachs mit Avocado-Mango-Salsa

Für vier Personen

2 ½ TL Paprikapulver

2 TL gemahlener Koriander

1 TL Salz

4 Lachsfilets (ohne Haut), je etwa 170 g

1 große geschälte Mango, in 1 cm große Stücke geschnitten

1 Avocado, geschält und in 1 cm große Stücke geschnitten

1 Dose (etwa 140 g) Kichererbsen, abgetropft

5 EL Cilantro (Koriandergrün), gehackt

1 TL Zitronenschale, gerieben

2 EL Zitronensaft, frisch gepresst

2 TL Olivenöl

1 mittelgroßer Friséesalat, mundgerecht zerteilt

Pro Portion

551 kcal; 29 g Fett (davon 18 % gesättigt); 42 g Eiweiß; 35 g Kohlenhydrate; 7,8 g Ballaststoffe; 100 mg Cholesterin; 745 mg Natrium

Sie können den Friséesalat auch mit einer Zitronen-Vinaigrette anmachen, bevor Sie den Lachs und die Salsa darauf servieren.

1 Paprikapulver, Koriander und Salz in einer großen Schüssel verrühren. Von dieser Mischung 2 TL abnehmen und die Lachsfilets damit gut einreiben. Die Filets mit der gehäuteten Seite nach unten in eine Grillpfanne legen.

2 Für die Salsa Mango, Avocado, Kichererbsen, Cilantro, Zitronenschale, Zitronensaft und Öl in die Schüssel mit der Paprika-Koriander-Salz-Mischung geben und alles gut vermengen.

3 Den Grill des Backofens vorheizen. Die Lachsfilets etwa 5 Minuten grillen. Den Lachs und die Salsa auf einem Bett aus grünem Friséesalat anrichten.

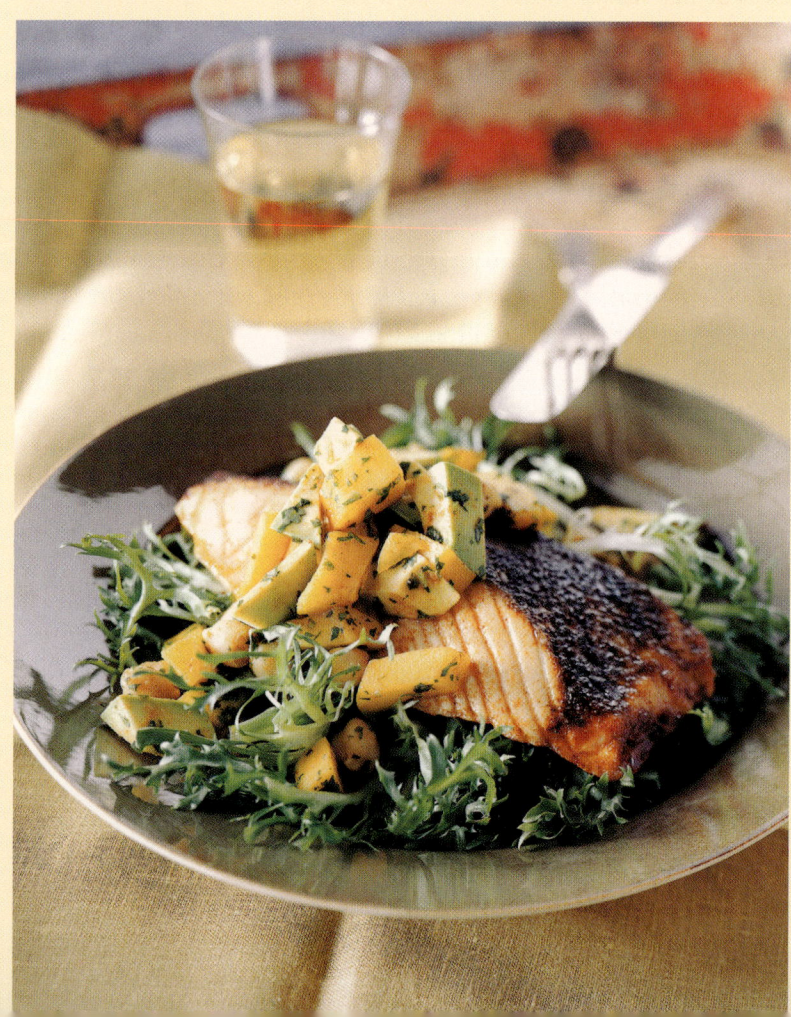

Vitamin A hilft dem Körper, denn es …

- schützt vor Erkältung, Grippe und anderen Infektionskrankheiten,
- fördert die Wundheilung – auch von Verbrennungen und Geschwüren,
- **schützt vor Nachtblindheit** und **stärkt die Sehkraft**,
- ist gut für die Schleimhäute des Darmtraktes und der Atemwege,
- unterstützt die Bildung von Knochen und
- stärkt das Immunsystem.

Das Jungbrunnen-Vitamin: Vitamin C

Ascorbinsäure heißt die Substanz, die dem Vitamin C seine verjüngenden Eigenschaften verleiht und es zum Jungbrunnen schlechthin macht. Denn Ascorbinsäure wirkt **antioxidativ**, unterstützt alle regenerierenden Vorgänge im Körper und **schützt ihn vor Schäden** durch freie Radikale. Außerdem ist Vitamin C notwendig für die Aufnahme und den Einbau von Eisen in den Organismus und sorgt für die Festigkeit des Bindegewebes. Es hat eine positive Wirkung auf das Immunsystem, reguliert den Histamin-Stoffwechsel – wichtig für allergische Erkrankungen – und **fördert die Entgiftung** und Ausscheidung von schädlichen Stoffen aus dem Körper. Es spielt eine wesentliche Rolle bei Produktion und Freisetzung von Hormonen, für die Funktion unseres zentralen Nervensystems und für die **Synthese von Carnitin**, einer Aminosäure, die wichtig für zahlreiche Stoffwechselprozesse und die Energiebereitstellung im Muskelgewebe ist.

Die meisten Tiere (außer Affen, Meerschweinchen, einigen Vögeln und Fischen sowie Fledermäusen) können sich ihr Vitamin C **einfach selbst herstellen**. So leicht hat es uns die Natur leider nicht gemacht. Dafür stehen uns aber zahlreiche leckere Lebensmittel mit einem hohen Gehalt an Vitamin C zur Verfügung, und wir können mit jedem Bissen pure Gesundheit essen.

Vitamin C ist ein **wasserlösliches Vitamin** und wird bei einer Überdosierung einfach ausgeschieden. Überdosierung ist daher ausgesprochen selten und macht sich durch leichten Durchfall bemerkbar. Vitamin C wird aber **nicht lange gespeichert** und muss daher ständig mit der Nahrung aufgenommen werden.

Besonders bei Erkältungskrankheiten ist seine Wirkung sehr schnell zu spüren. Deswegen sollte bei Infektionen oder in der Erkältungszeit mehr Vitamin C zugeführt werden. In der Regel reichen täglich 100 mg – dieser Bedarf wird bei einer obst- und gemüsereichen Ernährung **leicht erfüllt**.

Vitamin C hilft dem Körper, denn es ...

- stärkt das Immunsystem,
- minimiert Erkältungssymptome und verkürzt die Krankheitsdauer,
- beschleunigt die Wundheilung,
- kräftigt das Zahnfleisch,
- hilft bei Asthma,
- stärkt die Spannkraft und **Elastizität des Bindegewebes**,
- beugt dem grauen Star vor,
- schützt vor Herzerkrankungen,
- schützt vor bestimmten Krebsarten,
- senkt hohen Blutdruck.

Wenn Sie in Eile sind

Nicht immer ist es leicht, wirklich die **optimale Dosis** an Früchten oder Gemüse und damit alle Vitamine, die wir brauchen, aufzunehmen. Für solche Fälle gibt es die sogenannten „Smoothies". Das sind fertig gepresste Obst- und Gemüsesäfte, die einen großen Teil des Tagesbedarfs decken. Sie sind reich an allen Vitaminen, Mineralien und Pflanzenstoffen. Sie werden pur getrunken! Wer es **gern pikant** mag, kann zu einem Glas Gemüsesaft mit frisch geriebenem Pfeffer und einem Schuss Zitrone greifen.

Diese Lebensmittel stecken prallvoll mit Vitamin C:

- **Zitrusfrüchte**, schwarze Johannisbeeren, Erdbeeren, Guaven und Hagedorn
- **Brokkoli**, Rosenkohl, Blumenkohl, Grünkohl, Spinat, Brunnenkresse und Paprika

Als Tagesdosis werden 100 mg, Rauchern 150 mg empfohlen.

EXPERTENTIPP von Dr. Knobloch

Als wasserlösliches Vitamin ist die Ascorbinsäure im wässrigen Niveau im Zellinneren besonders aktiv. Dort ist sie an vielen Stoffwechselvorgängen, vor allem aber im Sinne eines **antioxidativen Schutzfaktors** wirksam, indem sie die Sauerstoffradikale entgiftet. Versuchen Sie möglichst viel Vitamin-C-haltige Lebensmittel im Lauf eines Tages zu verzehren. **Mein Tipp:** Trinken Sie doch mal ein Glas Granatapfelsaft **ohne Zucker**, er enthält ein Vielfaches an Vitamin C, im Vergleich zu Orangensaft. Sie können **Granatapfelsaft** auch als Schorle mit Wasser mischen, besonders köstlich an heißen Tagen.

Hühner-Grünkohl-Eintopf mit Paprikapüree

Für vier Personen

1 l Wasser

560 g Hühnerkeulen (ohne Haut und Knochen), in mundgerechte Stücke geschnitten

4 Möhren, in feine Scheiben geschnitten

3 große rote Zwiebeln, grob gewürfelt

6 Knoblauchzehen, 5 davon fein gehackt

2 EL frischer Ingwer, fein gehackt

1 TL Cayennepfeffer

1 TL Salz

2 rote Paprikaschoten, halbiert

1 EL geschälte Kürbiskerne, geröstet

1 EL Leinsamenöl

40 g Orzo-Nudeln (reisförmige Nudeln)

800 g Grünkohl, fein gehobelt

Pro Portion

433 kcal; 12 g Fett (davon 18 % gesättigt); 38 g Eiweiß; 48 g Kohlenhydrate; 9,1 g Ballaststoffe; 118 mg Cholesterin; 649 mg Natrium

Leinsamenöl gibt einen nussigen Geschmack und zeichnet sich durch den recht hohen Gehalt an Omega-3-Fettsäuren aus.

1 Für den Eintopf in einem großen Topf 1 l Wasser, Hühnerfleisch, Möhren, Zwiebeln, gehackte Knoblauchzehen, Ingwer, Cayennepfeffer und Salz zum Kochen bringen. Hitze reduzieren und bei halb geschlossenem Deckel 25 Minuten köcheln lassen.

2 Grill vorheizen. Die Paprikahälften mit der Haut nach oben auf eine Grillpfanne legen und etwa 10 Minuten grillen. Paprika etwas abkühlen lassen, die Haut abziehen und dann zusammen mit Kürbiskernen, Leinsamenöl und der ganzen Knoblauchzehe in einen Mixer geben und fein pürieren.

3 Die Orzo-Nudeln zum Eintopf geben und ohne Deckel etwa 5 Minuten kochen lassen. Den Grünkohl zufügen und weitere 5 Minuten kochen lassen, bis Kohl und Nudeln weich sind.

4 Den Eintopf mit dem Püree aus gerösteter Paprika servieren. Dazu passt ein kleiner Salat.

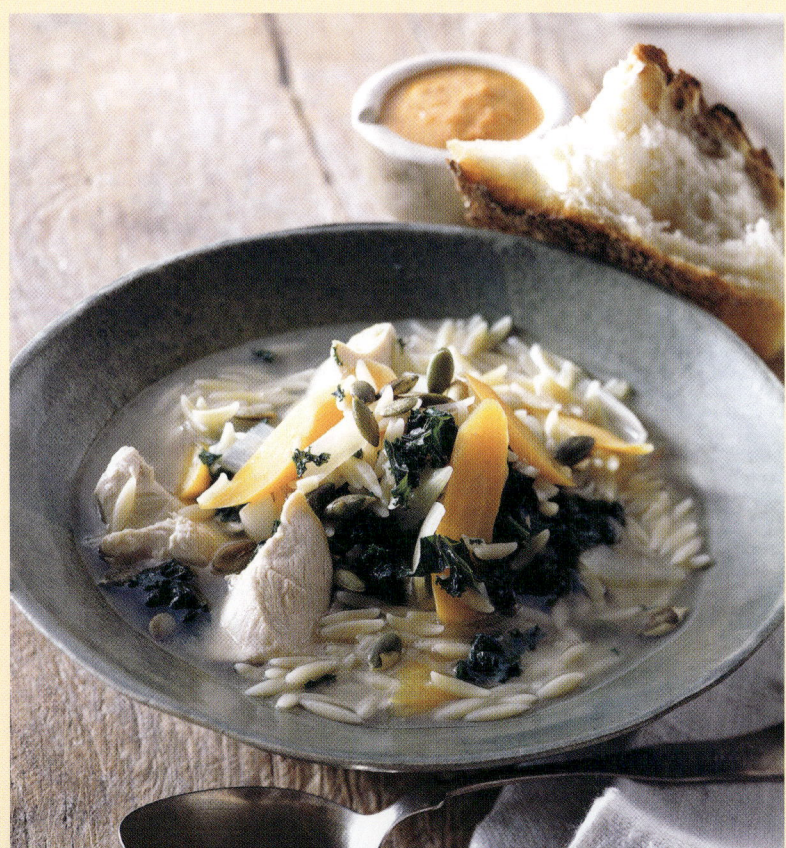

Wichtiges Antioxidans: Vitamin E

Ebenso wie das Vitamin C gilt Vitamin E als wahrer Jungbrunnen auf der Ebene der Zellbausteine. Seine wichtigste Wirkung entfaltet Vitamin E als Antioxidans und verhindert so die Zellschäden durch die aggressiven freien Radikale. Der Begriff Vitamin E umfasst die Gruppe der sogenannten Tokopherole. Das Alphatokopherol kommt am häufigsten vor und ist die wirkungsvollste Form der Vitamin-E-Gruppe. Vitamin E ist fettlöslich und wird im Fettgewebe und der Leber relativ lange gespeichert. Es ist nur **in fetthaltigen Lebensmitteln** vorhanden und kann daher auf natürlichem Wege nur durch den Verzehr dieser Nahrungsmittel aufgenommen werden. Bei extrem fettarmer Ernährung, gerade auch im Rahmen einer Diät, kann es zu einer Unterversorgung mit Vitamin E kommen. Doch da dieses Vitamin in allen hochwertigen, **kaltgepressten Pflanzenölen** in hoher Konzentration vorkommt, können Sie sich schon durch einen kleinen Gartensalat mit Olivenöl mit einer ausreichenden Menge dieses Jungbrunnen-Vitamins versorgen. Auch hier gilt: Lieber das Vitamin E in seiner **natürlichen Form**, also in Nahrungsmitteln, zu sich nehmen, um eine Überdosierung zu vermeiden. Mit einer gesunden, ausgewogenen Ernährung erreichen Sie meist **spielend** die empfohlene Tagesdosis von 12 mg für Frauen und 15 mg für Männer.

Vitamin E hilft dem Körper, denn es ...

- schützt vor Herzkrankheiten und anderen chronischen Erkrankungen sowie vor krebsartig entarteten Zellen,
- reguliert die Durchblutung und wirkt sich positiv bei Entzündungsprozessen aus,
- vermindert die Bildung eines Alterspigments im Nervensystem, des sogenannten Lipofuszins,
- verbessert die **Lern- und Gedächtnisfähigkeit** im Alter,
- kann die Entwicklung des grauen Stars hinauszögern und sogar verhindern,
- stärkt das Immunsystem,
- schützt vor Giftstoffen aus Zigarettenrauch und anderen Umweltschadstoffen,
- unterstützt die **Heilung der Haut**,
- lindert die Symptome der „Schaufensterkrankheit",
- kann Alzheimer und Parkinson hinauszögern.

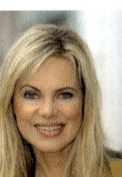

Mein persönlicher **TIPP FÜR SIE**

Wertvolle Pflanzenöle

Ich habe in meiner Küche ein ganzes Sammel-surium von diesem flüssigen Gold. Walnuss-, Raps-, Distel-, Weizenkeim- und Olivenöl geben nicht nur Salaten eine **köst-liche eigene Note**, sondern liefern viel Vita-min E. Gerade am Abend gebe ich gern kalt-gepresstes Olivenöl über mein **gedünstetes Gemüse**, damit ich die Pflanzeninhaltsstoffe komplett aufnehmen kann. Entdecken Sie die fantastische Vielfalt an hochwertigen Pflan-zenölen, und lassen Sie sich durch die indivi-duellen geschmacklichen Noten der einzelnen Öle begeistern.

Vitamin E als Nahrungsergänzung

Die zusätzliche Einnahme von hochdosierten Vitamin-E-Präpa-raten ist nach neuen Erkenntnissen **umstritten**, da Studien, die dazu durchgeführt wurden, keine sicheren Ergebnisse über die exakten Auswirkungen, beispielsweise auf die Entwicklung von Herz- und Kreislauf-Erkrankungen, gezeigt haben. Mangeler-scheinungen treten heutzutage bei Menschen, die sich ausrei-chend vitaminreich ernähren, nicht auf. Mängel können allen-falls bei schweren und langanhaltenden **Resorptionsstörungen** von Vitamin E, etwa durch schwere Leber- oder auch Gallen-gangserkrankungen, auftreten. Auch eine seltene angeborene Fettstoffwechselstörung, die **A-Beta-Lipoproteinämie**, führt zu einem Mangel an Vitamin E.

Hohe Dosierungen von täglich weit über 200 mg sollten nur auf ärztliche Verordnung erfolgen, da die langfristige Gabe von hohen Dosen neben positiven Effekten auch negative nach sich ziehen kann. Die **empfohlene Tagesdosis** liegt bei 100 – 200 mg. Diese Dosis gewährleistet bereits die positiven Effekte dieses Vitamins, und man nimmt dabei nicht das Risiko einer Über-dosierung in Kauf.

Diese Lebensmittel stecken prallvoll mit Vitamin E:

- **Alle Pflanzenöle**, vor allem auch Weizenkeimöl
- **Nüsse,** wie Mandeln und Haselnüsse
- **Samen,** beispielsweise Sonnenblumenkerne
- **Grüne** Blattgemüse
- **Vollkornprodukte,** etwa Brot und Nudeln
- **Ölfrüchte,** z. B. die Avocado

Als Tagesdosis werden Frauen 12 mg und Männern 13 – 15 mg empfohlen.

Garnelen mit Avocado und Kürbiskernen

Für vier Personen

1$\frac{1}{2}$ TL gemahlener Koriander

1 TL Salz

680 g mittelgroße Garnelen, geschält und ohne Darm

2 TL geriebene Orangenschale

470 ml Orangensaft

3 EL Limettensaft, frisch gepresst

$\frac{1}{4}$ TL Cayennepfeffer

1 rote Paprikaschote, gestiftelt

2 EL rote Zwiebeln, gewürfelt

7–8 EL Cilantro (Koriandergrün), gehackt

1 Avocado, geschält und in etwa 1 cm große Stücke geschnitten

3 EL (45 g) Kürbiskerne, geschält und geröstet

Pro Portion

335 kcal; 13 g Fett (davon 17 % gesättigt); 33 g Eiweiß; 23 g Kohlenhydrate; 3 g Ballaststoffe; 211 mg Cholesterin; 650 mg Natrium

Dieses köstliche Gericht mit gegrillten Garnelen riecht herrlich, schmeckt wunderbar und ist, da der Saft der Zitrusfrüchte nicht erhitzt wird, ganz besonders reich an Vitamin C.

1 1 TL Koriander und $\frac{1}{4}$ TL Salz in einer großen Schüssel verrühren. Die Garnelen zufügen und alles gut vermengen.

2 Für die Soße Orangenschale, Orangen- und Limettensaft, den restlichen $\frac{1}{2}$ TL Salz, $\frac{1}{2}$ TL Koriander und Cayennepfeffer in einer zweiten Schüssel verrühren. Paprikaschote, Zwiebelwürfel und Cilantro zufügen.

3 Den Grill vorheizen. Die Garnelen etwa 3 Minuten grillen, bis sie gar sind; nach der Hälfte der Zeit einmal wenden. Die Garnelen in die Schüssel mit der Soße geben und gut vermischen. Danach mindestens 2 Stunden in den Kühlschrank stellen.

4 Das Gericht vor dem Servieren mit Avocadostücken und Kürbiskernen garnieren.

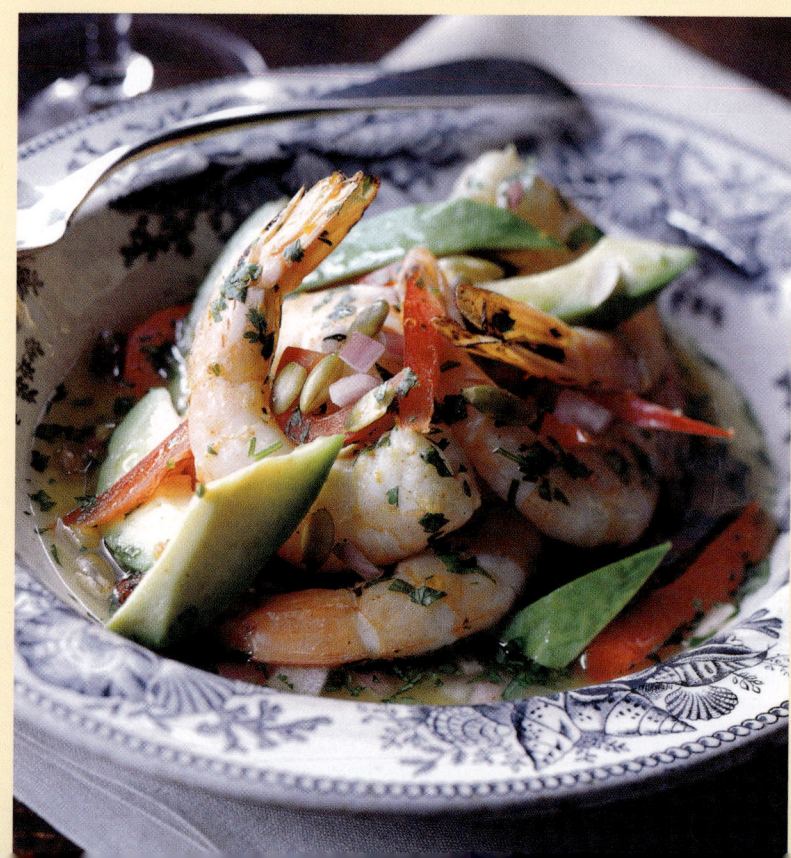

Für die roten Blutkörperchen: Folsäure

Sobald sich in unserem Körper eine Zelle teilt und neu bildet, ist Folsäure daran beteiligt. Deswegen empfiehlt man vor allem **jungen Frauen** vor und während der **Schwangerschaft**, auf eine ausreichende Folsäurezufuhr zu achten und damit ihr ungeborenes Leben optimal zu versorgen. Ein Mangel kann das Risiko des Kindes, an einem offenen Rücken (Spina bifida) zu erkranken, deutlich erhöhen.

Doch auch **bei allen Regenerationsprozessen** des Gehirns und des Nervensystems ist die Folsäure unabdingbar. Gerade die Zellen im Gehirn sowie die Nervenzellen befinden sich in einem ständigen Auf- und Umbauprozess. Mit Folsäure können wir die Arbeit der Gehirnzellen positiv beeinflussen und damit unser **Gehirnpotential** deutlich vergrößern.

Flüchtiges Vitamin

Doch gerade bei diesem wichtigen Vitamin treten auch in Deutschland gravierende **Mangelerscheinungen** auf. So schätzen Experten, dass etwa 75 % der deutschen Bevölkerung über die Ernährung nicht ausreichend mit diesem notwendigen Basisvitamin versorgt sind.

Der Grund für die Mangelversorgung: Folsäure gehört zu der Gruppe der leicht flüchtigen **wasserlöslichen Vitamine** und muss daher dem Organismus regelmäßig zur Verfügung gestellt werden. Durch langes Kochen oder Überlagern der **frischen Lebensmittel** verflüchtigt sich bereits über die Hälfte des empfindlichen Vitamins! Zudem sind die Böden oft ausgelaugt, und das Gemüse enthält daher meist nur wenig Folsäure.

Selbst mit einer ausgewogenen, gesunden Ernährung kann man seinen **Grundbedarf** kaum decken, zumal wir das natürlich vorkommende Folat aus der Nahrung nur etwa zu 20 % aufnehmen können, Folsäure aus einem Präparat wird dagegen zu fast 95 % vom Organismus aufgenommen.

Um auf die **empfohlene Tagesdosis** von etwa 200–400 µg bei jungen Menschen und bis zu 600 µg bei Personen ab 65 Jahren zu kommen, sollten Sie zusätzlich zu einem **Nahrungsergänzungspräparat** greifen.

Folsäure ist wichtig für den Körper, denn sie …

- schützt das ungeborene Kind vor dem offenen Rücken,
- senkt das Risiko für Herzinfarkt und Schlaganfall,
- wirkt der Entstehung verschiedener Krebsarten entgegen,
- kann insbesondere bei älteren Menschen dazu beitragen, dass Depressionen gelindert werden,
- ist beteiligt am **Aufbau des Erbguts**, der sogenannten DNA,
- wird für alle Zellteilungen und das Zellwachstum gebraucht,
- spielt eine wichtige Rolle für die Blutzellen im Knochenmark,
- **erneuert die Schleimhäute** im Darm und in der Lunge,
- kann Homocycstein abbauen, einen Hauptverursacher von Herzinfarkten,
- ist beteiligt an der **Produktion der Botenstoffe** und Neurotransmitter im Gehirn.

Kurbeln Sie Ihre Glückshormone an

Das mit der Nahrung aufgenommene Folat ist ein regelrechtes Glücksvitamin! Es kurbelt die Produktion der Glücksbotenstoffe Serotonin, Noradrenalin und Dopamin an und macht daher so glücklich wie ein **Stückchen Schokolade**. Essen Sie sich fröhlich, indem Sie möglichst frisches Bio-Obst der Saison aus Ihrer Region, das nur minimal gelagert wurde, genießen.

Essen Sie es (wenn möglich) roh, oder dünsten Sie es wirklich nur sehr kurz an, damit nicht die flüchtigen Wirkstoffe noch durch zu langes Kochen verloren gehen.

Diese Lebensmittel stecken prallvoll mit Folat:

- **Grünes Gemüse** wie Brokkoli, Bohnen, Erbsen
- **Vollkornprodukte**
- **Orangensaft**, frisch gepresst
- **Feigen** und getrocknete, ungeschwefelte Aprikosen

Als Tagesdosis werden Frauen und Männern etwa 400 µg empfohlen.

EXPERTENTIPP von Dr. Knobloch

Folat, früher auch B9 genannt, gilt als die **Mimose unter den Vitaminen**. Bereits nach 3 Tagen Lagerung **verflüchtigen** sich mehr als 50 % des Folats, und nur 2 Minuten starken Erhitzens reichen aus, um das Lebensmittel von 90 % seines Folats zu befreien. Ca. 20 – 75 % gehen ins Kochwasser über und können beim Verzehr mitgenutzt werden. Unter dem Begriff Folat versteht man dabei die natürliche Form, die in **Lebensmitteln** vorliegt; sie ist hitzeempfindlich, verträgt kein Licht, keine Luft und keine Lagerung. Tierisches Folat können wir dabei weitaus besser resorbieren als pflanzliches. Ein großer Alkoholkonsum beeinträchtigt die Aufnahme und den Stoffwechsel von Folsäure gravierend. Der Begriff Folsäure bezeichnet meist die **künstlich hergestellte Form**, die hitzebeständig, lagerstabil und sauerstoffresistent ist.

Rindfleisch mit Orange und Brokkoli

Für vier Personen

340 g Rindersteak

2 TL Maisstärke

60 ml trockener Sherry

2 EL salzarme Sojasoße

1/4 TL Backpulver

4 TL Olivenöl

4 EL Orangenschale, sehr fein gerieben

1/4 TL rote getrocknete Chilischoten, zerstoßen (ersatzweise 1/2 TL Chilipulver)

900 g Brokkoliröschen mit Stängeln

1 rote Paprikaschote, gestiftelt

4 Frühlingszwiebeln, in dünne Scheiben geschnitten

3 Knoblauchzehen, fein gehackt

200 ml Wasser

Pro Portion

284 kcal; 14 g Fett (davon 32 % gesättigt); 21 g Eiweiß; 16 g Kohlenhydrate; 5,3 g Ballaststoffe; 4 mg Cholesterin; 473 mg Natrium

Dieses Gericht enthält viel Vitamin C, Vitamin B_{12}, Niacin und Kalium.

1 Das Steak in Faserrichtung halbieren, dann quer zur Faser in feine Scheiben schneiden.

2 Für die Marinade Maisstärke, Sherry, Sojasoße und Backpulver verrühren. Das Fleisch hineingeben und 30 Minuten kühlstellen.

3 3 TL Öl in einer großen, beschichteten Pfanne auf mittlerer Stufe erhitzen. Fleisch aus der Marinade nehmen (Marinade aufheben), abtropfen lassen und mit der Hälfte der Orangenschale und den Chilischoten (bzw. dem Chili-

pulver) in die Pfanne geben. Etwa 3 Minuten anbraten, bis das Fleisch gerade durch ist.

4 Den restlichen TL Öl in die Pfanne geben, Brokkoli, Paprikaschote, Frühlingszwiebeln und Knoblauch zufügen und etwa 3 Minuten garen. 120 ml Wasser zugeben und noch 2 – 3 Minuten kochen lassen.

5 80 ml Wasser unter die Marinade rühren und in die Pfanne geben. Aufkochen lassen und unter ständigem Rühren etwa 1 Minute köcheln, bis die Soße leicht eingedickt ist. Das Fleisch wieder in die Pfanne geben und etwa 1 Minute erhitzen.

6 Mit Orangenschale garnieren.

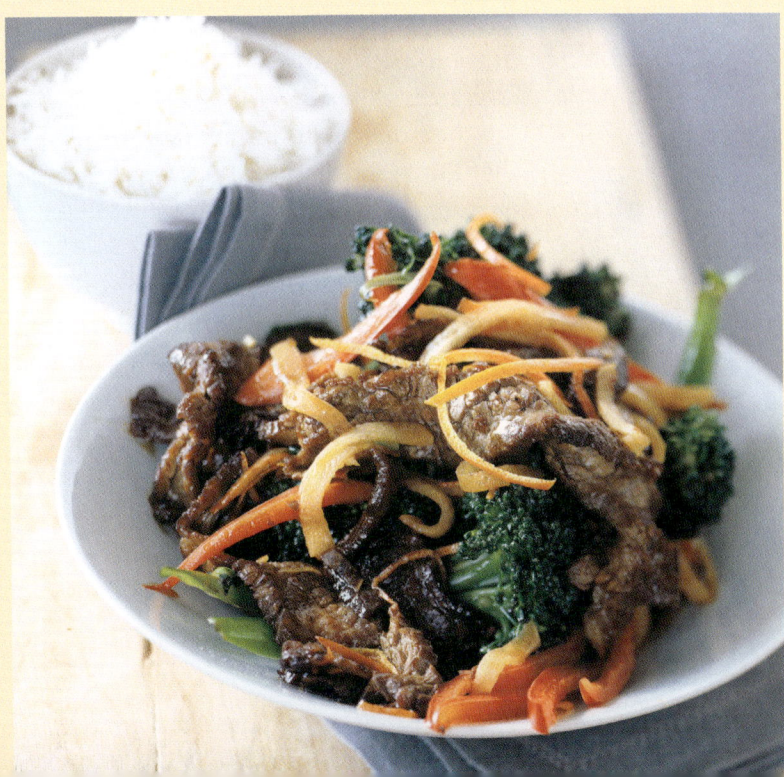

Gut für die Nerven: Vitamin B12

Vitamin B12, auch Cobalamin genannt, gehört zur Gruppe der wasserlöslichen B-Vitamine. Es ist eine biologisch hoch wirksame Verbindung, die über eine äußerst komplexe chemische Struktur verfügt.

Je älter wir werden, desto wichtiger wird das Vitamin B12 für uns. Denn Vitamin B12 können wir nicht selbst herstellen, sondern nehmen es überwiegend durch tierische Nahrung auf. Zudem kann Cobalamin nicht von selbst die Darmschranke übertreten. Es braucht dazu **eine Art Fähre,** um durch die Darmwand hindurch in den Blutkreislauf und damit zu allen wichtigen Zellen zu gelangen. Diese Fähre funktioniert in Form eines Transporteiweißes (Glykoprotein), das sich an das Vitamin bindet und **wie ein Lotse** an Bord des Vitamin B12 geht, um es genau zu den speziellen **Pumpstationen** zu dirigieren, an denen es ins Blut geschleust werden kann.

Chronische **Magen- und Darmerkrankungen** bremsen die Produktion des Transporteiweißes – aber auch der natürliche Alterungsprozess. Wir können daher **im Alter** immer weniger Vitamin B12 aus der Nahrung aufnehmen, sogar wenn es ausreichend darin enthalten ist, und müssen es in Form von Nahrungsergänzungsmitteln zuführen. Denn die in der Leber gespeicherten Vorräte werden mit der Zeit aufgebraucht und auch mit einer Kost, die reich an Vitamin B12 ist, nicht mehr aufgefüllt. Die **Folge ist das Absinken** der Vitamin-B12-Konzentration. Dieses macht sich dann durch die typischen Beschwerden bemerkbar, die wir unter dem lapidaren Begriff Alterserscheinungen zusammenfassen – etwa durch das **Nachlassen der Konzentration** und des Gedächtnisses und eine insgesamt verlangsamte Reaktionszeit.

Nahrungsergänzung ist sinnvoll

Gut zu wissen: Das Schwinden der geistigen Vitalität ist oft nur auf einen Mangel an Vitamin B12 zurückzuführen! Durch eine vermehrte Aufnahme dieses Vitamins lässt sich das wieder revidieren. Mit einer **Kombination** aus einer vitaminreichen Kost und einer sinnvollen Nahrungsergänzung können Sie Ihr Vitamin-B12-Depot ganz schnell wieder auffüllen und damit Ihre **geistige Vitalität** und Spritzigkeit verbessern und noch lange erhalten.

Vitamin B12 ist wichtig für den Körper, denn es …

- ist beteiligt an der Blutbildung und der **Produktion von roten Blutkörperchen**,
- wirkt aktiv bei allen Zellteilungsprozessen mit,
- stärkt das **Immunsystem**,
- bildet die ölige Schutzschicht der Nerven,
- ist beteiligt am Bau der Neurotransmitter im Gehirn,
- aktiviert das **Vitamin Folat** (siehe unter Folsäure),
- aktiviert den Fett-, Kohlenhydrat- und Nukleinstoffwechsel. (Nukleinsäure ist der wichtigste Bestandteil unseres Erbguts, das in Form des DNA-Stranges vorliegt.)

Die gute Nachricht zuerst. In der durchschnittlich gesunden Bevölkerung unter 65 Jahren gibt es bei gesunder Ernährung kaum Mangelversorgungen mit Vitamin B12. Denn im Gegensatz zu den anderen wasserlöslichen Vitaminen kann unser Körper Vitamin B12 in der Leber speichern und immer wieder nachfüllen, wenn wir **Milch, Eier, Fleisch** und insbesondere Innereien wie Leber, Niere, Herz sowie Fisch essen. Normalerweise reicht ein **gefüllter Speicher** für nahezu 10 Jahre, da wir nur etwa 3 µg pro Tag verbrauchen. Mit dem Alter können wir den Speicher jedoch kaum noch auffüllen. Ein Mangel an Vitamin B12 hat eine ähnliche Symptomatik wie beginnender Alzheimer. Ab 65 sollten Sie daher zusätzlich zur Vitamin-B12-reichen Ernährung das Vitamin B12 als **Nahrungsergänzungsmittel** zuführen.

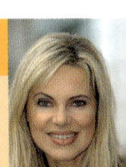

Mein persönlicher TIPP FÜR SIE

So füllen Sie Ihren Vitamin-B12-Speicher Setzen Sie mindestens einmal pro Woche **Meeresfrüchte oder Fisch** auf Ihren Speiseplan. Strenge Vegetarier, die neben Fisch und Fleisch auch auf sämtliche Milchprodukte und Eier verzichten (**sogenannte Ovo-Lacto-Vegetarier**), sind ernährungsbedingt meist mit dem Vitamin B12 unterversorgt und entwickeln nach 10–12 Jahren oft ernstzunehmende Mangelsymptome. Führen Sie daher unbedingt Vitamin B12 in **Tablettenform** zu, da sich sonst Ihre Speicher nicht mit diesem lebensnotwendigen Verjüngungsvitamin füllen können.

Diese Lebensmittel stecken prallvoll mit Vitamin B12:

- **Meeresfrüchte**, z. B. Krebse, Miesmuscheln und Austern
- **Rindfleisch**, Steak
- **Milchprodukte** wie Camembert, Speisequark, Kefir, Joghurt, Milchshakes
- **Ei**

Pro Tag werden Männern und Frauen 3 µg empfohlen.

Meeresfrüchtesalat mit Zitronendressing

Für vier Personen

240 ml trockener Weißwein

1 TL getrockneter Estragon

$1/2$ TL getrockneter Oregano

12 Venusmuscheln, gut abgebürstet

340 g große Garnelen, geschält, ohne Darm

230 g Jakobsmuscheln, waagrecht halbiert

120 ml Kochflüssigkeit

60 ml Zitronensaft, frisch gepresst

1 EL Olivenöl

1 $1/4$ TL Dijonsenf

2 Stangen Sellerie, längs halbiert, quer in etwa 0,5 cm breite Streifen geschnitten

2 rote Paprikaschoten, gewürfelt

5 EL Petersilie, gehackt

Pro Portion

208 kcal; 5,5 g Fett (davon 13 % gesättigt); 30 g Eiweiß; 9 g Kohlenhydrate; 1,2 g Ballaststoffe; 138 mg Cholesterin; 285 mg Natrium

Wenn Sie dem Dressing ein wenig Kochflüssigkeit von den Schalentieren zufügen, profitieren Sie von den in der Flüssigkeit enthaltenen B-Vitaminen.

1 Weißwein, Estragon und Oregano zum Kochen bringen. Die Venusmuscheln hinzufügen und bei geschlossenem Deckel etwa 5 Minuten kochen, bis sich die Muscheln öffnen. Von der Kochstelle nehmen und alle geöffneten Muscheln herausholen; die Kochflüssigkeit bleibt im Topf. Das Fleisch aus den Muscheln lösen und in eine große Schüssel geben.

2 Kochflüssigkeit auf mittlerer Stufe erhitzen. Garnelen zugeben und etwa 4 Minuten kochen, bis sie gar sind. Die Garnelen mit einem Schaumlöffel aus dem Topf nehmen, die Kochflüssigkeit aufheben. Die abgekühlten Garnelen zu den Venusmuscheln geben.

3 Die Kochflüssigkeit erneut erhitzen. Jakobsmuscheln zufügen und etwa 2 Minuten kochen, dann herausnehmen und zu den Venusmuscheln und Garnelen geben.

4 Für das Dressing von der auf Zimmertemperatur abgekühlten Kochflüssigkeit 120 ml abmessen und mit Zitronensaft, Öl und Dijonsenf in einer Schüssel verrühren. Das Dressing über die Schalentiere geben. Sellerie, Paprikaschoten und Petersilie hinzufügen und alles gut vermischen.

5 Bis zum Servieren in den Kühlschrank stellen.

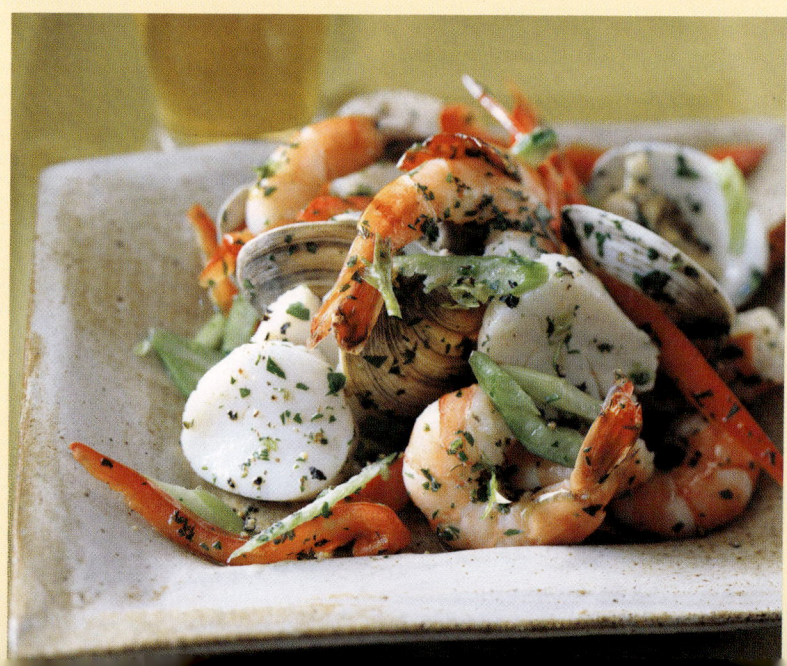

Für starke Knochen: Vitamin D

Räkeln für die Gesundheit. Bereits ein Aufenthalt von 10 Minuten unter einem strahlend blauen Himmel oder auch etwa 20 Minuten bei bedecktem Himmel reichen aus, um uns mit den lebensspendenden **Sonnenstrahlen** zu versorgen, mit deren Hilfe unser Körper das Vitamin D selbst herstellen kann. Ein Mangel an Vitamin D ist daher eigentlich kaum möglich, denkt man sich, denn jeder ist doch mal für diese Zeit draußen.

Doch die Realität sieht leider ganz anders aus. Selbst junge, aktive Personen schaffen es oft tagelang nicht, die Sonne auch nur kurz in ihr **Herz** und auf ihre **Haut** zu lassen. Sie fahren morgens mit dem Auto ins Büro, sitzen den ganzen Tag hinter Glas und Beton und fahren abends meist direkt wieder in die eigenen vier Wände. Häufig waren sie gerade so lange **im Freien**, wie es braucht, um von der Haustür zum Auto und von dort aus ins Büro zu kommen – wenige Minuten also.

   Vielen älteren Menschen geht es nicht besser, auch wenn die Gründe andere sind: Das Laufen fällt schwer, und die Motivation, nach draußen zu gehen, ist meist nicht besonders groß. Die Knochen tun weh, und die **Angst vor einem Sturz** tut ihr Übriges. Ein Teufelskreis, denn nur mithilfe der täglichen Sonnenstrahlung, auch bei bedecktem Himmel oder Regen, können wir das **Sonnenscheinvitamin D** selbst herstellen.

Vitamin D ist essentiell für die Aufnahme von Kalzium aus der Nahrung und steht in engem Zusammenhang mit der Volkskrankheit **Osteoporose**. In den sonnenscheinarmen Wintermonaten November bis Februar verändert sich mit dem Stand der Sonne auch ihr **Strahlenspektrum**, sodass wir in der Regel kaum noch Vitamin D über die Haut herstellen können und auf unseren inneren Speicher zurückgreifen müssen. Da etwa 80 % der körpereigenen Vitamin-D-Produktion über die Haut laufen, müssen wir besonders **in den Wintermonaten** oder in Zeiten, in denen wir wenig an die frische Luft kommen – wie etwa bei einer langwierigen Krankheit – die restlichen 20 % aktivieren und mehr als sonst Vitamin-D-reiche Lebensmittel auf unseren **Speiseplan** setzen. Denn Vitamin D stärkt nicht nur unsere Knochen, sondern aktiviert auch die Schlagkraft unseres **Immunsystems**.

Vitamin D ist wichtig für den Körper, denn es …

- ist an allen knochenaufbauenden Prozessen beteiligt,
- beschleunigt die **Kalziumaufnahme** aus dem Darm und verhindert, dass zu viel Kalzium über die Niere ausgeschieden wird,
- wirkt der Entartung von Zellen entgegen,
- stärkt das Immunsystem und **senkt** die **Infektanfälligkeit**.

Wenn Milchprodukte nicht gut vertragen werden

Der beste Kalziumlieferant für jugendlich feste Knochen sind nach wie vor Milchprodukte. Denn das in der Milch natürlich vorkommende Vitamin D unterstützt die Aufnahme des **Kalziums** im Darm. Aber leider vertragen viele Menschen Kuhmilchprodukte nicht und reagieren mit einer Nahrungsmittelunverträglichkeit darauf oder entwickeln sogar eine **Allergie**.

Wenn Sie zu diesem empfindlichen Personenkreis gehören, versuchen Sie doch, auf **Sojamilch umzusteigen**, die mit einem hohen Anteil an Isoflavonen und Kalzium eine **optimale Ergänzung** für die gesunde Ernährung darstellt und übrigens auch **gut schmeckt**. Wenn Sie allerdings auch darauf allergisch reagieren, sollten Sie unbedingt **oft Fisch** essen und, **in Absprache** mit Ihrem Arzt, Vitamin-D-Kalzium-Kombinationen zu sich nehmen, um so die optimale Versorgung Ihrer Knochen sicherzustellen.

EXPERTENTIPP von Dr. Knobloch

Mit zunehmendem Alter verliert unsere Haut die Fähigkeit, Vitamin D selbst herzustellen. Gleichzeitig steigt der Vitamin-D-Verbrauch ständig an, um die Knochen jung zu halten und die **Osteoporosegefahr** einzudämmen. Experten gehen davon aus, dass etwa 99 % der über 65-Jährigen an einem Vitamin-D-Mangel leiden. Etwa 8 Mio. Deutsche leiden unter Osteoporose. Werden Sie aktiv, damit Sie nicht zu dieser Gruppe gehören, und füllen Sie aktiv Ihren Vitamin-D-Speicher: mit einer **Kombination** aus Kalzium- und Vitamin-D-reicher Kost und **täglichen Spaziergängen**. Zusätzlich empfiehlt sich ab dem Alter von 65 die Einnahme eines **Vitamin-D-Präparats**.

Diese Lebensmittel stecken prallvoll mit Vitamin D:

- **Fetter Fisch** wie Hering, Lachs, Sardinen, Rollmops, Forelle
- **Eigelb**
- **Butter** und Milchfett

Pro Tag werden 10 µg Vitamin D oder 400 internationale Einheiten (IE) empfohlen; ältere Menschen und Bettlägerige können diese Dosis nach ärztlicher Absprache verdoppeln.

Leckeres Rezept mit Vitamin D

Für vier Personen

200 g Magerquark

4 TL Zitronensaft

4 Bagel

200 g Räucherlachs,
fein geschnitten

schwarzer Pfeffer

Zum Garnieren:
einige Stängel Dill,
klein geschnitten

Pro Portion

336 kcal; 4 g Fett (da-
von 1 g ungesättigte
Fettsäure);
48 g Kohlenhydrate;
29 g Eiweiß

Räucherlachs-Bagel mit Quark

Räucherlachs ist stets eine gesunde Ergänzung des Speiseplans, und kombiniert mit etwas Magerquark schmeckt er auf den luftigen Bagels einfach hervorragend.

1 Den Quark und den Zitronensaft miteinander verrühren.

2 Die Bagels kurz im Ofen aufbacken, in zwei Teile schneiden und die unteren Hälften mit Quark bestreichen. Die Räucherlachsstreifen darauf geben und mit Pfeffer und Dill bestreuen.
Die oberen Bagelhälften auflegen und noch warm servieren.

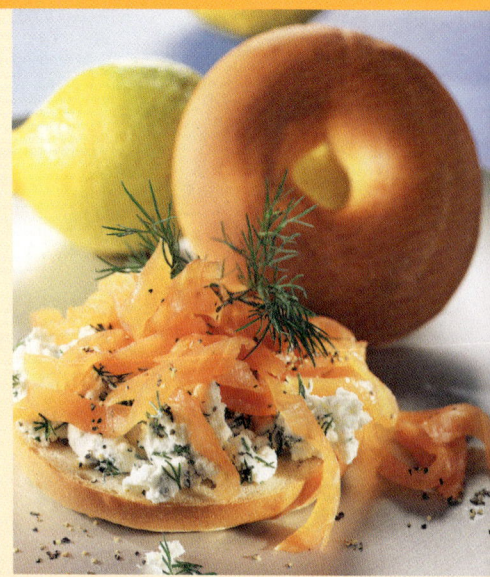

Fettspartipp
Bagels werden normalerweise mit Doppelrahm-Frischkäse bestrichen. Versuchen Sie es stattdessen mit fettarmem Quark!

Zehnfache Kraft fürs Herz: Coenzym Q10 (Ubichinon)

Eigentlich gehört es gar nicht der Gruppe der Vitamine an, das Coenzym Q10, aber es *verhält sich* wie ein Vitamin. Es heizt die Mitochondrien, die **Kraftwerke der Zellen**, an und ist vor allem im Herzen aktiv.

Im Tierversuch bewirkt das Zufüttern dieses Coenzyms Q10 eine deutliche Leistungssteigerung und Lebensverlängerung bei älteren Ratten. Bei jungen Ratten hat die zusätzliche Gabe dagegen keinerlei Auswirkung auf ihre Vitalität. Daher gilt das Coenzym Q10 bei vielen Wissenschaftlern als **wahrer Jungbrunnen**, denn ab dem Alter von 45 Jahren lässt die körpereigene

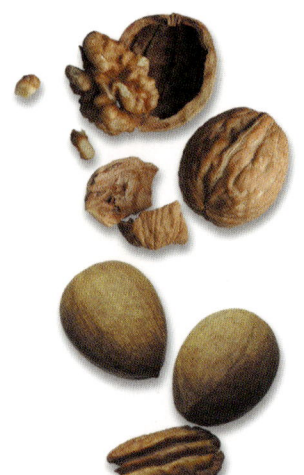

Produktion langsam nach. Umso wichtiger wird in diesem Lebensabschnitt die gesteigerte **Zufuhr** von Q10-haltigen Lebensmitteln.

Coenzym Q10 ist wichtig für den Körper, denn es …

- stärkt das Immunsystem,
- steigert die Leistung der Mitochondrien,
- stärkt den Herzmuskel,
- senkt den Blutdruck,
- wirkt sich positiv auf das Cholesterin aus,
- verlangsamt Parkinson,
- hilft bei Zahnfleischentzündung,
- verlangsamt Alzheimer.

Beliebt und begehrt: Coenzym Q10

Das Coenzym schützt alle Körperzellen, die einen hohen Energieverbrauch haben, etwa im **Herzmuskel**, im Zahnfleisch und in immunologisch aktiven Zellen. In den letzten 10 Jahren hat sich das Coenzym Q10 an **die Spitze der beliebten** Nahrungsergänzungsmittel geschoben.

In Japan nehmen rund 10 % der Erwachsenen täglich diese Substanz zusätzlich ein. Besonders bei Herzinsuffizienz und geschwächter Herzmuskulatur zeigen sich nach etwa 2 Monaten zum Teil **deutliche Verbesserungen**, wenn täglich zusätzlich 100 mg Q10 eingenommen wurden. Unter ärztlicher Aufsicht können gerade auch bei Alzheimer hohe Dosen von bis zu 200 mg täglich sinnvoll sein.

Diese Lebensmittel stecken prallvoll mit Q10:

- **Fette Fische** wie Forelle, Makrele, Hering
- **Nüsse**, z. B. Mandeln, Haselnüsse, Walnüsse, Paranüsse
- **Hochwertige,** kaltgepresste Pflanzenöle

Pro Tag werden 100 mg empfohlen.

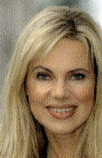

Mein persönlicher TIPP FÜR SIE

Gesundes zum Knabbern

Das „Jungbrunnen-Vitamin Q10" findet sich in hoher Konzentration vor allem **in Nüssen und Ölen**. Stellen Sie sich doch täglich eine kleine Schale mit diesen leckeren, hochkarätigen **Vitalbomben** bereit, und naschen Sie über den Tag verteilt Walnüsse, Mandeln, Paranüsse und Haselnüsse. **Kommt das Wort Genuss eigentlich vom Wort Nuss?** Egal, sie schmecken jedenfalls so, und: Nüsse ergänzen unseren Nährstoffhaushalt mit Mineralien, hochwertigen ungesättigten Fettsäuren und Vitaminen!

Makrele auf indische Art

Für vier Personen

1 TL gemahlener
Kreuzkümmel

60 g fettarmer Joghurt

1 EL Zitronensaft,
frisch gepresst

2 TL frischer Ingwer,
fein gehackt

1 Knoblauchzehe,
geschält

2 TL Paprikapulver

$1/2$ TL Salz

$1/4$ TL gemahlener
Kardamom

$1/4$ TL Cayennepfeffer

4 Makrelenfilets (mit
Haut und quer hal-
biert), je etwa 170 g

1 EL plus 2 TL Olivenöl

2 große Zwiebeln, hal-
biert und in feine
Scheiben geschnitten

$1 1/2$ TL Zucker

1 große rote Paprika-
schote, gestiftelt

Pro Portion

414 kcal; 26 g Fett (da-
von 21 % gesättigt);
29 g Eiweiß; 16 g Koh-
lenhydrate; 2,3 g Bal-
laststoffe; 100 mg
Cholesterin; 432 mg
Natrium

Makrelen sind nicht nur reich an Omega-3-Fettsäuren, sondern haben auch ein Aroma, das wunderbar mit einer indischen Joghurtmarinade harmoniert.

1 Kreuzkümmel in einer kleinen Pfanne auf niedriger Stufe rösten, bis er einen starken Duft verströmt. Zusammen mit Joghurt, Zitronensaft, Ingwer, Knoblauch, Paprikapulver, Salz, Kardamom und Cayennepfeffer in der Küchenmaschine fein pürieren.

2 Makrelenfilets mit der Haut nach unten in eine feuerfeste Auflaufform legen und das Fleisch mehrfach diagonal einschneiden. Die Joghurtmarinade über den Fisch verteilen und die Form 2 Stunden in den Kühlschrank stellen.

3 Die Form $1/2$ Stunde vor dem Servieren aus dem Kühlschrank nehmen. In einer Pfanne 1 EL Öl auf mittlerer Stufe erhitzen. Zwiebeln und Zucker darin 20 Minuten karamellisieren. Die Paprika zugeben, ca. 5 Minuten garen, beiseite stellen.

4 Ofen auf 230 °C vorheizen. Die Makrelenfilets mit 2 TL Öl beträufeln und ca. 12 Minuten backen, bis sie gar sind. Die Filets mit dem Zwiebel-Paprika-Gemisch servieren. Dazu passt Reis.

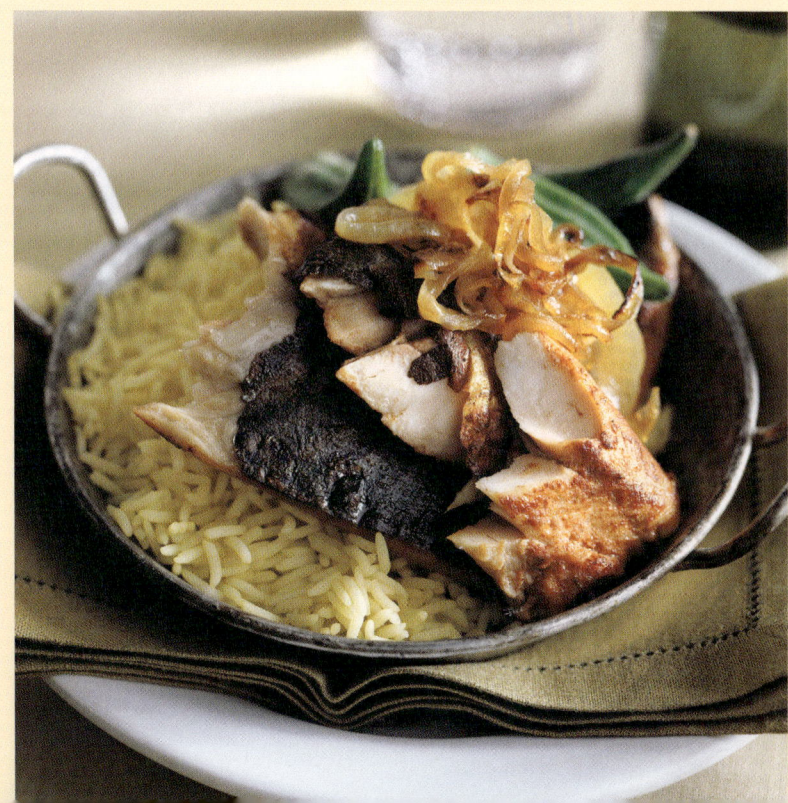

Wissenswertes über Vitamine

Vitamin	Beste Nahrungsquellen	Bedeutung für die Gesundheit
Fettlösliche Vitamine		
Vitamin A (Retinol aus tierischen Produkten, Beta-Karotin aus pflanzlichen Nahrungsmitteln)	Retinol: Leber; Lachs und andere Kaltwasserfische; Eigelb Beta-Karotin: orangefarbenes oder gelbes Obst und Gemüse, z. B. Möhren, Kürbis, Mais, Pfirsiche, Aprikosen, Mango; grüne Blattgemüse	Beugt Nachtblindheit vor; wird für Zellwachstum und -entwicklung benötigt; sorgt für gesunde Haut, Haare sowie Nägel; schützt möglicherweise vor Lungenkrebs
Vitamin D (Kalziferol)	Eigelb; Margarine; fettreicher Fisch, Lebertran; Avocado (als Provitamin; daraus wird unter Einwirkung von UV-Strahlen vom Körper Vitamin D gebildet)	Wird für den Kalziumstoffwechsel benötigt; hilft, gesunde Knochen aufzubauen und zu erhalten
Vitamin E (Tocopherole)	Eigelb; Pflanzenöl, Margarine, Mayonnaise; Avocado, Fenchel, Kichererbsen; Nüsse und Samen	Schützt die Fettsäuren sowie Muskeln und rote Blutkörperchen; wichtiges Antioxidans
Vitamin K	Sauerkraut, Spinat, Kohl u. a. grüne Blattgemüse; Weizenkeime; Schweinefleisch, Leber; grüner Tee	Unentbehrlich für eine normale Blutgerinnung
Wasserlösliche Vitamine		
Biotin	Leber; Eigelb; Sojabohnen; Zerealien	Wichtig für den Energiestoffwechsel
Folsäure (Folat, Folacin)	Leber; Bäckerhefe; Brokkoli und andere Gemüse aus der Kreuzblütlerfamilie; Avocado; Hülsenfrüchte	Erforderlich für die Produktion von DNA, RNA und roten Blutkörperchen und die Synthese von Aminosäuren
Niazin (Vitamin B_3, Nikotinsäure, Nikotinamid)	Mageres Fleisch, Geflügel; Meeresfrüchte; Milch; Eier; Hülsenfrüchte; angereicherte Zerealien	Nötig für den Energiestoffwechsel; sorgt für normales Wachstum; senkt in hoher Dosierung den Cholesterinspiegel
Pantothensäure (Vitamin B_5)	Fast alle Nahrungsmittel	Unterstützt den Energiestoffwechsel; normalisiert den Blutzucker; beteiligt an der Produktion von Antikörpern, Cholesterin, Hämoglobin und Hormonen
Riboflavin (Vitamin B_2)	Angereicherte Zerealien; mageres Fleisch, Geflügel; Milch und Milchprodukte; rohe Pilze	Unentbehrlich für den Energiestoffwechsel; unterstützt die Nebennierenfunktion
Thiamin (Vitamin B_1)	Schweinefleisch; Hülsenfrüchte; Nüsse und Samen; angereicherte Zerealien, Weizenkeime	Energiestoffwechsel; sorgt für normale Verdauung, gesunden Appetit und korrekte Nervenfunktion
Vitamin B_6 (Pyridoxin, Pyridoxamin, Pyridoxal)	Fleisch, Geflügel; Fisch; Getreide, Zerealien; grüne Blattgemüse, Kartoffeln, Sojabohnen	Unterstützt den Eiweiß- und Kohlenhydratstoffwechsel sowie die Energiefreisetzung; korrekte Nervenfunktion; Produktion von roten Blutkörperchen
Vitamin B_{12} (Cobalamin)	Alle tierischen Nahrungsmittel	Nötig für die Produktion von DNA, RNA, roten Blutkörperchen und Myelin
Vitamin C (Ascorbinsäure)	Zitrusfrüchte und -saft; Melonen, Beeren, anderes Obst; Paprikaschoten, Rosenkohl, Brokkoli, Kartoffeln und viele andere Gemüsesorten	Stärkt die Wände der Blutgefäße; fördert die Wundheilung; verbessert die Eisenaufnahme; kann Arteriosklerose vorbeugen

| Empfohlene Tages-dosis für Erwachsene | | Mangelerscheinungen | Symptome bei Überdosierung |
Männer	Frauen		
1,0 mg	0,8 mg 1,1/1,5 mg[3]	Nachtblindheit; Wachstumsverzöge-rung bei Kindern; trockene Haut und Augen; erhöhte Infektions-neigung	Kopfschmerzen, Sehstörungen; Müdig-keit; Knochen- und Gelenkschmerzen; Appetitlosigkeit, Durchfall; trockene Haut, Ausschlag, Juckreiz, Haarausfall; kann vor und während der Schwangerschaft einge-nommen den Fetus schädigen
5 μg	5 μg	Schwache Knochen; führt bei Kin-dern zu Rachitis, bei Erwachsenen zu Osteomalazie	Kopfschmerzen, Appetitlosigkeit, Durch-fall; möglicherweise Kalkablagerungen im Herz, in Blutgefäßen und in den Nieren
12–15 mg[1] (je nach Alter)	11–12 mg[1] (je nach Alter)	Bei Menschen nicht vorhanden	Blutungen, insbesondere in Verbindung mit Acetylsalicylsäure u. a. Blutgerinnungs-hemmern
70–80 μg[1] (je nach Alter)	60–65 μg[1] (je nach Alter)	Starke Blutungen; Neigung zu Blut-ergüssen	Mindert die Wirkung von Blutgerinnungs-hemmern; möglicherweise Gelbsucht
30–60 μg[1]	30–60 μg[1]	Depression; hoher Cholesterinwert	Keine bekannt
400 μg	400 μg 600 μg[2]	Veränderte rote Blutkörperchen und Zellteilung; Anämie; Verdauungsstö-rungen; Fetusschäden	Hemmt eventuell die Aufnahme von Phenytoin und kann so bei Epileptikern Anfälle auslösen
13–17 mg[1] (je nach Alter)	13 mg 15/17 mg[3]	Durchfall; Mundgeschwüre; Pellagra (in extremen Fällen)	Hitzewallungen; Leberschäden; erhöhter Blutzucker- und Harnsäurespiegel
6 mg[1]	6 mg[1]	Bei Menschen nicht vorhanden	Bei extrem hoher Dosierung möglicher-weise Durchfall und Ödeme
1,2–1,5 mg[1] (je nach Alter)	1,2 mg 1,5/1,6 mg[3]	Sehstörungen, Lichtempfindlichkeit; Mund- und Nasengeschwüre; Schluckbeschwerden	Im Allgemeinen keine; kann aber eine Chemotherapie bei Krebs beeinträchtigen
1,0–1,3 mg[1] (je nach Alter)	1,0 mg 1,2/1,4 mg[3]	Depression, Stimmungsschwankun-gen; Appetitlosigkeit, Übelkeit; Mus-kelkrämpfe; Muskelschwund, Beriberi	Mangel an anderen B-Vitaminen
1,4–1,6 mg	1,2 mg 1,9 mg[3]	Depression, Verwirrtheit; juckende, schuppende Haut; rote Zunge; Ge-wichtsverlust	Schädigung der Sinneszellen
3,0 μg	3,0 μg 3,5/4,0 μg[2]	Perniziöse Anämie; Nervenprobleme und Schwäche; wunde Zunge	Keine bekannt
100 mg	100 mg 110/150 mg[3]	Zahnfleischbluten; Blutergüsse; Appetitlosigkeit; trockene Haut, schlechte Wundheilung; selten Skorbut, innere Blutungen	Durchfall; Nierensteine; Harnwegsreizung; erhöhter Eisenspiegel; Knochenerwei-chung

[1] Schätzwerte für eine angemessene Zufuhr   [2] Schwangere und Stillende   [3] Schwangere (ab 4. Monat) und Stillende

Für Knochen, Muskeln und Nerven: Mineralien

Anorganische Nährstoffe wie Kalzium, Kalium und Magnesium nimmt der Körper täglich auf. Diese Mineralien sind an Spezialfunktionen im Organismus beteiligt und spielen für den Körper eine große Rolle – obwohl sie nur in relativ kleiner Menge gebraucht werden. Sie unterstützen als Kofaktoren die körpereigenen Enzyme.

Starke Knochen: Kupfer

Dieses Spurenelement ist unverzichtbar für die Knochenbildung und Blutgerinnung, da es an der Bildung von Kollagen beteiligt ist. Es stärkt das **Immunsystem** und die Mineralisierung unserer Knochen. Kupfer spielt auch eine Rolle bei der Produktion der roten **Blutkörperchen** und bei der Bildung von Melanin, einer Substanz, die für die gleichmäßige **Pigmentierung der Haut** wichtig ist. Weiterhin sind im Körper die Metallproteine und Enzyme bei ihrer Produktion von wichtigen Botenstoffen und ihrer antioxidativen Wirkung von dem Element Kupfer abhängig. Empfohlen wird eine Aufnahme von 1 – 3 mg täglich, die mit Mischkost erreicht wird.

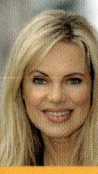

Mein persönlicher TIPP FÜR SIE

Gesund und lecker
Eine mittelgroße reife **Avocado** enthält satte 500 mg Kupfer. Das entspricht der Hälfte der empfohlenen Tagesmenge. Mein Tipp: Mit **Krabbensalat** gefüllte Avocadohälften decken genussvoll den Bedarf an Kupfer.

Diese Lebensmittel stecken prallvoll mit Kupfer:

- **Tomaten,** Bohnen, Kartoffeln,
- **Avocados,** Artischocken, Knoblauch,
- **Champignons** und Soja,
- **Bananen** und Pflaumen,
- **Schalentiere** wie Austern, Hummer, Krabben, Krebse,
- **Vollkornbrot,** Amarant,
- **Nüsse** und Samen wie Sonnenblumenkerne.

Krebsküchlein mit Melonensoße

Für vier Personen

60 ml Limettensaft, frischgepresst

2 EL Honig

1 EL plus 2 TL Dijonsenf

360 g Honigmelone, in etwa 1 cm große Würfel geschnitten

1 grüne Paprikaschote, gewürfelt

200 g Kirschtomaten, geviertelt

450 g Flusskrebsfleisch

4 Frühlingszwiebeln, in feine Scheiben geschnitten

1/2 TL Salz

2 Eiweiß

80 g altbackenes Weißbrot, gerieben

2 EL Olivenöl

Pro Portion

323 kcal; 9,8 g Fett (davon 14 % gesättigt); 28 g Eiweiß; 30 g Kohlenhydrate; 2,2 g Ballaststoffe; 114 mg Cholesterin; 913 mg Natrium

Krebsfleisch ist zart, aromatisch und leicht zuzubereiten. In diesem Rezept werden Krebsküchlein mit einer erfrischenden Soße aus Honigmelone, grünem Paprika und Tomaten kombiniert.

1 Für die Melonensoße Limettensaft, Honig und 1 EL Dijonsenf in einer mittelgroßen Schüssel verrühren. Honigmelone, Paprikaschote und Kirschtomaten zufügen und gut vermischen. Bis zum Servieren in den Kühlschrank stellen.

2 In einer anderen Schüssel das Krebsfleisch, die Frühlingszwiebeln, die restlichen 2 TL Dijonsenf und das Salz verrühren. Das Eiweiß sehr steif schlagen, vorsichtig unter das Krebsfleisch-Zwiebel-Gemisch heben und aus der Masse 8 Küchlein formen.

3 Die Küchlein in dem geriebenen Weißbrot wenden. 1 EL Öl in einer beschichteten Pfanne auf mittlerer Stufe erhitzen. 4 Küchlein hineinlegen und von jeder Seite 2–3 Minuten braten, bis sie durch sind, dann auf einen vorgewärmten Teller legen. Die restlichen 4 Küchlein mit dem zweiten EL Öl ebenso zubereiten. Die Krebsküchlein zusammen mit der Melonensoße servieren.

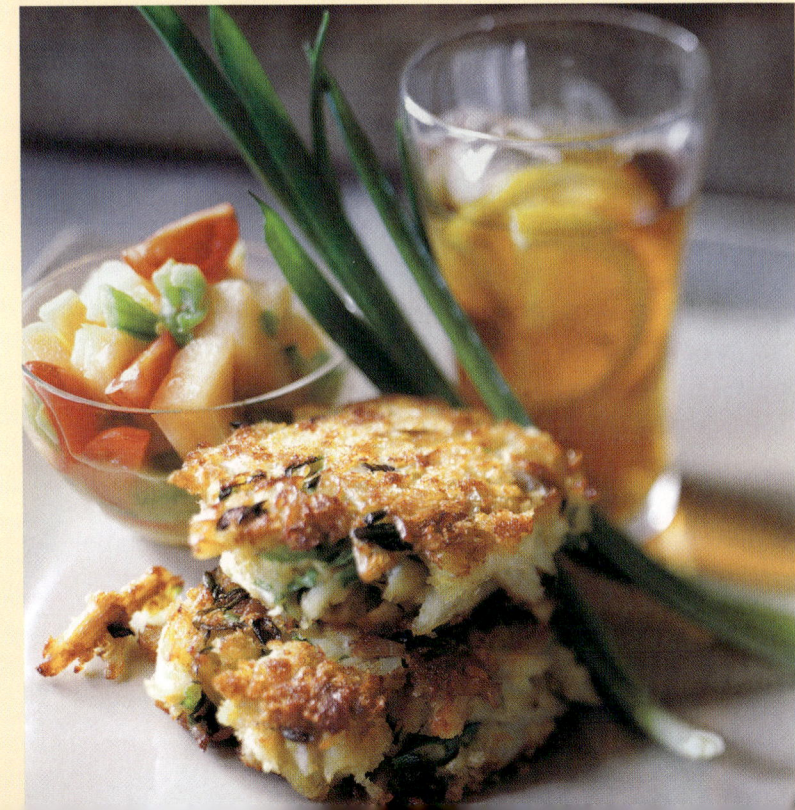

Kupfer ist wichtig für den Körper, denn es …

- kräftigt Blutgefäße, Knochen, Sehnen und Nerven,
- unterstützt die Erhaltung der Fruchtbarkeit,
- hält die Haut frisch und beugt Pigmentstörungen und Altersflecken vor,
- fördert die Blutgerinnung,
- senkt den Cholesterinspiegel und den Blutdruck.

Funktionierende Enzyme: Mangan

Das Spurenelement Mangan aktiviert als Bestandteil verschiedener Enzyme zahlreiche **Stoffwechselreaktionen.** Manche dieser Enzyme sind sehr effektive Antioxidantien, die die aggressiven freien Radikale ausschalten. Mangan unterstützt die Bildung von Knorpel und die Stoffwechselaktivität in den **Wachstumsphasen.** Bei Patienten mit Rücken- und Bandscheibenproblemen lässt sich durch eine **Haaranalyse** überdurchschnittlich häufig ein Manganmangel feststellen. Mangan wird daher bei Osteoporoseneigung und Arthrose empfohlen. Zudem baut es Histamin ab und hilft so Allergikern. Da Mangan am **Insulinstoffwechsel** beteiligt ist, hilft es, den Blutzucker auszugleichen. Eine Zufuhr von 2 – 5 mg soll den Tagesbedarf eines Erwachsenen decken. Unter ärztlicher Aufsicht kann jedoch eine therapeutische Dosis von 50 – 300 mg verabreicht werden.

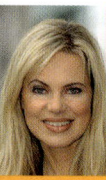

Mein persönlicher TIPP FÜR SIE

Haferflocken einmal anders
Wussten Sie, dass eine **Portion Haferflocken** (50 g) den Tagesbedarf eines Erwachsenen an Mangan deckt? Mein Tipp: Essen Sie morgens eine warme Haferflockensuppe mit frischen Früchten. Einfach etwas **frische Milch** aufkochen, Haferflocken unterrühren und vom Herd nehmen, leicht quellen lassen und mit **Honig** und Beeren servieren.

Diese Lebensmittel stecken prallvoll mit Mangan

Haferflocken, Weizen- und Roggenvollkornbrot, Hülsenfrüchte, Lauch, Kopfsalat, Spinat, Grünkohl, Haselnüsse, Erdbeeren, Brombeeren und Heidelbeeren.

Mangan ist wichtig für den Körper, denn es …

- wirkt degenerativen Knochen- und Knorpelerkrankungen entgegen, etwa Osteoporose, Arthrose und Bandscheibenbeschwerden,
- reduziert Wachstumsschmerzen **bei Kindern**,
- reguliert die Zuckertoleranz und beugt somit Diabetes vor,
- wirkt gegen zu **niedrigen Blutdruck**.

Dreierlei Beerenpüree

Für vier Personen

950 ml fettarmer Joghurt

340 g ungesüßte TK-Himbeeren, aufgetaut

280 g ungesüßte TK-Erdbeeren, aufgetaut

50 g plus 4 EL Zucker

1 1/2 TL Vanilleextrakt

3 TL Maisstärke, mit 2 EL Wasser angerührt

340 g ungesüßte TK-Blaubeeren

2 EL Orangensaft

1/4 TL Pfeffer

1/4 TL Piment

1 EL Zitronensaft, frischgepresst

Pro Portion

331 kcal; 4,5 g Fett (davon 0 % gesättigt); 13 g Eiweiß; 63 g Kohlenhydrate; 2,8 g Ballaststoffe; 6 mg Cholesterin; 75 mg Natrium

1 Joghurt in ein sehr feinmaschiges Sieb geben, 4 Stunden bei Zimmertemperatur abtropfen lassen.

2 Himbeeren, Erdbeeren, 50 g Zucker und 1/2 TL Vanilleextrakt pürieren. Das Püree in einen kleinen Topf füllen und auf mittlerer Stufe aufkochen. Die Hälfte der aufgelösten Maisstärke einrühren und erneut aufkochen. Etwa 1 Minute lang unter ständigem Rühren köcheln lassen, bis die Flüssigkeit etwas eingedickt ist. Auf Zimmertemperatur abkühlen lassen, in eine Schüssel umfüllen und zugedeckt in den Kühlschrank stellen.

3 2 EL Zucker, Blaubeeren, Orangensaft, Pfeffer sowie Piment in einem kleinen Topf vermengen, ab und zu umrühren und auf niedriger Stufe etwa 5 Minuten leise köcheln lassen, bis die Blaubeeren weich sind. Die restliche Maisstärke einrühren und das Ganze aufkochen lassen. Unter ständigem Rühren eine weitere Minute kochen, bis das Püree eingedickt ist. In eine Schüssel umfüllen und den Zitronensaft einrühren; kühlstellen.

4 Abgetropften Joghurt, 2 EL Zucker und 1 TL Vanilleextrakt in einer Schüssel verrühren.

5 Das Erdbeer-Himbeer-Püree auf 4 Servierschüsselchen verteilen. Das Blaubeerpüree in die Mitte geben und etwas Joghurt darauf verteilen. Vorsichtig einen Löffel durch das Dessert ziehen, damit ein dekoratives Muster entsteht.

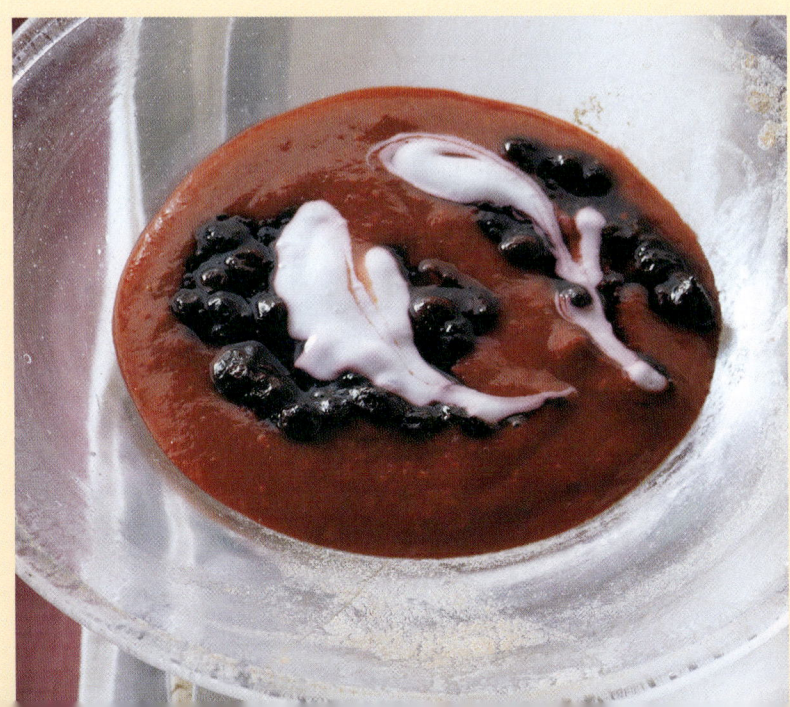

Verbündeter im Kampf gegen Krebs: Selen

Selen gilt heute als einer der wohl wichtigsten Verbündeten gegen den Krebs. Viele Forscher sind der Ansicht, dass Selen der **bedeutendste natürliche Vitalstoff** zur Bekämpfung von Krankheiten ist. Selen wirkt dabei antioxidativ und fängt die freien Radikale im Körper ein – insbesondere in Kombination mit Vitamin C wirkt es **zellschützend**. Amerikanische Studien belegen die besondere Wirkung von Selen im Zusammenhang mit entarteten Zellen. Die zusätzliche Gabe von Selen führte bei den Probanden zu einer deutlichen Absenkung des Krebsrisikos. Zusammen mit **Vitamin E** hat Selen darüber hinaus eine entzündungshemmende Wirkung.

In Europa sind die Böden weitgehend selenarm. Es ist daher **schwierig,** sich nur mit seiner Nahrung mit genügend Selen zu versorgen. Die Deutsche Gesellschaft für Ernährung empfiehlt eine Aufnahme von täglich 30–70 µg Selen. Als therapeutische Dosis kann man **unter ärztlicher Aufsicht** auch bis zu 400 µg zuführen.

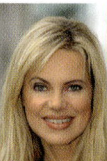

Mein persönlicher TIPP FÜR SIE

Eine leckere Selenquelle: Paranüsse
Wussten Sie, dass **Paranüsse** hervorragende natürliche Selenlieferanten sind? 50 g Nüsse enthalten 50 µg Selen und decken damit den empfohlenen Tagesbedarf. Mein Tipp: Statt abends vor dem Fernseher fettige, acrylamidhaltige und viel zu scharfe ungesunde Chips zu knabbern, lieber eine Schüssel mit Paranüssen knacken, die schmecken **nicht nur zur Weihnachtszeit** köstlich nussig.

Diese Lebensmittel stecken prallvoll mit Selen

Paranüsse, Meeresfrüchte, Geflügel und Fleisch (vor allem Nieren), Getreide (insbesondere Hafer und brauner ungeschälter Reis).

Selen ist wichtig für den Körper, denn es ...

- beugt zusammen mit anderen Antioxidantien Krebs vor,
- entgiftet den Körper,
- schützt die Augen vor grauem Star und Makuladegeneration,
- bekämpft Viruserkrankungen wie Herpes und Gürtelrose,
- wirkt entzündungshemmend bei chronischen Erkrankungen wie Rheuma und Schuppenflechte,
- wirkt gegen Schilddrüsenunterfunktion,
- schützt das Herz und fördert DNA-Reparaturmechanismen in unserem Erbgut.

Mexikanische Hähnchenbrustfilets

Für vier Personen

1 EL plus 2 TL Olivenöl

4 Hähnchenbrustfilets
(ohne Haut), je etwa
140 g

2 EL Mehl

1 mittelgroße rote
Zwiebel, halbiert und
in 1 cm dicke Schei-
ben geschnitten

3 Knoblauchzehen,
fein gehackt

1 rote Paprikaschote,
gewürfelt

20 g frischer Ingwer,
fein gerieben

600 ml Ananassaft

60 ml Tomatenmark

1–2 TL mittelscharfes
Chilipulver

1 TL Salz

Pro Portion

350 kcal; 7,9 g Fett
(davon 16 % gesät-
tigt); 36 g Eiweiß;
34 g Kohlenhydrate;
2,1 g Ballaststoffe;
82 mg Cholesterin;
709 mg Natrium

Eine Soße aus Tomatenmark, Chilipulver, Ingwer und Ananassaft verleiht den Hähnchenbrustfilets eine
pikante und süße Note. Ein Gericht
voller Temperament – wie das
Land, aus dem es kommt.

1 In einer beschichteten Pfanne
1 EL Öl auf mittlerer Stufe erhitzen.
Die Hähnchenbrustfilets in Mehl
wenden, überschüssiges Mehl ab-
schütteln. In die Pfanne geben und
auf jeder Seite etwa 2 Minuten braten. Auf einen Teller legen.

2 Die beiden restlichen TL Öl mit
Zwiebel und Knoblauch in die
Pfanne geben und etwa 5 Minuten
unter ständigem Rühren anbraten,
bis die Zwiebeln weich sind.

3 Paprikaschote und Ingwer zufügen und 3 Minuten braten. Ananassaft, Tomatenmark, Chilipulver
und Salz einrühren und zum Kochen bringen. Etwa 5 Minuten
kochen lassen.

4 Die Filets wieder in die Pfanne
geben. Die Hitze reduzieren und
etwa 10 Minuten leicht köcheln
lassen, bis das Fleisch ganz durch-
gegart ist.

Dazu passen Wildreis und
Brokkoli.

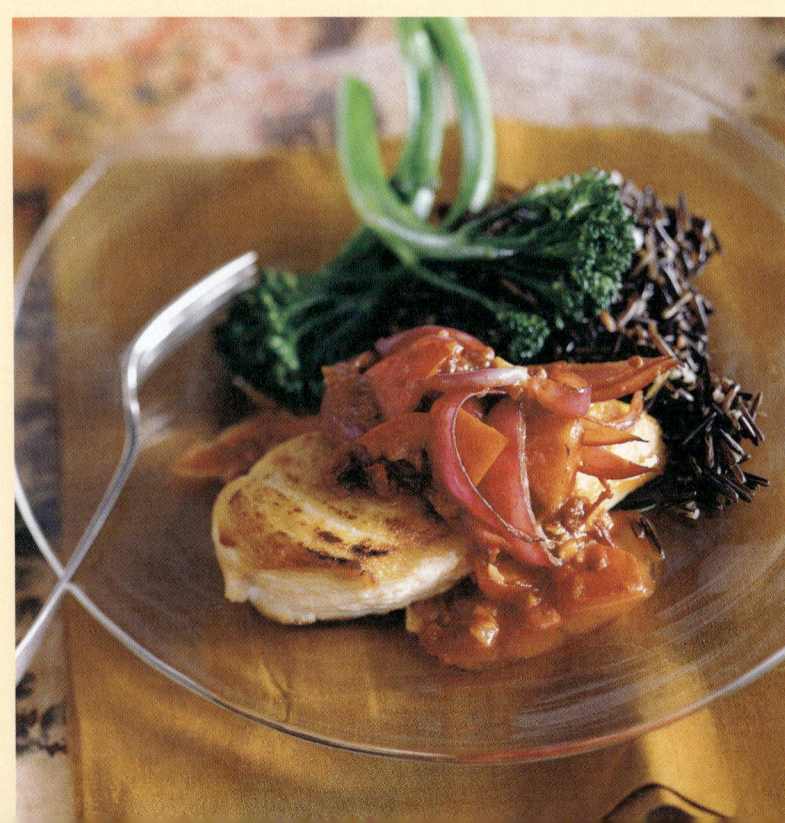

Schöne Haut: Zink

Jede unserer über 80 Bil. Körperzellen braucht Zink, um zu existieren. Als Grundbestandteil der meisten Enzyme, die zur Wundheilung oder zur Verdauung benötigt werden, ist das Spurenelement Zink an nahezu allen **Stoffwechselprozessen** beteiligt. Zink stimuliert das Immunsystem und stärkt die Abwehr. Und obwohl wir Zink für sämtliche Prozesse benötigen, kann es unser Körper weder **speichern** noch selbst herstellen, sondern muss es täglich in ausreichender Menge mit der Nahrung aufnehmen.

Doch Zink stärkt nicht nur das Immunsystem, sondern ist auch an der körpereigenen Bildung von Hormonen, vor allem in der **Schilddrüse,** beteiligt und kann so einer Unterversorgung mit dem die Schilddrüse stimulierenden Hormon TSH entgegenwirken. Zink kann den Insulinspiegel regulieren und wirkt sich daher vorbeugend gegen **Diabetes** aus. Frauen sollten täglich etwa 7 mg und Männer 10 mg Zink aufnehmen.

Größere Mengen sollten Sie allerdings nur **in Absprache mit Ihrem Arzt** zu sich nehmen.

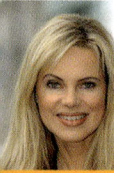

Mein persönlicher TIPP FÜR SIE

Hühnersuppe gegen Erkältungen
Wussten Sie, dass dunkles Fleisch, vor allem Rindfleisch, besonders viel Zink enthält? Aber auch die Hühnersuppe **aus Großmutters Zeiten** wirkt bei Erkältungskrankheiten wahre Wunder, zumal wenn sie mit frischen Zutaten gekocht wurde. Raffiniert wird die **Hühnersuppe** mit einer Portion frisch geriebener Ingwerwurzel. Ingwer wirkt entzündungshemmend und bringt so den erkälteten Bronchien und der gereizten Halsschleimhaut **Linderung**.

Diese Lebensmittel stecken prallvoll mit Zink

Rind und Schweinefleisch, Leber, Geflügel, Eier, Meeresfrüchte (Austern), Käse, Bohnen, Nüsse, Weizenkeime.

Zink ist wichtig für den Körper, denn es …

- stärkt das Immunsystem und beugt so Erkältungen und Infektionen vor,
- unterstützt die Behandlung von so unterschiedlichen Erkrankungen wie Gelenkrheuma, chronischer Müdigkeit, Osteoporose und Schilddrüsenerkrankungen,
- verbessert die Hautstruktur und stärkt das Haar,
- wirkt verdauungsfördernd,
- kann Tinnitus reduzieren.

Schweinelende mit Cranberries

Für vier Personen

120 g Zucker

1 TL getrockneter Rosmarin, gehackt

3/4 TL Salz

1/2 TL Pfeffer

1/2 TL gemahlener Ingwer

450 g fettarme Schweinelende, quer zur Faser halbiert

1 EL Olivenöl

2 Knoblauchzehen, geschält

8 Frühlingszwiebeln, in etwa 5 cm lange Stücke geschnitten

4 Möhren, gestiftelt

350 g frische oder tiefgefrorene Cranberries

150 ml Orangensaft

1 Lorbeerblatt

Pro Portion

380 kcal; 7,7 g Fett (davon 24 % gesättigt); 26 g Eiweiß; 53 g Kohlenhydrate; 6,6 g Ballaststoffe; 74 mg Cholesterin; 526 mg Natrium

Cranberries verleihen diesem Gericht seine angenehme Note. Aufgrund ihres Gehaltes an Anthozyanen, Ellagsäure und Quercetin sind sie zudem sehr gesund.

1 Ofen auf 175 °C vorheizen. Die Hälfte des Zuckers (60 g), Rosmarin, Salz, Pfeffer und Ingwer mischen und das Schweinefleisch darin wälzen.

2 Das Öl auf mittlerer Stufe in einem Schmortopf erhitzen. Die Schweinelende aus der Würzmischung nehmen und zusammen mit dem Knoblauch in den Topf geben. Das Fleisch etwa 2 Minuten auf jeder Seite anbraten, dann auf einen Teller legen.

3 Frühlingszwiebeln und Möhren in den Topf geben, 3 Minuten dünsten, bis die Möhren Farbe annehmen. Restlichen Zucker, Cranberries, Orangensaft und Lorbeerblatt zufügen und zum Kochen bringen.

4 Fleisch wieder in den Topf geben, kurz aufkochen lassen und dann mit geschlossenem Deckel in den heißen Ofen stellen. 30 Minuten garen lassen.

5 Fleisch aus dem Topf nehmen, in Scheiben schneiden und mit Gemüse und Soße anrichten. Das Lorbeerblatt entfernen. Dazu passen Kartoffeln und Spargel.

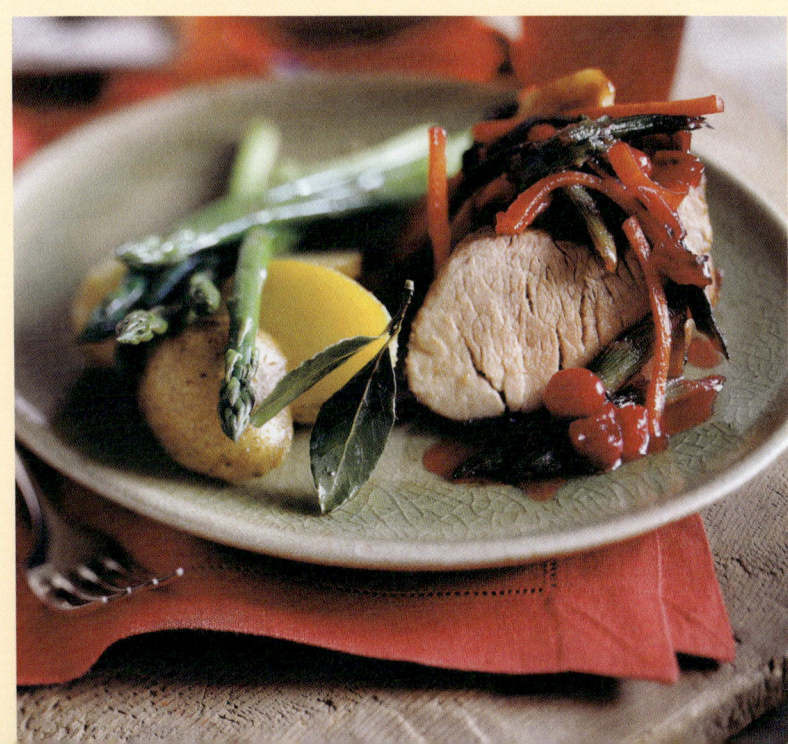

Fester Biss: Kalzium

Kalzium ist in seiner Bedeutung für die Vorbeugung von Osteoporose unbestritten von allergrößter Wichtigkeit. Es kann aber noch mehr. Denn es senkt den Blutdruck und schützt den Verdauungstrakt vor Dickdarmkrebs.

Doch obwohl schon die **Kinder in der Schule** lernen, wie essentiell die Versorgung mit Kalzium für Zähne und Knochenbau ist, nehmen viele Menschen, insbesondere junge Frauen, **zu wenig Kalzium** auf. Da es für viele Körperfunktionen nötig ist, holt es sich der Körper bei Unterversorgung aus seinen natürlichen Speichern, den Knochen.

Leider kann unser Organismus das Kalzium leichter aus den Knochen entnehmen, als es wieder dort einlagern. Die Folge dieses **Knochenabbaus** ist der Knochenschwund, oder medizinisch ausgedrückt, die Osteoporose.

Aus diesem Grund müssen wir bereits ab unserem 30. Lebensjahr mithilfe von kalziumreicher Ernährung und der ergänzenden **Einnahme** von Kalziumpräparaten unseren aktiven Kalziumspiegel regulieren, die Speicher füllen und unserem Körper genug Kalzium zur Verfügung stellen, damit er die Knochen **aufbauen und stabilisieren** kann.

Kalzium können wir allerdings nur dann aus der Nahrung und dem Darm aufnehmen, wenn wir gleichzeitig auch ausreichend **Vitamin D**, welches in der Haut mithilfe von Sonnenstrahlen gebildet wird, parat haben.

Allgemein wird eine tägliche Aufnahmemenge von 1000 mg Kalzium empfohlen. Da sich Kalzium und **Magnesium** in ihrer Aufnahme gegenseitig behindern, sollte man darauf achten, bei einer hohen Zufuhr von etwa 2000 mg Kalzium täglich auch die eingenommene **Magnesiummenge zu erhöhen**.

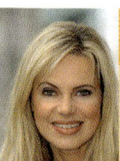

Mein persönlicher TIPP FÜR SIE

Das richtige Kalziumpräparat

Wenn Sie **Kalzium** mithilfe von Nahrungsergänzungsmitteln einnehmen wollen, meiden Sie unbedingt die Kalziumpräparate aus Dolomitenkalk, Austernschalen oder Knochenmehl, denn diese können hohe Mengen des giftigen Schwermetalls Blei enthalten. **Sinnvoll** können auch kombinierte Kalzium- und Vitamin-D-Präparate sein, die besonders bei Osteoporose einen positiven Einfluss auf die knochenaufbauenden Substanzen haben und den Knochen auf diese Weise **stärken**. Lassen Sie sich von Ihrem **Hausarzt** beraten, welches Kalziumpräparat für Sie persönlich am geeignetsten ist und ob Sie noch zusätzlich Magnesium oder Vitamin D einnehmen sollten, da diese Substanzen in einer engen Verbindung miteinander stehen.

Pak Choi, Tofu und Pilze aus der Pfanne

Für vier Personen

420 g sehr fester Tofu

3 EL salzarme Sojasoße

4 TL dunkelbrauner Roh-Rohrzucker

$1^{1}/_{2}$ TL Maisstärke

240 ml Wasser

4 TL Olivenöl

4 Frühlingszwiebeln, in feine Scheiben geschnitten

2 EL frischer Ingwer, fein gehackt

3 Knoblauchzehen, fein gehackt

230 g frische Shiitake-pilze ohne Stängel, Kappen geviertelt

230 g kleine Champig-nons

$^{1}/_{4}$ TL Salz

1 großer Kopf Pak Choi, quer in ca. 2 cm breite Streifen geschnitten

Pro Portion

240 kcal; 11 g Fett (da-von 11 % gesättigt); 20 g Eiweiß; 20 g Koh-lenhydrate; 4 g Ballast-stoffe; 0 mg Choleste-rin; 760 mg Natrium

Dieses delikate Pfannengericht ist reich an Kalzium, Selen, Beta-Karo-tin und Vitamin C. Der Tofu liefert zusätzlich noch Phytoöstrogene.

1 Den Tofublock waagrecht halbie-ren, jede Hälfte in 12 Würfel oder Dreiecke schneiden und beiseite stellen. In einer Schüssel Sojasoße, Roh-Rohrzucker, Maisstärke und 120 ml Wasser verrühren.

2 2 TL Öl in einer großen beschich-teten Pfanne auf mittlerer Stufe er-hitzen. Frühlingszwiebeln, Ingwer und Knoblauch zufügen und etwa 1 Minute anbraten.

3 Shiitakepilze und Champignons unterrühren, 120 ml Wasser und Salz zufügen. Bei geschlossenem Deckel etwa 5 Minuten kochen, bis die Pilze weich sind. Gelegentlich umrühren. Den Pfanneninhalt an-schließend in eine Schüssel geben.

4 2 TL Öl und den Pak Choi in die Pfanne geben und unter häufigem Rühren 5 Minuten braten.

5 Pilz-Zwiebel-Gemisch wieder in die Pfanne geben und Tofu zufü-gen. Die Sojasoßenmischung gut durchrühren und ebenfalls in die Pfanne geben. 2 Minuten kochen lassen, bis der Tofu heiß und das Gemüse rundum mit der Sojasoße bedeckt ist.

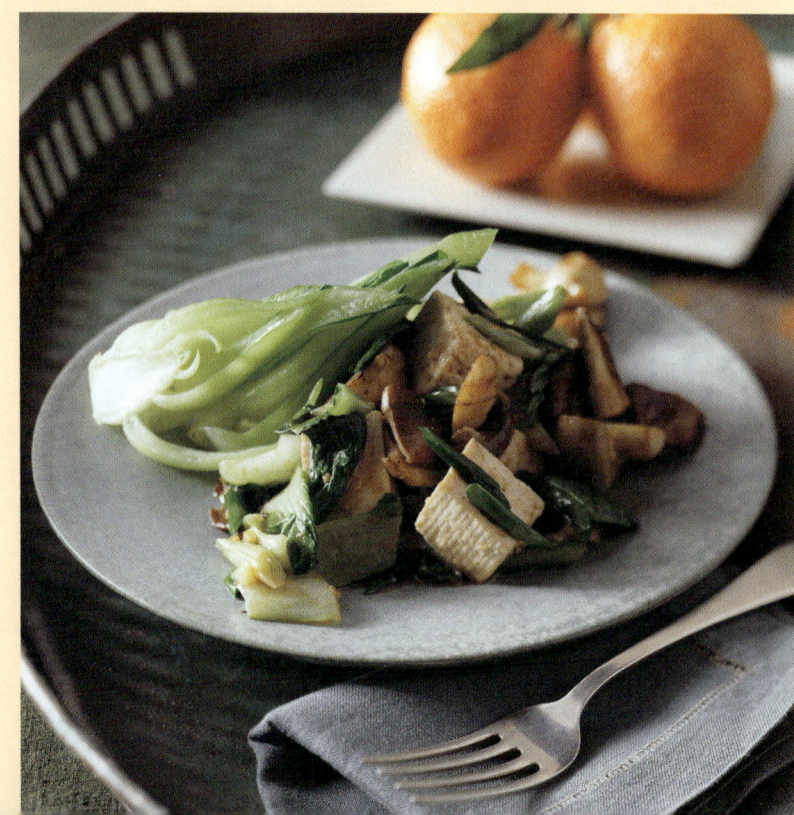

Die wichtigsten Mineralstoffe

Mineral	stärkt die Gesundheit bei	enthalten in
Eisen	Anämie (Blutarmut), Gedächtnisschwäche, Immundefekt, Schwangerschaft	Aprikosen, Erbsen, Feigen, fettreichem Fisch, Fleisch, Geflügel, Linsen, Meeresfrüchten
Kalzium	Angst, Bluthochdruck, Osteoporose, prämenstruellem Syndrom (PMS), Schilddrüsenleiden, Schwangerschaft, Stress, Übergewicht, Wechseljahresbeschwerden	Brokkoli, Lachs oder Sardinen (mit Gräten zubereitet), Milchprodukten, Tofu
Magnesium	Allergien, Angst, Asthma, Bluthochdruck, chron. Müdigkeitssyndrom (CFS), Diabetes, Migräne, Nierensteinen, PMS, Verstopfung	Avocados, Getreide, Meeresfrüchten, Nüssen, Reis, Samen, Spinat, Winterkürbissen
Selen	Allergien, Asthma, Impotenz, Krebs, Makuladegeneration, Prostataleiden, Schilddrüsenleiden, Unfruchtbarkeit	Champignons, Fleisch, Geflügel, Getreide (ganzem), Meeresfrüchten, Nüssen, Reis, Samen
Zink	Akne, Bronchitis, chron. Müdigkeitssyndrom (CFS), Ekzemen, Erkältungen, Grippe, Hämorrhoiden, Herpes, Immundefekt, Makuladegeneration, Nebenhöhlenentzündung, Rosazea, Schilddrüsenleiden	Bohnen, Getreide, Fleisch, Geflügel, Samen, Meeresfrüchten

Diese Lebensmittel stecken prallvoll mit Kalzium

Die besten Kalziumquellen sind nach wie vor Milchprodukte wie Milch, Joghurt und Käse – wobei die fettarmen Produkte sogar mehr Kalzium enthalten als die vollfetten.

Pflanzliche Kalziumlieferanten sind Orangensaft und beispielsweise mit Kalzium angereicherte Sojamilch und deren Produkte wie **Tofu**; außerdem Grünkohl, Brokkoli, **Lachskonserven**, Ölsardinen aus der Dose (mit Gräten, die man gut mitessen kann) und **Mandeln**.

Kalzium ist wichtig für den Körper, denn es …

- hält Knochen und Zähne gesund und stabil,
- beugt Knochenschwund und Knochenbrüchen vor,
- unterstützt Herz- und Muskelfunktionen sowie die Arbeit der Nervenzellen,
- optimiert die Blutgerinnung,
- senkt bei Bluthochdruckpatienten den Blutdruck,
- greift regulierend bei Verdauungsproblemen ein.

Zu Ihrem Schutz: Sekundäre Pflanzeninhaltsstoffe

Bei einem Einkaufsbummel über den Wochenmarkt genießen wir die verschiedenen Gerüche der bunten Marktstände mit ihrem farbenprächtigen Gemüse und den bunten Obstsorten. Sie verführen uns mit ihrer Farbe und ihrem Geruch zum Kauf. Haben Sie sich schon mal gefragt, was Obst und Gemüse so intensiv zum Strahlen bringt?

Möhren haben ihre kräftig orange Farbe von den Beta-Karotinen, Blaubeeren verdanken ihre tiefsatte Färbung den Anthozyanen. Pflanzenpigmente wie die Karotinoide und Anthozyane verleihen den Pflanzen jedoch nicht nur ihre fantastische Farbgebung, sondern können noch viel mehr! Diese als **sekundäre Pflanzeninhaltsstoffe** bezeichnete Wirkstoffgruppe macht die gesunde Wirkung der natürlichen Lebensmittel erst aus. Ein **einziges Lebensmittel** kann dabei aus rund hundert wirksamen Verbindungen bestehen, die uns im Kampf gegen Krankheiten, freie Radikale und entartete Zellen helfen.

EXPERTENTIPP von Dr. Knobloch

Freie Radikale sind chemische Verbindungen mit ungepaarten Elektronen, sehr kurzlebig und aggressiv. Die wichtigsten für uns Menschen sind die Sauerstoffradikale. Einerseits greifen sie Krankheitserreger an, andererseits aber auch unsere eigenen Körperzellen.

Sekundäre Pflanzeninhaltsstoffe (SPS) sind für Geruch und Farbigkeit verantwortlich und damit oberflächlich für den sinnlichen Genuss. Doch auf molekularer Ebene entfachen sie ein wahres **Feuerwerk für Ihre Gesundheit**.

Sie helfen dem Körper bei der Entgiftung und Ausscheidung, fangen freie Radikale ein, verhindern das Entarten von Körperzellen, helfen den Zellen bei Reparaturen von Zellschäden, **stärken das Immunsystem** und aktivieren Enzyme. Daher möchte ich Ihnen die **wichtigsten Vertreter** dieser Wirkstoffgruppe vorstellen.

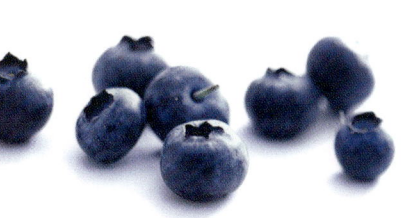

NEUES aus der Forschung

Von Mittelmeerkost und junger Haut

Eine australische Studie hat jetzt gezeigt, dass die sogenannte Mittelmeerkost – trotz der intensiven Sonnenstrahlung in dieser Region – tatsächlich die **Faltenbildung verzögern** und die Haut **länger jung** erhalten kann. Das Geheimnis scheint in dem hohen Gehalt an pflanzlichen Schutzstoffen sowie an den einfach und mehrfach **ungesättigten Fettsäuren** dieser Ernährung zu liegen. Sie wirken nachweislich als Radikalfänger und können so direkt die Schäden des Sonnenlichts abmildern. Zudem scheint sich durch den regelmäßigen Verzehr einiger Lebensmittel wie Tomaten und Karotten ein **natürlicher Lichtschutzfaktor,** vergleichbar dem der Höhe 4, auf der Haut zu bilden. Wer also regelmäßig Nahrungsmittel wie Gemüse, Salat, Obst, Beeren, Oliven, Hülsenfrüchte, Nüsse, pflanzliche Öle und Fisch verzehrt, hat eine jünger wirkende Haut – so das **Ergebnis einer Studie** von der International Health and Development Unit der Universität von Monash, Australien.

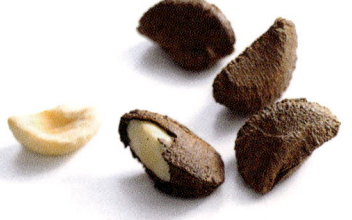

Auch wenn man die einzelnen Wirkstoffe eigentlich nicht isoliert voneinander betrachten kann, denn die SPS können genau wie die Vitamine und Mineralien **erst in Kombination** mit allen anderen Stoffen ihr gesamtes Wirkungsspektrum entfalten. Die Natur bietet uns diese Wirkstoffe **im Überfluss** und in der richtigen Kombination an.

Gegen Krebs: Glucosinolate

Glucosinolate werden beim Stoffwechsel in **nützliche Stoffe** wie Indole, Isothiozyanate und Sulforaphan umgewandelt und können Krebserkrankungen vorbeugen, indem sie bestimmte Leberenzyme aktivieren und dem Körper bei der **Entgiftung** helfen. **Sie stecken reichlich** in sämtlichen Kohlsorten, etwa Brokkoli, Grünkohl und Rosenkohl, sowie in Senf und Kresse.

Scharfe Augen: Karotinoide

Die wichtigsten Karotinoide sind: Beta-Karotin, Lutein, Zeaxanthin und Lykopin. Diese **Pflanzenpigmente** verleihen bestimmten Früchten ihre charakteristische orange, gelbe oder rote Farbe. Wissenschaftler gehen davon aus, dass Karotinoide aufgrund ihrer hohen **antioxidativen Wirkung** Herz-Kreislauf-Erkrankungen und bestimmten Krebsarten entgegenwirken können. Besonders bei **Augenerkrankungen** wie dem grauen Star oder einer Makuladegeneration wirken sich die pflanzlichen Vitalstoffe **positiv** auf den Krankheitsverlauf aus. Zum „Knacken" dieser Stoffe muss man sie **jedoch erhitzen**: kurzes Dämpfen reicht. Diese Lebensmittel stecken **voller Karotinoide**: Aprikosen, Brokkoli, Melonen, Möhren, Paprika, Spinat, Süßkartoffeln, **Erbsen**, grünes **Blattgemüse**, Kiwis, Mais, Winterkürbis, Grapefruit, Tomaten.

Wirksame Hilfe zur Krebsvorbeugung: Polyphenole

Die große Gruppe der Polyphenole umfasst annähernd 4000 Verbindungen. Zu ihnen gehören die wichtigen Anthozyane, Catechinflavonoide, Genistein, Luteolin, Quercetin, Rutin und Resveratrol. So kann das **Phytoöstrogen** Genistein aus der **Sojabohne** eine hemmende Wirkung auf das Tumorwachstum haben, indem es die **erhöhte Gefäßbildung** durch die sogenannte Tyrosinkinase **hemmt**. Vor allem zur Vorbeugung von Brust- und Prostatakrebs scheinen die natürlichen Phytoöstrogene aus Soja **besonders effektiv** zu sein.

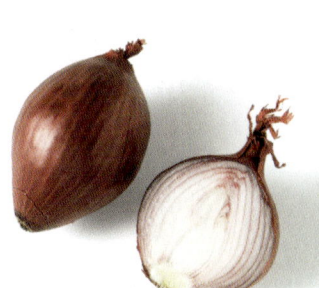

Das Catechin, vornehmlich **im grünen Tee** enthalten, scheint den **Körperfettanteil** zu reduzieren; entsprechende Studien laufen derzeit aber noch.

Das Flavonoid **Quercetin** hat eine Anti-Krebs-Wirkung, die hauptsächlich auf ihrem gewaltigen antioxidativen Potential beruht. Große Mengen davon finden sich in **Zwiebeln, Äpfeln**, **Brokkoli** und grünen Bohnen. Allerdings sinkt durch das Schälen von Obst und Gemüse der Flavonoidanteil drastisch. Dies gilt besonders für die farbigen Schalen.

Resveratrol scheint sich nach bisherigen Erkenntnissen positiv bei Krankheiten wie Arteriosklerose, **Herzerkrankungen,** Gelenkentzündungen und Autoimmunerkrankungen sowie Krebs auszuwirken. Resveratrol ist vor allem in der Haut und den Kernen von **roten Weintrauben** enthalten. Bisherige Untersuchungen zeigten, dass zumindest bei Versuchstieren die Le-

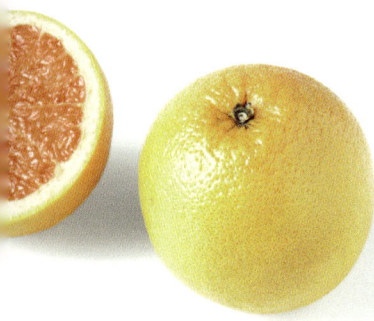

benszeit ebenso verlängert wird wie durch eine stark kalorienreduzierte Diät. Gleichzeitig wurde auch eine deutliche **Verringerung des Gewichts** beobachtet. Zudem hilft Resveratrol bei der Abtötung von Krebszellen, indem es den natürlichen Tod der Krebszellen (Apoptose) einleitet. Resveratrol gilt daher für die Forschung als das **Jungbrunnenmittel** schlechthin. In aktuellen Forschungen wird nun versucht, Resveratrol als Wirkstoff zu potenzieren und therapeutisch einzusetzen.

Zusammenfassend lässt sich sagen, dass die gesamte Gruppe der Polyphenole stark antioxidativ wirkt. Sie sind vor allem in dunklen Fruchtsäften, **Rotwein**, grünem Tee, Kaffee und vielen Obst- und Gemüsesorten enthalten.

Potentes Antioxidans: Anthozyane

Das Flavonol Anthozyan bzw. die oligomeren Proanthozyanidine sind eine Gruppe von Makromolekülen, die eine starke **antioxidative Wirkung** haben. Unter Laborbedingungen ist deren antioxidatives Potential 18-mal stärker als das von Vitamin C und **40-mal stärker** als das von Vitamin E! Sie werden vom **Körper** sehr gut aufgenommen, hemmen die Zusammenballung von Bluttplättchen, senken den Blutdruck, erweitern die Adern und haben krebs- und entzündungshemmende Eigenschaften. Anthozyan ist für die rote und blaue Pigmentierung bei Obst- und Gemüsesorten verantwortlich.

Diese Pflanzenstoffe sitzen daher hauptsächlich in der äußeren Pflanzenhaut. Die färbenden Anthozyane schützen die Pflanze vor Sonneneinstrahlung und schützen die Pflanze durch ihre antioxidativen Eigenschaften vor freien Radikalen.

Ebendiese wertvolle Eigenschaft ist auch für den Menschen von Bedeutung und für unsere Gesundheit sehr wichtig. Denn die Radikalfänger verhindern Zellschäden und halten so die Zellen jung und gesund. Derzeit steht ihre **krebshemmende Wirkung** im Fokus der Forschung. Doch auch die cholesterinsenkenden Eigenschaften dieses hochpotenten Pflanzeninhaltsstoffes interessiert die Wissenschaftler.

Diese Lebensmittel stecken voller Anthozyane
Rote Trauben, Holunderbeeren, Preiselbeeren, Blaubeeren, Äpfel, Granatäpfel, Kirschen, **Pflaumen und Rote Bete.**

Health Food: Lebensmittel mit verjüngender Wirkung

In diesen Lebensmitteln sind alle Nährstoffe enthalten, welche den Körper optimal vor Krankheiten und den ersten Alterserscheinungen schützen. Wer schön sein will, muss leiden – behauptet jedenfalls ein altes Sprichwort. Aber das gilt nicht für diese leckeren Lebensmittel, mit denen wir uns jung und gesund schlemmen können.

Mit allen Sinnen genießen können und dürfen wir! Das fängt beim lustvollen Gang über den Wochenmarkt oder im kleinen Biolädchen an, geht weiter bei der genussvollen Zubereitung und landet schließlich **appetitlich** auf unserem Teller.

Wir alle haben ein natürliches **Gespür für Lebensmittel,** die uns wirklich guttun. Wir entwickeln Appetit auf genau die Nahrungsmittel, die **unser Körper** auch tatsächlich braucht. Und wir verspüren instinktiv eine Abneigung gegen solche, die wir nicht gut vertragen. Doch diese **natürliche Sensibilität** kann im Lauf der Jahre verlorengehen, wenn sie durch ungesunde Gewohnheiten **verschüttet wird.** Und die Beispiele dafür kennen wir alle zur Genüge: Da wird bei jedem kleinen Hunger sofort zu Süßigkeiten, Schokoriegeln und Keksen gegriffen oder zu Snacks, die überall griff- und verzehrbereit angeboten werden – leicht verfügbare Kohlenhydrate, mit denen wir unsere von Insulin ausgelösten **Heißhungerattacken** geradezu selbst heranzüchten. Und dagegen kommt meist kein Bauchgefühl und auch keine Vernunft mehr an!

Sie werden merken, dass diese Heißhungerattacken mit der Zeit verschwinden und Sie sensibler werden für das, was Ihnen wirklich bekommt – wenn Sie Ihre Ernährung umstellen und die goldenen Regeln der Jungbrunnen-Ernährung beachten. Und dann werden die **Pfunde** langsam, aber beständig **purzeln.** Wir haben für Sie die effektivsten Nahrungsmittel mit hohem Jungbrunnen-Faktor zusammengestellt. Planen Sie diese so oft wie möglich in Ihren **Ernährungsalltag** mit ein.

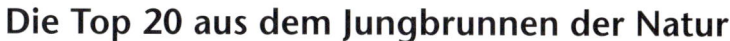

Die Top 20 aus dem Jungbrunnen der Natur

Äpfel

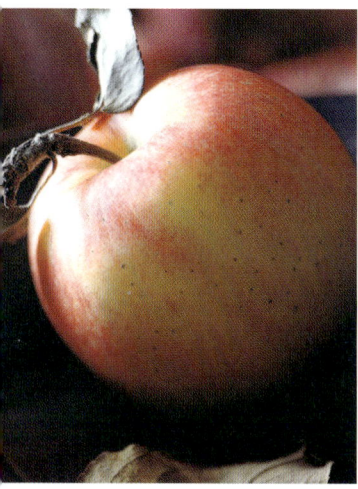

Äpfel sind reich an wertvollen Stoffen wie Pektin, Vitamin C und vielen pflanzlichen Substanzen, die **vorbeugend** gegen Herzkrankheiten und bestimmte Krebsarten wirken und die Symptome von **Allergien und Asthma** lindern können.

Wertvolle Inhaltsstoffe (50 kcal pro 100 g)

Anthozyane Als natürliche Nahrungsmittelpigmente entfalten Anthozyane eine antioxidative Wirkung und können vor krebserregenden Substanzen schützen, die Menge an „schlechtem" **LDL-Cholesterin** senken und Blutgerinnseln vorbeugen.

    Glutathion Diese zu den Antioxidantien zählende Substanz kann **Krebs vorbeugen** und das Immunsystem stärken.

    Pektin Dank dieses löslichen Ballaststoffs wird offenbar das LDL-Cholesterin im Blut, das die Arterien schädigt, gesenkt. Das in **Apfelmus** enthaltene Pektin hilft auch bei Durchfall. Ein einziger ungeschälter Apfel liefert fast 4 g Ballaststoffe, von denen annähernd die Hälfte aus dem herzförderlichen Pektin besteht.

    Phenolverbindungen Äpfel enthalten Kaffee-, Chlorogen-, Ellag- und Ferulasäure sowie weitere Polyphenole, die wirksam gegen Krebs sind.

    Quercetin Dieses Flavonoid scheint Krebs und grauem Star vorzubeugen und Atemwegserkrankungen zu lindern.

    Rutin Zusammen mit Vitamin C trägt dieses Flavonoid zur Gesunderhaltung der Blutgefäße bei.

So holen Sie das Beste für sich heraus

Einsatzgebiete

- Durchfall
- erhöhter Cholesterinspiegel
- grauer Star
- Immundefekt
- Krebs (u. a. der Lunge)

Wer Vitamin C und Glutathion aufnehmen möchte, sollte Äpfel **roh essen**, da diese Nährstoffe durch Hitze teilweise zerstört werden. Pektin wird dagegen erst freigesetzt, wenn die Zellwände der Äpfel **durch Kochen** weich werden. Legt man Wert darauf, dass die unlöslichen Ballaststoffe und Anthozyane, die in der Schale vorkommen, erhalten bleiben, sollte man ungeschälte Äpfel verwenden (Obst **aus biologischem Anbau**).

Häufiger auf den Speiseplan

- Garnieren Sie **Pfannkuchen** oder Waffeln nicht mit Zucker, sondern mit Apfelmus.
- Mischen Sie Apfelstückchen unter Ihr **Frühstücksmüsli**.
- Gefrieren Sie Ihr bevorzugtes Apfelmus in einer Eismaschine zu einem cremigen Sorbet.
- Ersetzen Sie in **Backwaren** die Rosinen durch getrocknete Apfelstückchen.
- Entfernen Sie das Kerngehäuse, und schneiden Sie die Äpfel quer in dünne Ringe. Sie eignen sich hervorragend als frischer, knackiger **Belag für Sandwiches**.
- Streuen Sie gehackte Äpfel über eine **Käsepizza,** die Sie selbst gebacken haben.
- Kochen Sie Apfelstücke mit wenig Wasser oder Saft auf kleiner Flamme. In etwa 15 Minuten ist das **Apfelmus** fertig.

Pluspunkte für die Gesundheit

Wer oft Äpfel isst, hat wahrscheinlich ein **vermindertes Risiko**, an Lungenkrebs zu erkranken. Für die krebshemmende Wirkung ist wohl das Quercetin, ein starkes Flavonoid, verantwortlich. Dem **Schutz der Lungen** dienen auch die in Äpfeln vorhandenen Phenolsäuren und das Vitamin C.

Avocados

Die köstlichen, weichen Avocados sind eine so reichhaltige **Quelle für Vitamine, Mineralien,** gesunde Fette und sekundäre Pflanzenstoffe, dass man diese Frucht **ruhig öfter** auf den Speiseplan setzen sollte.

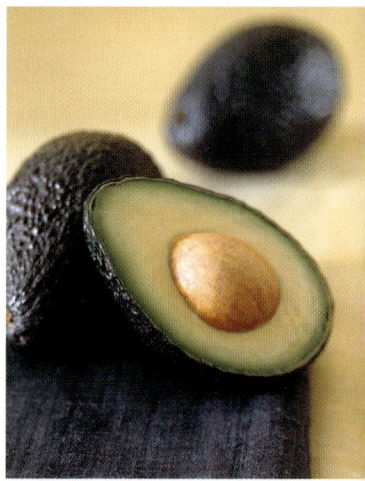

Wertvolle Inhaltsstoffe (199 kcal pro 100 g)

Ballaststoffe Eine Avocado liefert 34 % des täglichen Bedarfs an Ballaststoffen. Die löslichen Ballaststoffe entfernen das überschüssige Cholesterin aus dem Körper, während die unlöslichen Ballaststoffe das **Verdauungssystem anregen** und auf diese Weise Verstopfung verhindern.

　Beta-Sitosterol Diese Verbindung blockiert die Cholesterinaufnahme und lindert die Beschwerden bei gutartiger Prostatavergrößerung. Derzeit wird untersucht, ob Beta-Sitosterol auch **Brustkrebs vorbeugen** kann.

Einsatzgebiete

- erhöhter Cholesterinspiegel
- Herz-Kreislauf-Erkrankungen
- Krebs
- Migräne
- Verstopfung

Folsäure Dieses B-Vitamin spielt eine Rolle bei der Vermeidung von Neuralrohrdefekten (z. B. offenem Rücken) bei Föten und dient der Vorbeugung von Krebs und **Herz-Kreislauf-Erkrankungen**. Eine Avocado liefert 57 Mikrogramm Folsäure oder 14 % des täglichen Bedarfs.

Glutathion Durch ihre Wirkung als **Antioxidans** kann diese Verbindung zellschädigende freie Radikale neutralisieren.

Magnesium Dieses Mineral lindert die Beschwerden bei prämenstruellem Syndrom (PMS), **Migräne, Angstzuständen** und anderen gesundheitlichen Störungen.

Ölsäure Diese in Avocados vorkommende ungesättigte Fettsäure kann den **Cholesterinspiegel** senken, wenn sie in der Ernährung an die Stelle der gesättigten Fettsäuren tritt.

So holen Sie das Beste für sich heraus

Avocadofleisch wird schnell braun und damit unansehnlich. Das lässt sich vermeiden, indem man **Zitronen- oder Limettensaft** über die Frucht träufelt.

Häufiger auf den Speiseplan

- Für ein **Salatdressing** pürieren Sie Avocadofleisch mit fettarmem Naturjoghurt, Limettensaft, wahlweise Essig, Salz und gegebenenfalls mit einer scharfen Soße.
- Geben Sie Avocadofleisch, Milch, einen **Spritzer Süßstoff** und ein paar Eiswürfel in ein Mixgerät, und stellen Sie eine erfrischende **Avocado-Creme** her.
- Bereiten Sie ein Dessert zu, indem Sie **Honig** über gewürfeltes Avocadofleisch träufeln und es mit einer **Handvoll Nüssen** bestreuen.
- Zerdrücken Sie Avocadofleisch mit einer Prise Salz (und eventuell etwas Senf), und verwenden Sie die Mischung als Mayonnaiseersatz **in Thunfisch- oder Geflügelsalat**.

Pluspunkte für die Gesundheit

Avocados haben einen hohen Anteil an gesundheitsfördernden, einfach gesättigten Fettsäuren, die – wenn sie in der Ernährung anstelle von gesättigten Fettsäuren verwendet werden – den **Cholesterinspiegel senken** und das Risiko von Herz-Kreislauf-Erkrankungen mindern.

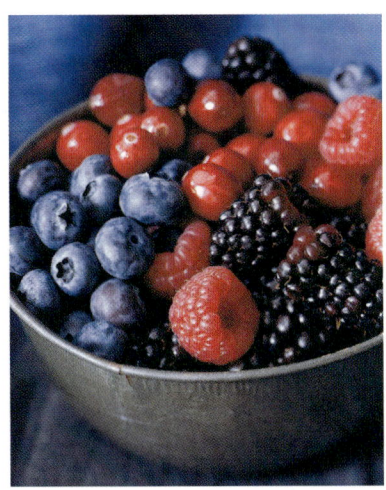

Beeren

Gesunde Inhaltsstoffe sind in Erdbeeren, Brombeeren, Johannisbeeren, Preisel- und Blaubeeren u. a. Sorten in Hülle und Fülle enthalten – darunter **Folsäure**, Ballast- und sekundäre Pflanzenstoffe, die **das Risiko** von Herz-Kreislauf-Erkrankungen und Krebs mindern und dem **Gedächtnis** auf die Sprünge helfen.

Wertvolle Inhaltsstoffe

Anthozyane Diese natürlichen, in Beeren vorkommenden Pflanzenpigmente wirken als starke **Antioxidantien**, die freie Radikale daran hindern, den Körper zu schädigen.

Ellagsäure Man nimmt an, dass Ellagsäure dazu beiträgt, krebserregende Substanzen unschädlich zu machen. **Brombeeren, Himbeeren und Erdbeeren** scheinen besonders gute Lieferanten für diese chemische Verbindung zu sein.

Kaempferol Das in Beeren vorkommende Flavonoid hebt vermutlich die schädliche Wirkung krebserregender Substanzen auf. Es kann zur **Senkung des Cholesterinspiegels** beitragen.

Quercetin Dieses Flavonoid ist ganz besonders häufig untersucht worden. Es gilt als **vorbeugendes Mittel** gegen Herz-Kreislauf-Erkrankungen, Krebs und möglicherweise auch **grauen Star**. Außerdem kann es die bei Allergien und Asthma auftretenden Beschwerden lindern.

Tannine Die in **Cranberries und Preiselbeeren** vorkommenden Tannine (auch unter der Bezeichnung **Gerbsäure** bekannt) können **Bakterien** daran hindern, sich in den Harnwegen einzunisten, wie Untersuchungen gezeigt haben. Brombeeren sind ebenfalls reich an Tanninen.

Vitamin C Dieses wichtige und den meisten von uns **bekannteste Vitamin** trägt neben anderen Funktionen zur Stärkung des Immunsystems und zum **Schutz des Bindegewebes** bei. Vor allem Erdbeeren und Cranberries sind eine ganz besonders reiche Vitamin-C-Quelle.

Einsatzgebiete

- Gedächtnisschwäche
- Harnwegsinfektionen
- Herz-Kreislauf-Erkrankungen
- Immundefekte
- Krebs

Kcal pro 100 g

Blaubeeren: 37 kcal
Himbeeren: 33 kcal
Brom-
beeren: 48 kcal

So holen Sie das Beste für sich heraus

Soweit man weiß, wird die in Beeren enthaltene Ellagsäure **durch den Kochprozess** nicht zerstört. Folsäure und Vitamin C gehen dagegen teilweise verloren.

Häufiger auf den Speiseplan

- Bereichern Sie schmackhafte **Reisgerichte** wie Pilaws oder Risotto durch die Zugabe von Erdbeeren.
- Bereiten Sie Ihr eigenes **Cranberry-Kompott** zu, und verwenden Sie es anstelle von Marmelade.
- In einem **gemischten grünen Salat** sorgen Beeren für Abwechslung. Sehr gut schmeckt auch ein Salat, der nur aus Beeren besteht. Er wird **besonders lecker**, wenn Sie ihn mit einer Zitronen-Vinaigrette anrichten.
- Rühren Sie frische oder gefrorene Cranberries in Suppen oder **Eintöpfe** ein.
- Beeren lassen sich hervorragend **als Grundlage** für scharfe Soßen oder Chutneys verwenden.

Pluspunkte für die Gesundheit

Heidelbeeren scheinen altersbedingte **Gedächtnisschwäche** verhindern und sogar rückgängig machen zu können. Die Wissenschaftler gehen davon aus, dass das antioxidative Potential der Frucht die **Gehirnzellen** vor einer Schädigung durch freie Radikale schützen kann.

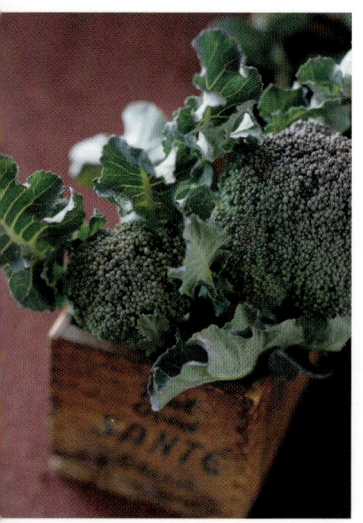

Brokkoli

Brokkoli zählt zu den **am besten untersuchten** Gemüsearten. Aufgrund seines hohen Gehalts an sekundären Pflanzenstoffen und seiner Fähigkeit, die Abwehrkräfte des Körpers zu mobilisieren, gilt er als **überaus gesund**.

Wertvolle Inhaltsstoffe (33 kcal pro 100 g)

Ballaststoffe, unlösliche Die im Brokkoli enthaltenen unlöslichen Ballaststoffe sorgen für eine regelmäßige **Verdauung**.

   Beta-Karotin Dieses effektive Antioxidans trägt dazu bei, die zellschädigenden freien Radikale unwirksam zu machen.

   Dithiolthione Diese Stoffe sollen das antioxidative Glutathion, eine Verbindung, die Krebs entgegenwirkt, stimulieren.

Folsäure Dieses B-Vitamin schützt vor Herz- und vermutlich auch Krebserkrankungen sowie das ungeborene Kind vor Missbildungen. Etwa 180 g **gekochter Brokkoli** enthalten 78 Mikrogramm Folsäure; dies entspricht etwa 20 % des Tagesbedarfs.

Glucosinolate Nach dem Verzehr spalten sich diese Stoffe u. a. in Indole, Sulforaphane und Isothiozyanate auf, denen allesamt eine **krebsbekämpfende Wirkung** nachgesagt wird.

Indole Man nimmt an, dass diese Verbindungen Schutz vor hormonell beeinflussten Krebsarten wie Brust- und Prostatakrebs bieten.

Isothiozyanate Vermutlich regen diese Pflanzenstoffe die körpereigene Produktion krebsbekämpfender Enzyme an und wirken den im **Zigarettenrauch** enthaltenen krebserregenden Stoffen entgegen.

Kalium Dieses Mineral kann den Blutdruck senken und das Risiko eines Schlaganfalls vermindern. Etwa 180 g gekochter **Brokkoli** enthalten 456 mg Kalium oder 15 % der empfohlenen Tagesmenge.

Kalzium Brokkoli ist ein exzellenter fettarmer, pflanzlicher Lieferant dieses für den Knochenaufbau so wichtigen Minerals.

Lutein Dieses Karotinoid kann der Entstehung von Dickdarmkrebs und der Entstehung von bestimmten **Augenkrankheiten** vorbeugen.

Sulforaphan Dieser Stoff steigert vermutlich die Aktivität der krebsbekämpfenden Enzyme im Körper.

Einsatzgebiete

- Bluthochdruck
- Herz-Kreislauf-Erkrankungen
- Krebs (u. a. Brust-, Prostatakrebs)
- Schlaganfall
- Verstopfung

So holen Sie das Beste für sich heraus

Glucosinolate, Folsäure und Vitamin C können durch Kochen verlorengehen. Es empfiehlt sich daher, den Brokkoli nur kurz zu **dünsten**, anzubraten oder im Mikrowellengerät zu garen.

Häufiger auf den Speiseplan

- Nicht nur die Brokkoliröschen, sondern auch die Stiele sind sehr schmackhaft. Mit einem **Schälmesser** entfernt man die Haut und schneidet den Stiel dann in kleine Scheiben.
- **Pürieren Sie** gekochten Brokkoli zusammen mit Milch und Gewürzen, und

EXPERTENTIPP von Dr. Knobloch

Viele dunkelgrüne Gemüse und Salate enthalten durch die Überdüngung der Böden reichlich Nitrate. Die daraus in Pflanzen entstehenden Nitrite werden im menschlichen Körper zu Nitrosaminen, die unser Organismus aufwendig entgiften muss. Achten Sie daher unbedingt auf Bio-Qualität!

servieren Sie ihn als Suppe. Um diese auch optisch anspre-
chend zu gestalten, garnieren Sie sie mit frisch geriebenem
Parmesan. Achten Sie Ihrer Gesundheit zuliebe auch beim
Kauf des Käses auf Bio-Qualität.

- Vermengen Sie gekochten Brokkoli **mit weichem Frischkäse**,
  und verteilen Sie die Masse auf dünnem Fladenbrot. Legen Sie
  dünne **Putenbrustscheiben** darauf.
- Zur Herstellung einer **Pastasoße** püriert man gekochten Brok-
  koli mit Olivenöl, Knoblauch und rotem Pfeffer aus der
  Mühle.
- Für einen schmackhaften **Brokkolisalat** zerkleinern Sie rohen
  Brokkoli, geben geraspelte Möhren dazu und machen den
  Salat wie Krautsalat an.

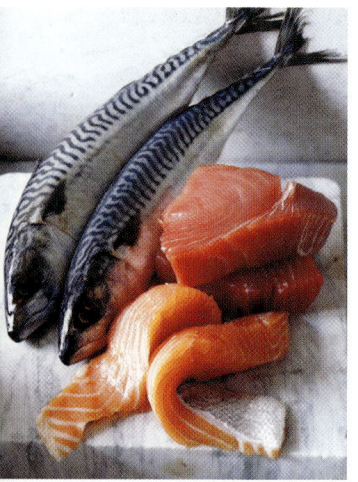

Fettreicher Fisch

Fettreiche Fische stärken das Herz und liefern für die Gesundheit entscheidende Proteine, Vitamine und Mineralstoffe. Als
ganz besonders wertvoll für unseren Organismus gelten die
Omega-3-Fettsäuren. Diese mehrfach ungesättigten Fettsäuren
sind vor allem in Lachs, frischem Thunfisch, Hering, Makrelen,
Sardinen und Forellen enthalten.

Wertvolle Inhaltsstoffe

Eisen Makrelen und Sardinen sind reich an diesem Mineralstoff, der das **Blut mit Sauerstoff** versorgt und vor Blutarmut
schützt.

   Niacin Dieses B-Vitamin, das für die Umwandlung von Kohlenhydraten in **Energie** benötigt wird, ist in Fisch sehr reichlich
enthalten.

   Omega-3-Fettsäuren Fisch enthält Docosahexaensäure
(DHA) und Eicosapentaensäure (EPA). Diese beiden komplizier-
ten Begriffe bezeichnen jeweils eine Omega-3-Fettsäure, die das
Risiko, an Asthma, Depressionen, **Herzleiden,** Bluthochdruck,
Schuppenflechte oder rheumatoider Arthritis zu erkranken,
senken.

   Proteine Da Fisch frei von für den Körper schädlichen gesättigten Fetten ist, die in anderen **eiweißreichen** Lebensmitteln
enthalten sind, stellt er eine ausgezeichnete Quelle für hoch-
wertiges Protein dar.

Kcal pro 100 g

Lachs: 206 kcal
Makrele: 185 kcal
Herings-
filet: 210 kcal

Tyrosin Diese Aminosäure fördert die **geistige Gesundheit**, weil sie an der Synthese von Neurotransmittern im Gehirn mitbeteiligt ist.

Vitamin B6 Dieses Vitamin trägt zu einem guten Immunsystem und zur Verbesserung der **seelischen Verfassung** bei.

Vitamin B12 In Lachs, Makrele und frischem Thunfisch ist dieses Vitamin, das für die **Blutzellen** notwendig ist und das ZNS unterstützt, reich vertreten.

Vitamin D Dieses knochenerhaltende Vitamin kommt in nur wenigen Lebensmitteln vor, **Lachs und Makrelen** aber sind erstklassige Lieferanten.

> **EXPERTENTIPP** von Dr. Knobloch
>
> Die heute auf den Markt kommenden Thunfische sind häufig stark mit Schwermetallen belastet. Es ist daher empfehlenswert, Thunfisch nur sehr selten zu essen.

So holen Sie das Beste für sich heraus

Fisch sollte man stets gut durchgaren, da Parasiten und potentiell schädliche Mikroorganismen **durch Erhitzen** abgetötet werden. Sardinen, die mit Gräten in Büchsen konserviert sind, enthalten viel **Kalzium**.

Häufiger auf den Speiseplan

- Eingelegten Hering in Stücke schneiden und mit gehackten Walnüssen, Roten Beten, **Apfelwürfeln** und einer Zitronen-Vinaigrette anmachen.
- **Geräucherte Makrele** mit gekochten weißen Bohnen und Zitronensaft pürieren und als Brotaufstrich verwenden.
- Frischen Lachs pochieren, zerlegen und mit **Kapern und Dill** unter **fettarmen Sauerrahm** ziehen. Auf Toast servieren und genießen.
- **Räucherlachs** mit fettarmem Naturjoghurt, Frischkäse, Dill und frischem Zitronensaft pürieren. Gut geeignet als Soße für kaltes Huhn oder als Brotaufstrich.
- Machen Sie **Fischsalate** auch einmal mit einer Zitrus-Vinaigrette an.

> **Einsatzgebiete**
>
> - Anämie (Blutarmut)
> - Bluthochdruck
> - Depressionen
> - Herz-Kreislauf-Erkrankungen
> - rheumatoide Arthritis

Pluspunkte für die Gesundheit

Die in Fischen enthaltenen **Nährstoffe** sind für Herz und Kreislauf so gesund, dass viele Ernährungswissenschaftler empfehlen, zweimal wöchentlich **200 g Fisch** zu verzehren, um das Herztodrisiko zu senken.

Grüne Blattsalate

Wenn Sie verschiedene Salatsorten mischen, erhöhen Sie die Aufnahme von Ballaststoffen und Antioxidantien. Rucola, Chicorée, Löwenzahn, Endivie, Radicchio und **Brunnenkresse** bergen wertvolle Substanzen. Sie helfen damit aber nicht nur Ihrer Gesundheit, sondern zaubern zugleich ein wohlschmeckendes Essen.

Wertvolle Inhaltsstoffe (15 kcal pro 100 g)

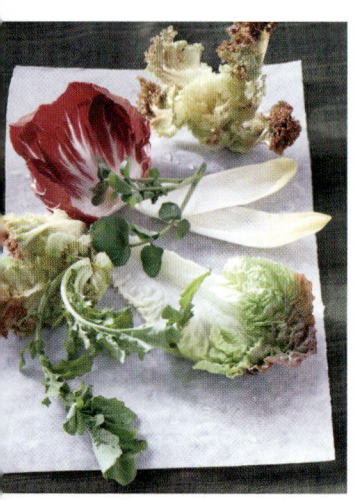

Ballaststoffe, unlösliche Diese Stoffe bewirken ein Sättigungsgefühl und unterstützen die Darmfunktion.

Beta-Karotin Brunnenkresse, Endivie und insbesondere Chicorée und Löwenzahn enthalten jeweils sehr **große Mengen** von diesem Farbstoff, der vor Akne, Krebs und Augenleiden schützen kann.

Folsäure Etwa 40 g roher **Chicorée** liefern fast die Hälfte des Tagesbedarfs an Folsäure, die zur Vermeidung von Herz-Kreislauf-Erkrankungen und von **Fehlbildungen** am ungeborenen Kind beiträgt. Auch Rucola enthält viel Folsäure.

FOS (Fruktooligosaccharide) und Insulin Am Beispiel von Chicorée wird derzeit wissenschaftlich untersucht, ob diese unverdaulichen Kohlenhydrate vor Krebs, Verstopfung, **Diabetes,** Durchfall, **Herz-Kreislauf-Erkrankungen,** Fettleibigkeit und Osteoporose schützen können.

Kalium Insbesondere Chicorée birgt beachtliche Mengen dieses für das Herz wichtigen Minerals. Schon 40 g klein geschnittener Chicorée liefern **75,6 mg Kalium** oder 22 % der empfohlenen Tagesmenge.

Vitamin C Chicorée, Löwenzahnblätter sowie Brunnenkresse sind reiche **Quellen** für dieses Antioxidans, das dem Immunsystem sowie der Gesundheit von Herz und Kreislauf zugute kommt.

Vitamin E Dieses Vitamin, das vor Krebs und dem Verlust der Sehkraft schützt, ist in **Chicorée und Löwenzahn** in beachtlichen Mengen zu finden.

So holen Sie das Beste für sich heraus

Öl erhöht die Aufnahmefähigkeit des Körpers für Beta-Karotin. Deshalb sind ölhaltige **Salatdressings** die idealen Partner für beta-karotinreiche Blattsalate.

Häufiger auf den Speiseplan

- Brunnenkresse oder Rucola in Olivenöl mit Knoblauch und dünnen roten Paprikastreifen **kurz anbraten** und als heiße **Gemüsebeilage** servieren.
- Chicorée mit knusprigem **Putenrauchfleisch** und Vollkorncroûtons in warmer Rotwein-Vinaigrette anmachen.
- **Für eine Pastasoße:** Löwenzahn in Olivenöl mit weißen Trauben und Pinienkernen kurz anbraten, Pasta unterziehen und **mit Parmesan bestreuen**.
- **Servieren Sie** z. B. Hähnchen, Fleisch oder Fisch auf einem Bett aus verschiedenen angemachten Blattsalaten.
- **Leicht bittere Salatarten,** wie Rucola, Brunnenkresse oder Radicchio, eignen sich **als Ergänzung** für süße Obstsalate.

> ### Einsatzgebiete
>
> - Akne
> - Augenleiden
> - Herz-Kreislauf-Erkrankungen
> - Immundefekte
> - Krebs (u. a. der Lunge)

Pluspunkte für die Gesundheit

Eine Vorstudie ergab, dass Raucher, die täglich 170 g **Brunnenkresse** zu sich nehmen, durch den darin enthaltenen sekundären Pflanzenstoff Phenylethyl-Isothiozyanat (PEITC) einen gewissen **Schutz gegen Lungenkrebs** erlangen.

Kartoffeln

Diese vielseitige Knolle ist eine reiche Quelle von Nährstoffen und gesundheitsfördernden Substanzen – besonders, wenn man sie mit ihrer ballaststoffreichen **Schale** verzehrt. Am besten genießt man Kartoffeln ohne fettreiche Zusätze.

Wertvolle Inhaltsstoffe (70 kcal pro 100 g)

Anthozyane Vermutlich haben diese antioxidativen Pigmente, die in violetten, blauen und roten Schalen von Kartoffeln zu finden sind, eine krebsvorbeugende und das **Herz schützende** Wirkung.

Chlorogensäure Dieser sekundäre **Pflanzenstoff** trägt dazu bei, die Bildung von krebserregenden Nitrogenverbindungen zu verhindern.

Kaffee- und Ferulasäure Diese kommen in der Kartoffelschale vor und ergänzen sich im **Kampf gegen Krebserreger.**

Kalium Dieses Mineral schützt Herz und Kreislauf und scheint das Risiko von Nierensteinen herabzusetzen.

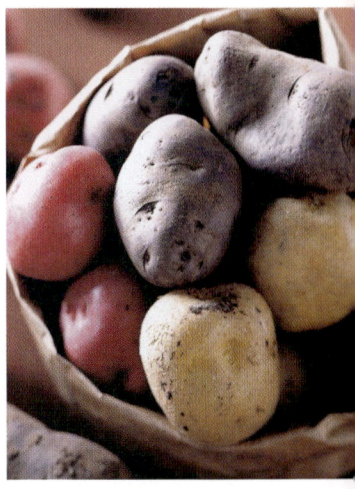

Komplexe Kohlenhydrate Sie helfen bei Depressionen und Sodbrennen und unterstützen die **Gedächtnisfunktion**.

Proteasehemmer Diese Verbindungen scheinen nach ersten Untersuchungen Krebs in verschiedenen Stadien zu hemmen.

Saponine Diese Stoffe stehen im Ruf, die Rate an Herz-Kreislauf-Erkrankungen und das Krebsrisiko senken zu können.

Vitamin B6 Dieses Vitamin kann die Symptome bei Depressionen, Schlaflosigkeit und **prämenstruellem Syndrom** lindern.

Vitamin C Dieses wichtige antioxidative Vitamin schützt vor freien Radikalen und trägt in hohem Maße zur **Steigerung** der Immunabwehr bei.

So holen Sie das Beste für sich heraus

Die meisten Nährstoffe bleiben erhalten, wenn man Kartoffeln mit der Schale isst, z. B. als **Folienkartoffeln**. Werden Kartoffeln mit Schale gekocht, sollte man das Kochwasser möglichst weiterverwenden (Suppe), da es **viele B-Vitamine** enthält.

Häufiger auf den Speiseplan

- Verfeinern Sie **Hackfleischteig** mit kleinen gekochten Kartoffelwürfeln.
- Kartoffeln sind eine **Bereicherung** für Suppen und Eintöpfe. Sobald die Kartoffeln gar sind, kann man einige von ihnen zerdrücken, um das Gericht dicker und sämiger zu machen.
- Für die Zubereitung von **Kartoffelpüree** empfiehlt es sich, die Kartoffeln mit der Schale zu kochen und beim Zerstampfen einen **Teil des Kochwassers** mitzuverwenden. Das verbleibende Wasser kann später als Grundlage für **Suppen und Eintöpfe** genutzt werden.
- Zerdrückte gekochte Kartoffeln lassen sich in einem **Salatdressing** als Ersatz für einen Teil des Öls verwenden. Als weitere Zutaten kann man auch gut gehackten Knoblauch und **Zitronensaft oder Essig** hinzugeben.

Einsatzgebiete

- Depressionen
- Gedächtnisschwäche
- Herz-Kreislauf-Erkrankungen
- Krebs
- Nierensteinleiden

Pluspunkte für die Gesundheit

Eine Studie mit gesunden älteren Menschen, die jedoch an Gedächtnisschwäche litten, ergab, dass durch den Verzehr von etwa **320 g Kartoffelpüree** täglich sowohl das Kurz- als auch das Langzeitgedächtnis **erheblich verbessert** wurden.

Knoblauch

Bereits um 1500 v. Chr. wurde Knoblauch in Ägypten als Heilpflanze gegen eine ganze Reihe von Krankheiten eingesetzt, darunter Herzerkrankungen, Wunden, Tumoren, Parasiten und Kopfschmerzen. Nicht wenige dieser **Heilwirkungen** werden von der modernen **Wissenschaft** heute bestätigt.

Wertvolle Inhaltsstoffe (3 kcal pro Knoblauchzehe)

Ajoene Wahrscheinlich sind diese Stoffe für die gerinnungshemmende **(antithrombotische)** Wirkung des Knoblauchs verantwortlich und entfalten überdies eine pilztötende Aktivität.

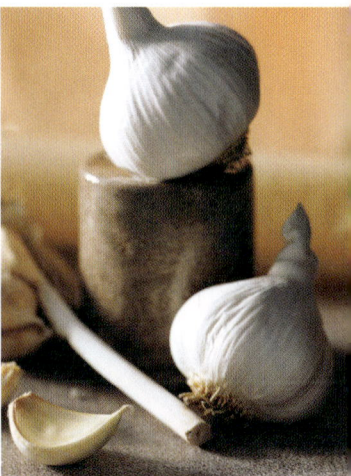

Allicin Diese Substanz besitzt antibakterielle Eigenschaften und entsteht, wenn Knoblauch gepresst oder zerkleinert wird, wobei zahlreiche schwefelhaltige **Aromastoffe** freigesetzt werden. Diese Verbindungen sind für den charakteristischen **scharfen Geruch** des Knoblauchs verantwortlich.

Allylsulfide Man nimmt an, dass diese **Schwefelverbindungen** das Tumorwachstum stoppen, die schädliche Wirkung von krebserregenden (kanzerogenen) Substanzen hemmen und den Zelltod (Apoptose) von Krebszellen herbeiführen können.

Schwefelverbindungen Diese chemischen Substanzen, zu denen auch Ajoene und Allylsulfide gehören, besitzen vermutlich antikanzerogene, **gerinnungshemmende**, pilztötende und antioxidative Wirkungen. Schwefelverbindungen regen auch die Tätigkeit von Glutathion an, einem Stoff, der krebserregende Substanzen abwehren kann.

So holen Sie das Beste für sich heraus

Damit der Knoblauch seine volle gesundheitliche Wirkung entfalten kann, sollte man ihn nach dem Zerkleinern oder Pressen **10 Minuten** lang stehen lassen und erst dann weiterverarbeiten. Erst durch die kurze Ruhezeit werden das Allicin und seine kraftvollen Verbindungen **aktiviert**.

Häufiger auf den Speiseplan

- Mehrere Knoblauchzehen fein hacken und in fettarmen Sauerrahm einrühren. Eignet sich als **Dip für Rohkost**.
- Braten Sie ganze, ungeschälte Knoblauchzehen in Olivenöl an. Der Knoblauch wird **weich und cremig** und kann als Brotaufstrich verwendet werden.

• Bereiten Sie eine Pastasoße mit Knoblauch und **Walnüssen**: Jeweils die gleiche Menge an geschälten Knoblauchzehen und Walnüssen mit ein **wenig Olivenöl** und frischem Zitronensaft glattrühren. Heiße Pasta unterziehen.

• **Im Mixer** Knoblauch, Joghurt und frisches Koriandergrün zu einem herzhaften Getränk mischen.

• Kleingehackter Knoblauch gibt **Brot und Salzgebäck** oder pikanten Pasteten eine besondere geschmackliche Note.

Pluspunkte für die Gesundheit

Wenn Knoblauch verdaut wird, gelangen die darin enthaltenen Schwefelverbindungen teilweise in den Blutstrom und werden mit der **Atemluft** oder mit dem **Schweiß** wieder ausgedünstet. Wenn Sie nach dem Verzehr von Knoblauch ein paar Petersilienblätter kauen, kann dies den Geruch **etwas abmildern**.

Kohlarten

Die Mitglieder der Kohlfamilie sind, ebenso wie ihre Verwandten Pak Choi und Rosenkohl, an **Nährstoffen** kaum zu überbieten. Beladen mit gesunden Wirkstoffen können die Kohlarten Krebs und Herz-Kreislauf-Erkrankungen vorbeugen.

Wertvolle Inhaltsstoffe

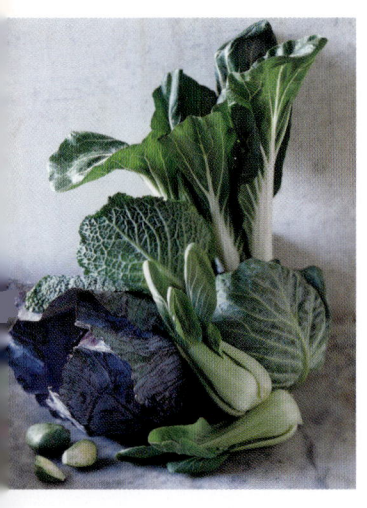

Anthozyane Diese in **Rotkohl** enthaltenen antioxidativen Farbstoffe schützen die Zellen vor Schädigungen durch freie Radikale.

Ballaststoffe, unlösliche Diese Stoffe regen die gesunde Darmtätigkeit an.

Beta-Karotin Pak Choi ist äußerst reich an diesem wichtigen Antioxidans – etwa 180 g **gekochter Pak Choi** enthalten 2,6 mg Beta-Karotin; Weiß- und Rotkohl weniger als 0,1 mg. Beta-Karotin soll vor Herzerkrankungen und verschiedenen Krebsarten schützen.

Dithiolthione Diese Verbindungen sind sehr interessant. Sie scheinen krebserregende Substanzen zu bekämpfen, indem sie die **körpereigenen**, antioxidativ wirkenden Glutathionreserven erhöhen.

Folsäure Man nimmt an, dass dieses B-Vitamin vor Krebserkrankungen und vor Missbildungen **des ungeborenen Kindes** schützt. Außerdem vermindert es das Risiko von Herz-Kreislauf-Erkrankungen.

Goitrogene Diese **in rohem Kohl** enthaltenen Wirkstoffe verlangsamen die Tätigkeit der Schilddrüse. Daher sollten Sie bei Auffälligkeiten Ihren Arzt fragen, wenn Sie an **Schilddrüsenproblemen** leiden und häufig rohen Kohl essen.

Indole Diesen Stoffen wird eine **vorbeugende Wirkung** gegen Brust- und Prostatakrebs zugeschrieben. Besonders Wirsing ist ein guter Lieferant für Indole.

Isothiozyanate Vermutlich stimulieren diese Verbindungen Enzyme, die Hormone hemmen, welche **Brust- und Prostatakrebs** auslösen können.

Sulforaphan Diese Substanz regt die Produktion von Glutathion an, einer Verbindung, die **antioxidativ** wirkt.

Vitamin C Vor allem **Rosenkohl** ist hier zu nennen. Denn dieses Gemüse liefert mehr als viermal so viel Vitamin C wie seine kohlköpfigen Vettern, nämlich pro 150 g Rosenkohl 97 mg gegenüber 23 mg. Vitamin C verbessert den Immunhaushalt und hilft damit, Viren und Bakterien **abzuwehren**.

Kcal pro 100 g
Rosenkohl: 42 kcal
Weißkohl: 24 kcal

So holen Sie das Beste für sich heraus

Den höchsten Gehalt an Vitamin C besitzt roher Kohl. Die Verträglichkeit sollte man aber durch Dünsten, Garen in der Mikrowelle oder kurzes Anbraten erhöhen. Dadurch wird der Zellinhalt freigelegt und der Verdauung zugeführt.

Häufiger auf den Speiseplan

- Saftige Fischfilets werden mit Kräutern – besonders gut passen **Kerbel, Estragon oder Dill** dazu – bestreut, in Kohlblätter eingewickelt und über einer würzigen Kraftbrühe gedämpft. Verwenden Sie die gleichen Kräuter auch für die Brühe, das unterstreicht das **Aroma**.
- **Rosenkohl** putzen und in Stücke schneiden, mit Knoblauch, gehackten Nüssen und Paniermehl kurz anbraten und anschließend **gekochte Pasta** daruntermischen.
- **Kohl- oder Pak-Choi-Blätter** dünsten und um Möhren- und Paprikastreifen wickeln. Dazu passt ein scharfer Dip.

Einsatzgebiete

- Erkältungen und Grippe
- Herz-Kreislauf-Erkrankungen
- Immundefekte
- Krebs (u. a. Brust-, Prostatakrebs)
- Verstopfung

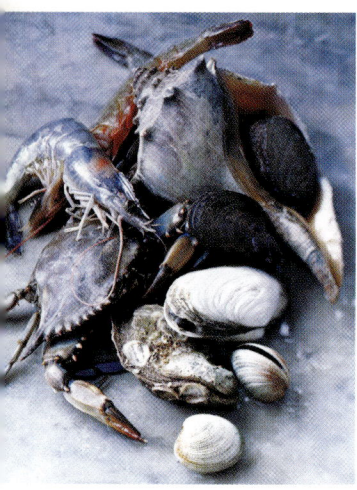

Meeresfrüchte

Diese Schätze des Meeres sind mehr als eine kulinarische Delikatesse – sie bergen Proteine und Substanzen, die **zum Schutz** vor Anämie, Arthrose, Depressionen, grauem Star, Herz-Kreislauf-Erkrankungen und Krebs beitragen können.

Wertvolle Inhaltsstoffe

Eisen Dieses blutbildende, Anämie vorbeugende Mineral enthalten Meeresfrüchte in seiner für den Körper optimal verwertbaren, der sogenannten hämgebundenen Form.

Omega-3-Fettsäuren Diese herzförderlichen Fette nähren die Haut und senken das Risiko von Herz-Kreislauf-Erkrankungen einschließlich Bluthochdruck und Schlaganfall.

Selen Dieses offenbar mit krebshemmenden Eigenschaften ausgestattete Mineral beugt dem grauen Star vor, Unfruchtbarkeit und Prostatabeschwerden. Meeresfrüchte enthalten dieses **Antioxidans** in sehr hohen Mengen. Sechs Austern weisen 46 Mikrogramm auf – 65 % der empfohlenen Tagesmenge.

Vitamin B12 Das nur in tierischen Lebensmitteln vorkommende Vitamin B12 kann Anämie, Depressionen und Herzleiden vorbeugen. Muscheln sind sehr reich an diesem wichtigen, aber nur in wenigen Nahrungsmitteln enthaltenen Vitamin.

Zink Meeresfrüchte sind sehr gute Lieferanten von Zink – einem Mineralstoff, der die **Immunabwehr** und die Fortpflanzungsfähigkeit unterstützt. Austern haben mit Abstand den **höchsten Gehalt:** Sechs mittelgroße Austern liefern 178 % der empfohlenen Tagesmenge.

Einsatzgebiete

- Anämie (Blutarmut)
- Arthrose
- Depressionen
- grauer Star
- Herz-Kreislauf-Erkrankungen

So holen Sie das Beste für sich heraus

Da sich Omega-3-Fettsäuren schnell zersetzen, sollte man möglichst **fangfrische Ware** kaufen und diese noch am selben Tag zubereiten. Der Verzehr roher Meeresfrüchte ist nur bedingt ratsam, da sie gefährliche Bakterien, Viren und Parasiten beherbergen können.

Häufiger auf den Speiseplan

- Französische Baguettestangen aufschneiden und mit halbfettem **Mozzarella und Shrimps** belegen.

- Verwenden Sie in Gläser abgefüllte **Muschelbrühe** wegen des hohen Vitamin-B12-Gehalts für die Zubereitung von Reisgerichten. Wohltuend und schmackhaft ist dieser Muschelsud auch als Zusatz zu Fisch- oder Meeresfrüchtesuppen und Eintöpfen.
- Eine **Pastasoße** auf Tomatenbasis lässt sich mit Shrimps, Krabben, Venusmuscheln oder auch Miesmuscheln delikat verfeinern.
- Bereiten Sie eine **Meeresfrüchtepastete**, gefüllt mit geriebenem Käse, Krabbenfleisch, Paprikawürfeln und gehackten Schalotten.
- Verfeinern Sie einen Shrimpssalat **mit Grapefruitschnitzen** und Tomaten. Runden Sie das Ganze mit einem Zitronendressing ab.

Kcal pro 100 g
Miesmuscheln: 72 kcal
Krabben: 90 kcal
6 Austern: 71 kcal

Pluspunkte für die Gesundheit

Meeresfrüchte, insbesondere Shrimps, sind reiche Quellen für Omega-3-Fettsäuren und haben einen nur sehr geringen Anteil an gesättigten Fetten. Es ist wissenschaftlich erwiesen, dass der Verzehr von Omega-3-reicher Nahrung **das Herz schützt** und das Infarktrisiko senkt.

Milchprodukte

Mit wertvollen Mineralstoffen, Vitaminen und Proteinen schützen fettarme Milchprodukte (Milch, Käse, Joghurt) und **Eier** vor Osteoporose, Schlaflosigkeit und Kopfschmerzen. Zudem stärken sie das Immunsystem.

Wertvolle Inhaltsstoffe

Probiotische Bakterien Die sogenannten Probiotika sind nützliche Bakterien, die in aktiven **Joghurtkulturen, Kefir** und Sauermilch vorkommen. Sie stärken die Abwehrkräfte und beugen Hefepilzinfektionen vor.

Kalium Dieses Mineral trägt zur **Senkung des Blutdrucks** und des Schlaganfallrisikos bei.

Kalzium Eine unzureichende Aufnahme dieses für die Knochenerhaltung so **wichtigen Minerals** kann zu Osteoporose führen, einer Krankheit, die mit Knochenbrüchen und Deformationen der Wirbelsäule einhergeht.

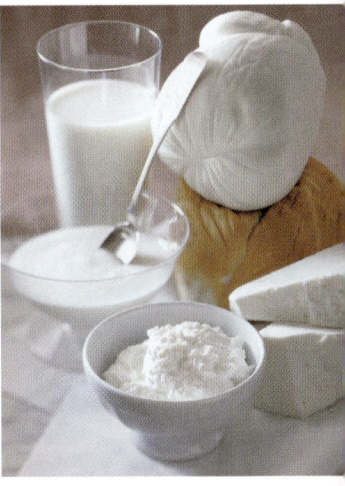

Einsatzgebiete

- Hefepilzinfektionen
- Immundefekte
- Migräne
- Osteoporose
- Schlaflosigkeit

Lysin   Vorbereitende Studien lassen darauf schließen, dass Nahrungsmittel mit einem hohen Anteil an dieser Aminosäure – darunter **Eier, Käse** und Milch – eine Linderung von Gesichtsherpes bewirken.

Phosphor   Dieser für die Knochen- und **Zahnbildung** unverzichtbare Stoff sorgt auch für den Aufbau von **Muskelgewebe** und spielt eine wichtige Rolle bei der Stoffwechseltätigkeit.

Riboflavin   Das Vitamin der B-Gruppe setzt Energie frei, sorgt für die Gesunderhaltung der **roten Blutzellen**, ist an der Hormonbildung beteiligt und scheint vor Migräneanfällen zu schützen.

Tryptophan   Ein Glas warme Milch kann Schlaflosigkeit verhindern, da die in der Milch vorkommende Aminosäure Tryptophan im Körper in Serotonin umgewandelt wird – ein Botenstoff im Gehirn, der für **Entspannung** sorgt. Der gleichzeitige Verzehr von Nahrungsmitteln mit einem hohen Anteil an komplexen Kohlenhydraten (**Nudeln, Bohnen, Reis**) kann die Aufnahme von Tryptophan noch steigern.

Vitamin B$_{12}$ Milchprodukte und Eier sind reich an diesem für die Aufgaben des Nervensystems und die Bildung roter Blutkörperchen wichtigen Vitamins.

Vitamin D   Eigelb ist eine der wenigen **natürlichen Quellen** für Vitamin D, das die Kalziumaufnahme des Körpers erhöht und so Osteoporose und Knochenbrüchen vorbeugen kann.

Kcal pro 0,2 l

Vollmilch: 128 kcal
Halb-
fett 1,5 %: 95 kcal

So holen Sie das Beste für sich heraus

Um die in Joghurt enthaltenen probiotischen Bakterien für den Körper optimal nutzbar zu machen, sollten sie aus „aktiven" oder „lebenden" Kulturen stammen.

Häufiger auf den Speiseplan

- Essen Sie vermehrt schmackhafte Käsesorten wie Parmesan, **Feta oder Ziegenkäse**.
- Für ein pikantes Salatdressing Senf und ein wenig Öl mit **Buttermilch** glattrühren.
- Marinieren Sie **Hähnchenbrüstchen** in einer Mischung aus Joghurt, Kreuzkümmel, Koriander und Currypulver. In der Marinade backen.
- Ersetzen Sie die Mayonnaise in **Kartoffelsalat** teilweise durch Joghurt.

• Um **Kartoffelpüree** noch sämiger und schmackhafter zu machen, bereiten Sie es anstatt mit Butter mit Joghurt, Buttermilch oder ein wenig **fettarmem Sauerrahm** zu.

Möhren

Als wahre Nährstoff-Fundgrube enthält dieses Gemüse beachtliche Mengen an Beta-Karotin und **Ballaststoffen**. Der Verzehr von Möhren kann vor Herzleiden, bestimmten Krebsarten, Hauterkrankungen, Augenkrankheiten, Verstopfung sowie einem hohen Cholesterinspiegel schützen.

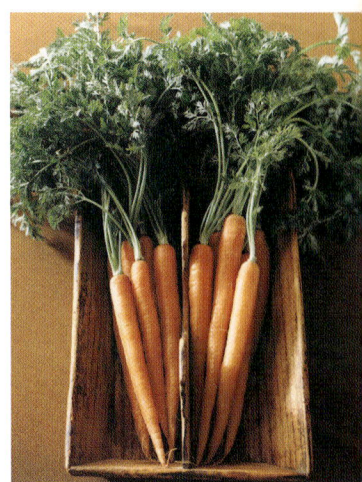

Wertvolle Inhaltsstoffe (28 kcal pro 100 g)

Ballaststoffe, unlösliche Diese Stoffe beugen Verstopfung vor, indem sie den verdauten Nahrungsbrei anreichern. Sie erzeugen überdies ein Sättigungsgefühl, das beim Abnehmen helfen kann.

Beta-Karotin Dieser Stoff ist weit mehr als nur die Vorstufe von Vitamin A. Beta-Karotin erfüllt auch die Aufgabe eines Oxidationshemmers, der einer Zellschädigung durch freie Radikale entgegenwirkt. Je intensiver die **Färbung der Möhre**, desto höher ist die in ihr enthaltene Menge an Karotin. Möhren stellen eine **der ergiebigsten Quellen** für dieses wichtige Karotinoid dar. Etwa 135 g gekochte Möhren liefern 18 mg oder 300 % der empfohlenen Tagesmenge.

Kalziumpektat Dieser Substanz wird eine cholesterinsenkende Wirkung nachgesagt. Kalziumpektat lagert sich an die Gallensäure an, wodurch Cholesterin aus dem Körper **ausgeschieden** wird.

Vitamin A Beim Verzehr von Möhren, die reich an Beta-Karotin sind, wandelt der Körper eine bestimmte Menge dieses Karotinoids in Vitamin A um, welches die Sehkraft, das **normale Zellwachstum** sowie die Gesundheit von Schleimhäuten, Haut und Haaren unterstützt. Vitamin A hilft darüber hinaus auch **den Augen**, sich der Dunkelheit anzupassen.

So holen Sie das Beste für sich heraus

Wenn man Möhren mit ein wenig Fett kocht (vorzugsweise mit solchem, das einfach gesättigte Fett-

Einsatzgebiete

• Augenleiden
• erhöhter Cholesterinspiegel
• Herz-Kreislauf-Erkrankungen
• Krebs
• Verstopfung

säuren enthält, wie z. B. Olivenöl), kann der Körper das **Beta-Karotin besser** aufnehmen.

Häufiger auf den Speiseplan

- Anstelle von Wasser kann man in **selbstgemachtem** Brot- oder Pizzateig auch sehr gut Möhrensaft verwenden. Das verleiht dem Teig eine pikante Note.
- Zur Herstellung einer leckeren **Soße für Brathähnchen** braten Sie Möhren mit Knoblauch in etwas Olivenöl, bis sie sehr weich sind. Mit Möhrensaft pürieren und mit Zitronensaft **abschmecken**.
- Rühren Sie geraspelte Möhren in gekochten **Reisbrei**.
- Statt **Kokosraspeln** in Makronen oder anderen Keksen lassen sich auch Möhren verwenden.
- Ersetzen Sie die Fleischbrühe in Suppen, **Eintöpfen** und Pastasoßen durch Möhrensaft.
- Wenn Sie Kartoffelpüree zubereiten, können Sie neben den **Kartoffeln** auch ein paar Möhren mitkochen und dem Kartoffelbrei zusetzen.

Pluspunkte für die Gesundheit

Eine jüngere Studie deutet darauf hin, dass die Aufnahme größerer Mengen von Beta-Karotin mit der Nahrung das Risiko von Herz-Kreislauf-Erkrankungen um etwa 45 % senken kann. Für die Einnahme in Pillenform konnten keine derartigen Wirkungen nachgewiesen werden.

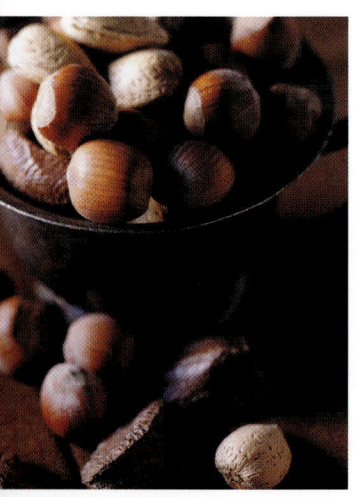

Nüsse

Als Energie- und Proteinquelle sind diese wohlschmeckenden Nahrungsmittel kaum zu übertreffen. Obendrein scheinen Nüsse das Risiko von Krebs und Herz-Kreislauf-Erkrankungen zu senken – diese **Schutzwirkung** ist wahrscheinlich auch auf den hohen Gehalt an Arginin zurückzuführen, einer herzstärkenden Aminosäure.

Wertvolle Inhaltsstoffe

Alpha-Linolensäure Diese in Walnüssen vorkommende Omega-3-Fettsäure lindert die schmerzhafte Arthrose und senkt das Herzinfarktrisiko.

Ellagsäure Walnüsse sind eine reiche Quelle für dieses Antioxidans, das **vermutlich** das Wachstum von Krebszellen hemmt.

Kalium Dieses Mineral (30 g Pistazien liefern 10 % der empfohlenen Tagesmenge) senkt offenbar Blutdruck und Schlaganfallrisiko.

Pflanzensterole Die besonders reichlich in **Pistazien** vorkommenden Pflanzensterole scheinen zum Schutz vor bestimmten Krebsarten und Herz-Kreislauf-Erkrankungen beizutragen.

Resveratrol Dieser in **Erdnüssen** enthaltene Stoff kann das Risiko von Krebs, hohen Cholesterinwerten und Schlaganfall verringern.

Saponine Diese krebshemmenden Stoffe stärken die Abwehrkräfte und halten Blutzucker- und Cholesterinwerte **auf gesundem Niveau.**

Selen Vor Krebs, bestimmten Augenleiden und Herzkrankheiten scheint dieses reich in **Paranüssen** vertretene Antioxidans zu schützen. 15 g Paranüsse enthalten 420 Mikrogramm; dies entspricht 600 % des Tagesbedarfs.

Vitamin E Vermutlich dient dieses antioxidative Vitamin der Vorbeugung von Herz-Kreislauf-Erkrankungen und grauem Star. **Mandeln und Haselnüsse** enthalten mit 34 % des Tagesbedarfs pro 30 g den höchsten Gehalt an **Vitamin E.**

Einsatzgebiete

- Arthrose
- erhöhter Cholesterinspiegel
- grauer Star
- Herz-Kreislauf-Erkrankungen
- Krebs

So holen Sie das Beste für sich heraus

Nüsse sollten im Kühlschrank aufbewahrt oder eingefroren werden, damit das in ihnen enthaltene Fett nicht ranzig wird. Um die Intensität des Nussaromas zu erhöhen, empfiehlt es sich, die Nüsse 5 – 10 Minuten im Ofen zu rösten.

Häufiger auf den Speiseplan

- Braten Sie gehackte Hasel- oder Walnüsse mit Paniermehl kurz **in Olivenöl** an, und heben Sie frisch gekochte Pasta darunter.
- Nüsse rösten, hacken, mit Ahornsirup süßen und zum Garnieren von Eiscreme oder **gefrorenem Joghurt** verwenden.
- Zur geschmacklichen Verfeinerung von Eintöpfen kann man etwas **Erdnussbutter** zugeben.
- **Fein gehackte Nüsse** eignen sich anstelle von Paniermehl auch als Ummantelung für in der Pfanne gebratene **Fischfilets** oder Putenschnitzel.

Kcal pro 100 g

Paranüsse: 714 kcal

Walnüsse: 650 kcal

Haselnüsse: 709 kcal

Mandeln: 600 kcal

Pluspunkte für die Gesundheit

Nüsse sind reich an einfach ungesättigten Fettsäuren. Studien belegen, dass der Verzehr von Nüssen anstelle von Lebensmitteln mit gesättigten Fetten und Trans-Fetten zu einer **Verbesserung der Cholesterinwerte** und einer drastischen Verringerung der Arteriosklerosegefahr führt.

Olivenöl

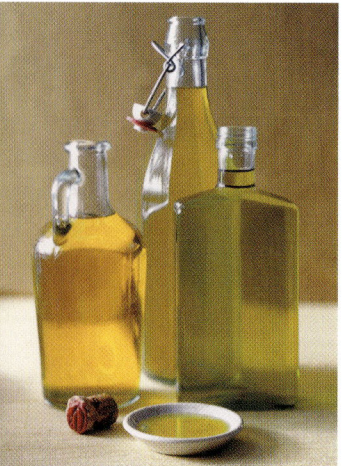

Olivenöl ist reich an sekundären Pflanzenstoffen, Vitamin E und einfach ungesättigten Fetten – alle tragen dazu bei, die Arterien von schädlichem Cholesterin freizuhalten. Außerdem scheint Olivenöl vor Diabetes, rheumatoider Arthritis und Schlaganfall sowie Brust- und Dickdarmkrebs **zu schützen**.

Wertvolle Inhaltsstoffe (82 kcal pro EL)

Einfach ungesättigte Fettsäuren Wird die Zufuhr an gesättigten Fettsäuren durch herzschützende ungesättigte Fette ersetzt, so trägt dies zur Senkung des Gesamt- wie auch des LDL-Cholesterinspiegels bei, während gleichzeitig die Menge des **„guten" HDL-Cholesterins** erhöht wird. Wer Fettkalorien vorwiegend aus einfach ungesättigten Fettsäuren bezieht, kann das Risiko von chronischen Krankheiten, etwa rheumatoider Arthritis und bestimmten Krebs- und Herz-Kreislauf-Erkrankungen, stark reduzieren. Mit 73 % einfach ungesättigten Fettsäuren weist Olivenöl den höchsten Prozentsatz unter den gängigen Speiseölen auf. Zum Vergleich: **Kokosöl** enthält 6 % und Maiskeim- oder Sojaöl 24 % einfach ungesättigte Fettsäuren.

Hydroxytyrosol und Oleuropaein Vieles deutet darauf hin, dass diese antioxidativen Stoffe bei der Abwehr von Brustkrebs, Bluthochdruck und Herz-Kreislauf-Erkrankungen **zusammenwirken**.

Lignane Diese Antioxidantien sind ganz **besonders reichlich** in „nativem Olivenöl extra" enthalten. Lignane schützen offenbar vor Brust-, Dickdarm- und Prostatakrebs, indem sie krebsartige Zellveränderungen schon früh unterdrücken.

Vitamin E Dieses wichtige Vitamin **schützt die Zellen** vor einer Schädigung durch freie Radikale. 1 EL Olivenöl liefert 8 % der empfohlenen Tagesmenge.

So holen Sie das Beste für sich heraus

Bewahren Sie Olivenöl luftdicht an einem **kühlen, dunklen Ort** auf, und verbrauchen Sie es möglichst rasch. Im Kühlschrank wird Olivenöl fest. Achten Sie besonders auf Bio-Qualität!

Häufiger auf den Speiseplan

- Legen Sie Chilischoten, Kräuter oder die Schale von Orangen, Zitronen oder **Limetten** 2 Wochen lang in Olivenöl ein, und seihen Sie die Zutaten danach wieder ab. Das **aromatisierte Öl** schmeckt ganz besonders lecker in Pastagerichten, Salaten **oder auf Pizzas**.
- Verwenden Sie in **Backwaren** ein leichtes, schwach aromatisiertes Olivenöl anstelle von anderen Ölen oder Butter.
- Servieren Sie bei Tisch statt Butter ein fruchtiges Olivenöl, das **aufs Brot geträufelt** werden kann.
- Vergessen Sie nicht die Verwendung ganzer schwarzer oder grüner Oliven (5 kcal pro Olive), die ein köstliches Aroma geben. Kleingehackt eignen sie sich für Pastasoßen, Salatdressings und Eintöpfe. Sie lassen sich aber auch **Brot- oder Pizzateig** beimengen.
- Benutzen Sie Olivenöl zum Ausbacken von Pfannkuchen oder **Waffeln**.

Pluspunkte für die Gesundheit

Da Hitze und Chemikalien bei der Herstellung von Olivenöl dessen Nährstoffgehalt vermindern, greift man am besten zu Ölen, die **kaltgepresst** und nur minimal oder gar nicht raffiniert wurden, wie beispielsweise **natives Olivenöl extra**.

Einsatzgebiete

- Bluthochdruck
- Herz-Kreislauf-Erkrankungen
- Krebs (u. a. Brust-, Dickdarm-, Prostatakrebs)
- rheumatoide Arthritis

Pseudogetreide

Alte, eiweißreiche Körnerfrüchte mit heilenden Eigenschaften, sogenanntes Pseudogetreide wie **Amarant, Buchweizen**, Teff und Quinoa, sind sättigend und reich an Ballaststoffen.

Wertvolle Inhaltsstoffe (364 kcal pro 100 g Buchweizen)

Komplexe Kohlenhydrate Die in Buchweizen enthaltenen Kohlenhydrate tragen zu einem ausgewogenen Blutzuckerspiegel bei.

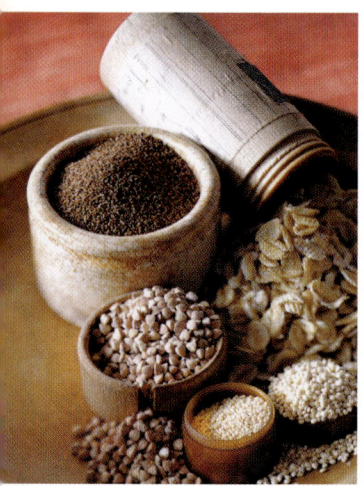

Lignane Diese Phytoöstrogene spielen wahrscheinlich eine Rolle beim Abbau von „schlechtem" LDL-Cholesterin und **senken das Risiko**, an Brust-, Dickdarm-, Eierstock- oder Prostatakrebs zu erkranken.

Lysin Quinoa ist eine gute Quelle (0,7 g Lysin auf etwa 100 g) für diese Aminosäure, die vermutlich Herpes vorbeugt und bekämpft.

Magnesium Amarant und Quinoa enthalten viel **herzförderliches** Magnesium, das auch Allergien, Asthma, Nierensteinen und prämenstruellem Syndrom (PMS) vorbeugen kann. **Eine Portion Quinoa** oder Amarant liefert etwa 40 % des täglichen Bedarfs.

Proteasehemmer Hierbei handelt es sich um Verbindungen, die möglicherweise der Entstehung von Krebszellen entgegenwirken.

Rutin Das in Buchweizen vorkommende Rutin scheint dazu beizutragen, das Krebsrisiko zu reduzieren. Derzeit prüft man, ob Rutin den **Blutdruck senken**, die Blutgefäße stärken und schädliches Cholesterin vermindern kann.

Saponine Einen guten Lieferanten für diese Substanz stellt Quinoa dar. Man nimmt an, dass Saponine Herz- und Krebserkrankungen **vorbeugen** können.

Vitamin E Quinoa ist eine besonders **gute Quelle** für dieses Vitamin, das der Vorbeugung von Krebs, grauem Star, Herz-Kreislauf-Erkrankungen und Makuladegeneration dienen kann.

So holen Sie das Beste für sich heraus

Zum Erhalt der Nährstoffe sollte man Körner in **nicht zu viel Wasser** kochen. Bei zu langen Garzeiten gehen die sekundären Pflanzenstoffe verloren.

Häufiger auf den Speiseplan

- Garen Sie Buchweizen, Quinoa (Reismelde) oder Amarant, und fügen Sie **Feta, Paprika, Tomaten** und Gurken zu. Den Salat mit Zitronendressing anmachen.
- **Amarant** in der Küchenmaschine oder einer Getreidemühle mahlen und ein Viertel des Weizenmehls in einem **Muffin-Rezept** durch Amarantmehl ersetzen.
- **Ein Pilaw** lässt sich statt mit Reis auch mit Quinoa herstellen. Einfach gegarte Quinoa, Zwiebeln, getrocknete Kirschen und **geröstete Pekannüsse** mischen und als Beilage servieren.

• Rühren Sie gekochte Buchweizengrütze oder Quinoa in Teekuchenteig.

Pluspunkte für die Gesundheit

Tierversuche geben ernstzunehmende Hinweise darauf, dass aus Buchweizen gewonnene Proteine vergleichbare oder sogar **noch bessere** cholesterinsenkende Eigenschaften besitzen als Sojaprotein.

Einsatzgebiete

• Allergien und Asthma
• Augenleiden
• Diabetes
• Herz-Kreislauf-Erkrankungen
• Krebs

Samen

Die an gesunden Fettsäuren reichen **Kürbis- und Sonnenblumenkerne** sowie Sesamsamen enthalten Nährstoffe, die vor Krebs, Herz-Kreislauf-Erkrankungen, Augenleiden und chronischem Müdigkeitssyndrom (CFS) einen **Schutz** bieten können.

Wertvolle Inhaltsstoffe

Essentielle Fettsäuren Diese nahrhaften Fettverbindungen scheinen bei Mastopathie (gutartige Erkrankung der Brust) **Linderung** zu bringen und die Gesunderhaltung von Herz und Kreislauf, Immunsystem und Haut zu fördern.

Magnesium 30 g Sonnenblumen- oder Kürbiskerne decken mehr als ein Viertel des **täglichen Bedarfs** an diesem Mineralstoff, der vermutlich dem chronischen Müdigkeitssyndrom (CFS), Herzkrankheiten und Nierensteinen vorbeugt.

Pflanzensterole Es wird angenommen, dass diese Verbindungen, die besonders in **Kürbiskernen** enthalten sind, den Gesamtcholesterinspiegel sowie den des „schlechten" **LDL-Cholesterins senken** und der Entstehung von gutartiger Prostatavergrößerung entgegenwirken.

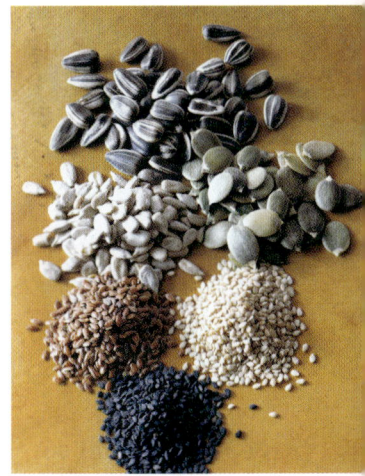

Selen Dieses antioxidative Mineral bekämpft zusammen mit Vitamin E Zellschädigungen durch freie Radikale, die zu Krebs, Herzleiden und Sehstörungen führen können. 30 g **Sonnenblumenkerne** liefern 17 Mikrogramm Selen – das entspricht 24 % der empfohlenen Tagesmenge.

Sesaminol-Verbindungen Sesamsamen enthalten Sesaminol, Sesamolinol und Pinoresinol – allesamt Vorstufen zur Bildung von Lignanen (Phytoöstrogene, die vermutlich über krebshemmende und **herzschützende** Eigenschaften verfügen).

Einsatzgebiete

- chron. Müdigkeitssyndrom
- grauer Star
- Herz-Kreislauf-Erkrankungen
- Krebs
- Makuladegeneration

Thiamin In Sonnenblumenkernen finden sich hohe Mengen an diesem lebenswichtigen **B-Vitamin**. Thiamin unterstützt die Hirn- und Gedächtnisfunktionen.

Vitamin E Samen sind hervorragende Quellen für dieses Vitamin, das wohl zum **Schutz** vor Krebs, grauem Star, Herz-Kreislauf-Erkrankungen, hohen Cholesterinwerten und Makuladegeneration beiträgt. 30 g Sonnenblumenkerne enthalten 14 mg oder 71 % der empfohlenen Tagesmenge.

Zink Der in Kürbiskernen und **Sesamsamen** reichlich vorkommende, wichtige Mineralstoff scheint u. a. das **Immunsystem** zu stärken.

So holen Sie das Beste für sich heraus

Zur Bewahrung ihrer essentiellen Fettsäuren und Nährstoffe sollte man Samen in luftdichten Behältern im **Kühlschrank** aufbewahren oder einfrieren – so werden sie auch nicht ranzig.

Häufiger auf den Speiseplan

- Geröstete Kürbiskerne mit Limettensaft, Knoblauch, Koriandergrün und etwas Kürbiskernöl pürieren und **als Soße** zu Pasta, Fisch oder Huhn verwenden.
- Ersetzen Sie die Hälfte des Olivenöls in einem **Salatdressing** durch Kürbiskernöl.
- Panieren Sie dünne **Fischfilets** oder Hähnchenschnitzel mit einer Mischung aus zerstoßenen Sonnenblumen- und Kürbiskernen, und braten Sie sie in der Pfanne.
- Verrühren Sie dunkles Sesamöl mit **Naturjoghurt,** und ziehen Sie **heiße Pasta** darunter. Mit Schalottenscheiben und gerösteten Sesamsamen garnieren.
- **Pastetenteig** lässt sich durch Sesamsamen oder gehackte Kürbiskerne noch verfeinern.
- Sojasoße und dunkles Sesamöl oder Kürbiskernöl verrühren und über **gegrillten Fisch** träufeln.

Kcal pro 100 g

Sonnenblumenkerne: 524 kcal
Kürbiskerne: 600 kcal

Sojaprodukte

Sojaprodukte wie Tofu, Edamame (noch grüne Sojabohnen), getrocknete Sojabohnen, Sojamilch, Miso und Tempeh sind wohl die ergiebigsten Quellen für **Phytoöstrogene** und enthalten wertvolles Pflanzenprotein sowie viele Ballast- und sekundäre **Pflanzenstoffe**.

Wertvolle Inhaltsstoffe

Beta-Sitosterol Dieses Pflanzensterol gilt als potentieller Cholesterinsenker und scheint darüber hinaus Beschwerden bei Prostatavergrößerung zu lindern. Diesbezügliche Untersuchungen sind noch im Gange.

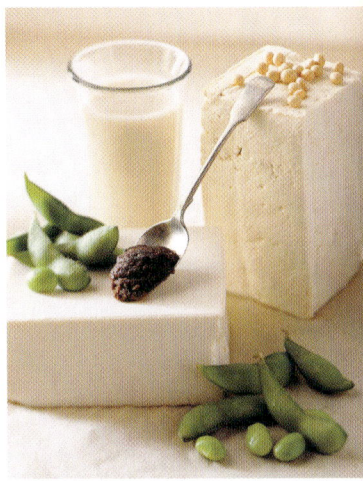

Genistein und Daidzein Diese in Sojaprodukten reichlich vorhandenen Phytoöstrogene schützen vermutlich vor **Osteoporose**. Genistein und Daidzein tragen wohl auch zur Vorbeugung von Herz-Kreislauf-Erkrankungen, Prostatakrebs und einigen Brustkrebsarten bei.

Lignane Die experimentelle Forschung liefert Hinweise, dass diese Stoffe schädliche Zellveränderungen verhindern können – insbesondere solche, die zu Brust-, Dickdarm- und Prostatakrebs führen.

Phytinsäure Diesem sekundären Pflanzenstoff wird eine neutralisierende Wirkung vermutlich krebserregender freier Radikale im Darm zugesprochen.

Proteasehemmer Erste **Forschungsergebnisse** deuten darauf hin, dass ein nur in Sojaprodukten vorkommender Proteasehemmer (Bowman-Birk-Hemmer) die Enzymproduktion in Krebszellen verlangsamt und die Häufigkeit von Tumoren im Darmtrakt senkt.

Saponine Diese Stoffe scheinen die körpereigene Produktion spezieller Immunzellen anzukurbeln, die der Krebsentstehung vorbeugen und den **Cholesterinspiegel** senken und die verhindern, dass die Gallensäure im Dickdarm zu einer krebserregenden Substanz mutiert.

So holen Sie das Beste für sich heraus

Um den Gehalt an Phytoöstrogenen nicht zu schmälern, sollte die **Kochzeit** für Tofu und Miso auf ein Minimum reduziert werden: Man gibt sie dem Kochgut erst in allerletzter Minute bei.

Häufiger auf den Speiseplan

- Ersetzen Sie einen Teil des in **Lasagne-Rezepten** angegebenen Käses durch Tofu-Würfel.

Einsatzgebiete

- erhöhter Cholesterinspiegel
- Herz-Kreislauf-Erkrankungen
- Krebs (u. a. Brust-, Prostata-, Dickdarmkrebs)
- Osteoporose

Kcal pro 100 g

Tofu: 106 kcal
Sojamilch: 105 kcal
pro 0,2 l

- Verwenden Sie in **Süßspeisen** oder Milchmixgetränken Soja- statt Kuhmilch.
- Edamame (junge, grüne Sojabohnen) in der Schote dämpfen und enthülsen. Die Bohnen eignen sich als Zugabe für **Reis- oder Gemüsesalate**.
- Für ein Dressing einige Esslöffel Shiro Miso (Sojapaste) mit **Möhrensaft**, einigen Esslöffeln Sesamöl, einer Prise gemahlenem Ingwer und etwas Wasabi-Paste (asiatischem Meerrettich) verquirlen.
- Weichen Tofu mit Basilikum, Knoblauch, Mandeln und etwas Parmesan pürieren und **als Pastasoße** servieren.
- Festen Tofu in Würfel schneiden, Honig darüberträufeln und **in einen Obstsalat** mit Melonen und Trauben geben. Alles mit Zitrone abschmecken.

Pluspunkte für die Gesundheit

Ernährungswissenschaftler gehen davon aus, dass der tägliche Verzehr von mindestens 25 g Sojaeiweiß in Verbindung mit einer fettarmen Ernährungsweise den Cholesterinspiegel bei Menschen mit erhöhtem Cholesterinwert senken kann. Aber achten Sie darauf, dass übermäßiger Verzehr zu einer Sojaallergie führen kann.

Tomaten

Bei Tomaten lohnt es sich, **nach Herzenslust zuzugreifen**, denn dieses über das ganze Jahr verfügbare Gemüse ist nicht nur sehr schmackhaft, sondern auch noch überaus gesund. Es enthält eine Vielzahl von Nährstoffen, die für den Kampf gegen Krebs, Arteriosklerose und Hautkrankheiten geradezu **perfekt aufeinander abgestimmt** zu sein scheinen.

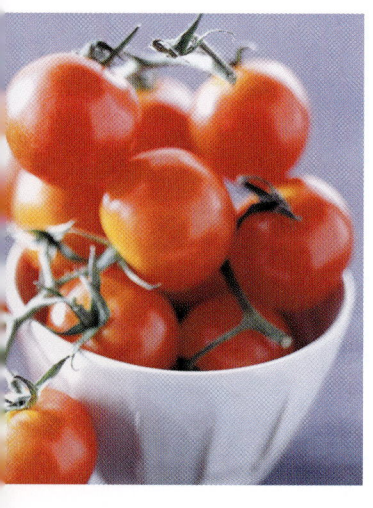

Wertvolle Inhaltsstoffe (17 kcal pro 100 g)

Beta-Karotin Dieser Farbstoff könnte vor Akne, bestimmten Krebsarten (z. B. des Magens und der Bauchspeicheldrüse) und Erblindung schützen.

  Chlorogensäure Am reichsten in frischen Tomaten vorhanden, kann diese Verbindung eine vor Krebs **schützende Wirkung** entfalten, indem sie Umweltgifte, z. B. Nitrosamine in Zigarettenrauch, daran hindert, im Körper aktiv zu werden.

Kaffee- und Ferulasäure Diese Pflanzenstoffe regen offenbar die Produktion körpereigener **Enzyme** zur Krebsbekämpfung an.

Lutein und Zeaxanthin Diese Karotinoide ergänzen sich in ihrer vorbeugenden Wirkung gegen den Verlust der Sehkraft und gegen Krebs.

Lykopin Der in roten Tomaten und **Tomatensaft** im Überfluss vorkommende Farbstoff beugt vermutlich Zellschädigungen vor, die zu Herzinfarkt und Krebs führen können. In einer Studie fand man heraus, **dass Männer** ihr Infarktrisiko durch eine lykopinreiche Ernährung halbieren konnten! Andere Studien geben Hinweise darauf, dass Lykopin offenbar auch vor Prostatakrebs schützt.

Vitamin C Dieses Vitamin kommt vorwiegend in der gallertartigen Substanz vor, von der die **Tomatensamen** umgeben sind. Es scheint Herz-Kreislauf-Erkrankungen, Atemwegsinfektionen, Hautkrebs und auch dem Verlust der Sehkraft vorzubeugen.

Einsatzgebiete

- Akne
- Augenleiden
- Krebs (u. a. Magen-, Prostata-, Bauchspeicheldrüsenkrebs)
- Schlaganfall

So holen Sie das Beste für sich heraus

Durch den Verzehr von roten Tomaten wird Lykopin zugeführt. Lykopin aus Tomatenmark, -saft, -ketchup, -soße und -suppe wird vom Körper jedoch **am besten** verwertet. Achten Sie auf den Zuckergehalt in den meisten Fertigprodukten. Hitze und Öl steigern die Aufnahme von Lykopin und Beta-Karotin; **beim Erhitzen** geht jedoch auch ein Teil des Vitamin C verloren.

Häufiger auf den Speiseplan

- Bereiten Sie eine schmackhafte **Marmelade** zu, indem Sie frische Tomaten mit Zucker, Zimt und Orangenschale kochen.
- **Tomaten- und Möhrensaft** mischen und kaltstellen. Mit Tomatenstückchen und einem **Joghurthäubchen** garnieren und als Sommersuppe servieren.
- Um **herzhafte Suppen** mit zusätzlichem Nährwert zu versehen, ersetzen Sie die Hälfte des Wassers durch Tomatensaft oder Tomaten-Gemüse-Saft.
- Mischen Sie Tomatenmark, Tomatensaft, Olivenöl, Balsamico-Essig und gehacktes frisches Basilikum, Minze oder Petersilie. Machen Sie einen **Nudelsalat** mit dieser Soße an.

- **Brotscheiben** mit Olivenöl und Knoblauch bestreichen, etwas Tomatenmark darübergeben und **im Ofen backen**. Vor dem Anrichten mit frischen Tomatenscheiben belegen.

Pluspunkte für die Gesundheit

Eine lykopinreiche Ernährung kann vor Prostatakrebs schützen. In einer Studie aßen **48 000 Männer** über einen Zeitraum von sechs Jahren überdurchschnittlich viele Produkte mit Tomaten. Das Ergebnis war verblüffend. Im Vergleich zu der üblichen Prostatakrebsrate bei Männern trat die Krankheit bei den Teilnehmern mit 45 % geringerer Häufigkeit auf.

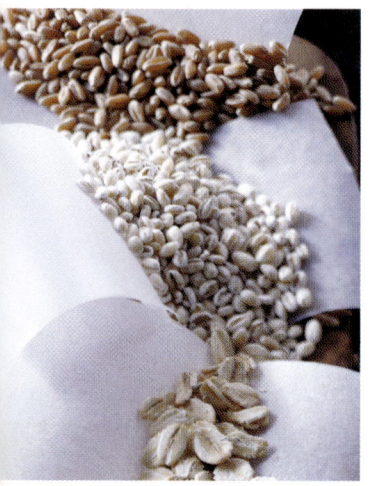

Vollkornprodukte

Heute besteht kein Zweifel mehr daran, dass der Verzehr von Vollkorngetreiden wie Gerste, **Hafer, Roggen** und Weizen mit einer verminderten Anfälligkeit für Krebs, Herz-Kreislauf-Erkrankungen und Diabetes verbunden ist. Grund genug, Vollkornprodukte häufiger **zu konsumieren**.

Wertvolle Inhaltsstoffe

Beta-Glukan Experten meinen, dass täglich etwa 200 – 300 g Haferschleim oder etwa 235 g **Haferkleie** (beides gekocht) die Cholesterinwerte um 5 % senken können. Auch Gerste enthält viel Beta-Glukan.

Flavonoide Diese antioxidativen Verbindungen, die in den Kleieschichten und im **Keimling** zu finden sind, scheinen der Entstehung von Krebs, Diabetes, Herz- und Augenleiden entgegenzuwirken.

Gluten In Gerste, Hafer, Roggen und Weizen ist **dieses Protein** enthalten. Menschen, die an Zöliakie leiden, sollten Gluten jedoch meiden.

Komplexe Kohlenhydrate In einer Studie stellte sich heraus, dass die tägliche Zufuhr von etwa 180 g Gerste die **Gedächtnisfunktion** bei gesunden älteren Menschen erheblich verbesserte. Unverdauliche Kohlenhydrate (Oligosaccharide) scheinen Krebs, Herz-Kreislauf-Erkrankungen und Diabetes vorzubeugen.

Lignane Vermutlich senken diese im Keim und in den Kleieschichten von **Getreidekörnern** enthaltenen östrogenartigen

Substanzen den Cholesterinspiegel und schützen auch vor Brust-krebs, indem sie die schädlichen Wirkungen von Östrogen un-terbinden.

Phytinsäuren Diese Verbindungen schützen vor Zellschädi-gungen durch freie Radikale und helfen, den **Blutzuckerspiegel** zu stabilisieren.

Pflanzensterole Diese Substanzen bewirken vermutlich eine Senkung sowohl des Gesamtcholesterins als auch des „schlech-ten" LDL-Cholesterins.

Saponine Hafer ist eine besonders ergiebige Quelle für diese Bioaktivstoffe, die Cholesterin **an sich binden** und dem Krebs-wachstum entgegenwirken können.

Selen Etwa 90 g Gerste enthalten 54 % der empfohlenen Ta-gesmenge dieses Minerals, das in Verbindung **mit Vitamin E** freie Radikale bekämpft.

Vitamin E Etwa 40 g Weizenkeime liefern rund 25 % des Ta-gesbedarfs an Vitamin E. Diese wertvolle Substanz scheint Krebs, Hautkrankheiten sowie Herz- und Augenleiden vorzu-beugen.

So holen Sie das Beste für sich heraus

Getreidekörner sollten in wenig Wasser gegart werden. Kocht man sie zu lange, wird der Nährstoffgehalt reduziert.

Häufiger auf den Speiseplan

- Weizenschrot oder Bulgur in kochendem Wasser garen und für Suppen, Salate, Pilaws **oder Füllun-gen** verwenden.
- Ganze Weizen- oder Roggenkörner weich kochen und unter selbstgemachten **Vollkornbrotteig** mi-schen.
- In einem Rezept für Reisauflauf kann man den Reis durch Gerste ersetzen. Zu beachten ist hier nur, dass die **Garzeit für Gerste** länger ist als die von Reis.
- **Geröstetes Hafermehl** lässt sich auch für die Herstellung von Gebäck verwenden.
- Fischfilets oder **Hähnchenschnitzel** in Eiweiß wenden, mit Weizenkeimen umhüllen und in einer Pfanne knusprig durchbraten.
- Bereichern Sie selbstgemachte Pizza- und Pastetenteige durch die **Zugabe von Weizenkeimen**.

Kcal pro 100 g

Hafer: 356 kcal
Roggen: 293 kcal

Einsatzgebiete

- Augenleiden
- Diabetes
- erhöhter Cholesterinspiegel
- Herz-Kreislauf-Erkrankungen
- Krebs (u. a. Brustkrebs)

Kcal pro 100 g

Manda-
rinen: 46 kcal
Zitronen: 22 kcal
Orangen: 42 kcal

Zitrusfrüchte

Wenn es um den Gesundheitswert geht, haben Zitrusfrüchte einiges vorzuweisen – sie strotzen vor Vitamin C, Kalium, Pektin und bioaktiven Pflanzenstoffen, die den Verlauf sehr vieler Krankheiten positiv beeinflussen. Wenn Sie unter den folgenden Beschwerdebildern leiden, ist es deshalb für Sie ratsam, Zitrusfrüchte häufig auf Ihren Speisezettel zu setzen:

• Allergien,
• Asthma,
• Krebs,
• grauer Star,
• Herzleiden,
• Schlaganfall,
• Erkältungen.

Wertvolle Inhaltsstoffe

Beta-Cryptoxanthin Dieses Karotinoid, das in **Orangen** und Mandarinen vorkommt, scheint die Entstehung von Dickdarmkrebs abzuwehren.

Folsäure Die zu den B-Vitaminen zählende Folsäure kann zur Vermeidung bestimmter angeborener Schädigungen wie z. B. des offenen Rückens bei Neugeborenen (Spina bifida) beitragen. Zudem beugt die Substanz Herzkrankheiten vor.

Einsatzgebiete

• Allergien und Asthma
• Erkältungen und Grippe
• grauer Star
• Herz-Kreislauf-Erkrankungen
• Krebs (u. a. Dickdarmkrebs)

Hesperidin Dieses Flavonoid ist in der Schale von Orangen enthalten. Es soll **entzündungshemmend** wirken und dazu beitragen, den Cholesterinspiegel zu senken.

Limonin Der vorwiegend in der Schale von Zitronen, Limetten und Mandarinen enthaltene Wirkstoff besitzt möglicherweise auch krebsvorbeugende Eigenschaften.

Naringin Dieses Flavonoid, das sich in weißen **Grapefruits** findet, scheint die Lunge vor Umweltgiften, wie sie in Abgasen und Zigarettenrauch vorkommen, zu schützen.

Nobiletin Dieses Flavonoid, das im **Fruchtfleisch von Orangen** vorliegt, kann eine entzündungshemmende Wirkung entfalten.

Tangeretin In Versuchsreihen wurde ein Zusammenhang zwischen diesem in Mandarinen enthaltenen Flavonoid und einem verminderten Wachstum von Tumorzellen entdeckt.

So holen Sie das Beste für sich heraus

Die Haut von Zitrusfrüchten (zwischen Schale und dem Fruchtfleisch) enthält einen großen Teil der Nährstoffe – deswegen beim Schälen **nicht vollständig entfernen**! Der Saft von Zitrusfrüchten, den Sie **selbst frisch pressen**, besitzt deutlich mehr Nährstoffe als in Flaschen abgefüllte Säfte. Damit diese Substanzen sich nicht verflüchtigen, sollten die Säfte **rasch getrunken** werden.

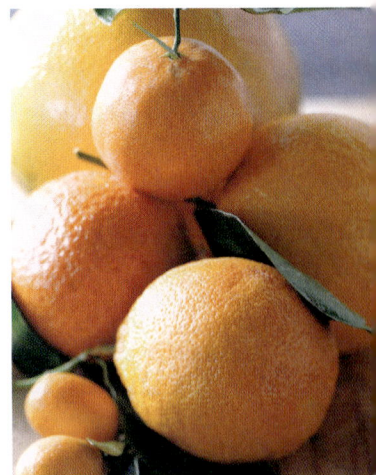

Häufiger auf den Speiseplan

- Wenn Sie Zitrusfrüchte mit unbehandelter Schale ausgepresst haben, heben Sie die Schalen in der Tiefkühltruhe auf – so haben Sie **immer einen Vorrat**.
- Mischen Sie Orangen- oder Mandarinensaft mit Mineralwasser für ein gesundes und erfrischendes **Getränk**.
- Ersetzen Sie Essig in Salatdressings durch Zitronensaft.
- Fügen Sie fertig bereitetem Tee einen Schuss Zitronensaft und Honig zu.
- Mischen Sie Orangen-, Mandarinen- oder Grapefruitstücke **unter grünen Salat**.
- Für ein schnell zubereitetes **Dessert** bestreuen Sie Grapefruithälften mit braunem Zucker und backen sie im Ofen.
- Ein tropischer Fruchtsalat entsteht, wenn man Bananen-, Kiwi- und Mangostücke mit Erdbeeren mischt und **mit Orangensaft anmacht**.

Darauf sollten Sie achten

Die in Grapefruitsaft enthaltenen Substanzen können die **Konzentration** einiger Arzneimittel im Blut ansteigen lassen und gefährliche Nebenwirkungen hervorrufen. Wenn Sie Medikamente einnehmen, ist es ratsam, **Ihren Arzt** zu fragen, ob Sie Grapefruitsaft meiden sollten.

Wasser: Die wichtigste Quelle des Lebens

Wasser heißt Leben. Denn Wasser ist der Stoff, der unseren Organismus am Leben erhält. Jede Zelle enthält Wasser und ist von ihm umgeben. Vor allem unser sensibles Gehirn schwimmt in Zellwasser, besteht sogar zu fast 75 % aus ihm und reagiert daher äußerst empfindlich auf Wasserentzug.

Unser Organismus verbraucht unablässig Wasser – für die Stabilität des Kreislaufs, um das Blutvolumen aufrechtzuhalten und um Stoffwechselprodukte über die Lymphe abzutransportieren.

Denn an **allen Stoffwechselprozessen** ist das Wasser beteiligt. Wir verbrauchen über den Tag verteilt etwa 2,5 l Flüssigkeit, und das sogar ganz ohne Anstrengung oder übermäßiges Schwitzen. Wenn wir dann noch Sport treiben oder es sehr warm oder schwül ist, wir uns aufregen oder streiten, verbrauchen wir noch weit mehr Wasser. Wir schwitzen die **kostbare Flüssigkeit** einfach aus, verdunsten sie über die Haut, atmen sie aus oder bringen sie auf die Toilette. Je mehr Flüssigkeit wir verlieren, desto mehr müssen wir selbstverständlich auch wieder ersetzen. Wasser ist für unseren Körper wie Benzin für den Automotor. Je mehr wir verbrauchen, desto mehr müssen wir nachfüllen.

Nicht nur im Sommer: Drei Liter Wasser trinke ich jeden Tag.

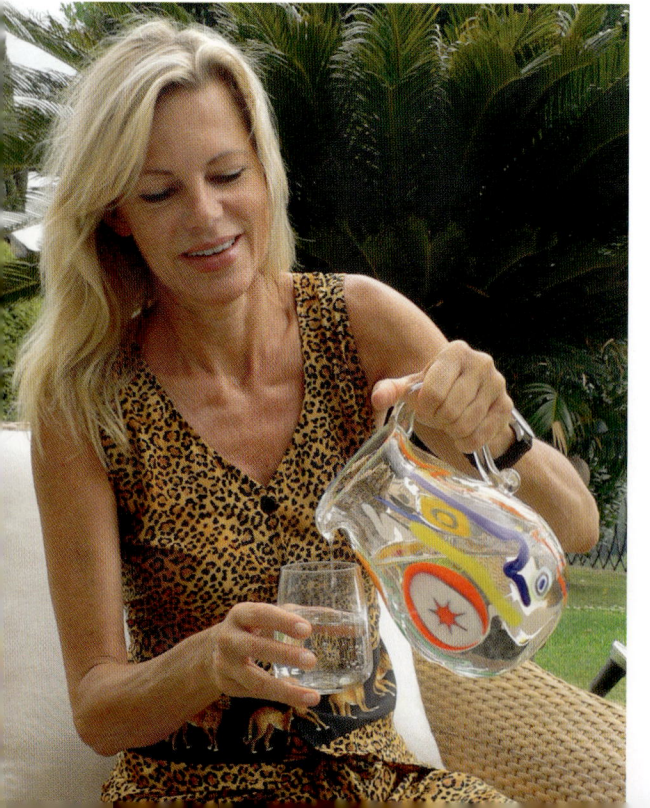

Beim Auto zeigt uns **das Reservelicht** an, dass wir jetzt schleunigst eine Tankstelle anfahren sollten. Unser Körper schaltet ebenfalls auf Alarm, wir entwickeln Durst. Das bedeutet für den Körper, er braucht dringend Nachschub von dem **kostbaren** Nass. Wenn wir Durst haben, ist im Körper bereits ein Mangel aufgetreten, und er greift **auf die Reserven** aus dem Blut zurück. Die ersten Symptome einer Dehydrierung, also einer Austrocknung des Körpers, sind Kopfschmerzen, Müdigkeit, Sprach- und Konzentrationsprobleme, Verdauungsbeschwerden und Muskelkrämpfe. Warten Sie daher nicht erst auf das Durstgefühl, sondern trinken Sie immer wieder **ausreichend Wasser** zwischendurch. Die 2 – 3 l, die Ihr Körper verbraucht, müssen Sie auf jeden Fall ersetzen. Doch Sie können auch gern einen über den Durst trinken: Zu viel Wasser **scheidet der Körper** nämlich einfach wieder aus und nimmt dabei eine ganze Menge Abfall mit.

Von den ungefähr 2,5 l Wasser, die unser Körper täglich verliert, können wir rund 1 l mit dem **Zellwasser von Obst** und Gemüse decken, die zu etwa 90 % aus Flüssigkeit bestehen. Die restlichen 1,5 l müssen wir allerdings trinken. Für die meisten Menschen stellt dies kein Problem dar, andere wiederum grausen sich schon vor einem Glas Wasser. Trinken bedeutet übrigens wirklich Wasser und **keine Getränke wie Cola, Fanta, Bier** oder Apfelsaft. Diese kann man zwar auch zu sich nehmen, aber sie enthalten neben Wasser noch eine ganze Menge Substanzen, die im Körper wieder irgendwie abgebaut werden müssen, wie Koffein, Zucker, Aspartam, Farbstoffe, Aromen und Konservierungsmittel.

Merke: Für jeden Stoffwechselprozess benötigt der Körper wieder Wasser. **Ein Glas Cola** bringt also mit Blick auf die Wasserbalance kaum einen positiven Nutzen. Klares, möglichst stilles Wasser ist daher nach wie vor das erste Mittel der Wahl. Und wenn Sie der Meinung sind, dass Wasser fad und langweilig schmeckt: Werden Sie doch zum **Wasserfeinschmecker**, indem Sie die verschiedenen Wasser, die auf dem Markt sind, testen. Ganz schnell werden Sie merken, dass die Unterschiede im Geschmack bemerkenswert sind, und auf diese Weise Ihren persönlichen Favoriten herausfinden.

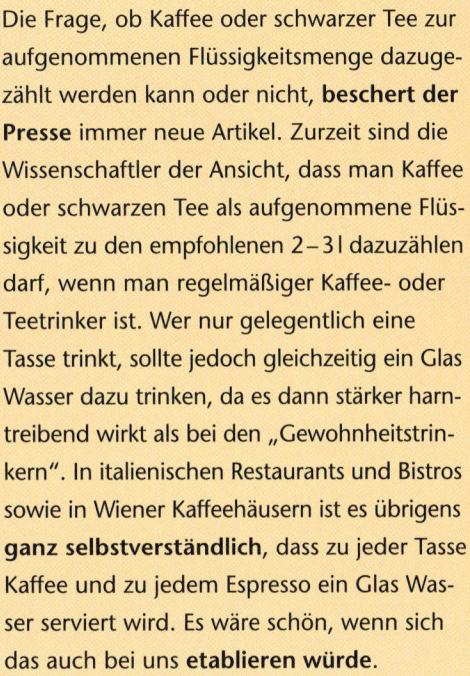
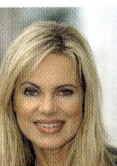

Mein persönlicher TIPP FÜR SIE

Kaffee immer mit Wasser?

Die Frage, ob Kaffee oder schwarzer Tee zur aufgenommenen Flüssigkeitsmenge dazugezählt werden kann oder nicht, **beschert der Presse** immer neue Artikel. Zurzeit sind die Wissenschaftler der Ansicht, dass man Kaffee oder schwarzen Tee als aufgenommene Flüssigkeit zu den empfohlenen 2 – 3 l dazuzählen darf, wenn man regelmäßiger Kaffee- oder Teetrinker ist. Wer nur gelegentlich eine Tasse trinkt, sollte jedoch gleichzeitig ein Glas Wasser dazu trinken, da es dann stärker harntreibend wirkt als bei den „Gewohnheitstrinkern". In italienischen Restaurants und Bistros sowie in Wiener Kaffeehäusern ist es übrigens **ganz selbstverständlich**, dass zu jeder Tasse Kaffee und zu jedem Espresso ein Glas Wasser serviert wird. Es wäre schön, wenn sich das auch bei uns **etablieren würde**.

Alkohol

Alkohol ist ein starkes Zellgift. Zwar hat Rotwein eine gewisse positive Wirkung auf den Körper, aber bei mehr als einem Glas überwiegen dann schon wieder die negativen Seiten des Alkohols. Gegen **ein Glas Wein** oder Bier ist allerdings nichts einzuwenden. Doch ständiger Alkoholgenuss schädigt nicht nur die Leber, sondern auch die kapillaren Blutgefäße; zudem verstärkt Alkohol das Reizdarmsyndrom und lässt **unsere Haut müde** erscheinen. Der Abbau von Alkohol verbraucht überdies große Mengen an Vitamin B1 und behindert dessen Aufnahme aus dem Darm. Erschreckend: Erwachsene Männer decken rund 5 % ihrer täglichen Kalorienzufuhr mit Alkohol.

Ein Glas Rotwein am Abend fördert Laune und Gesundheit. Mehr sollten Sie aber nicht davon trinken.

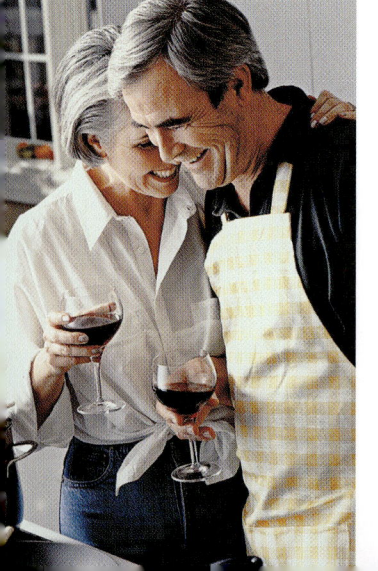

5 Tipps, um zum (Wasser-) Trinker zu werden

• Stellen Sie sich eine Flasche stilles Mineralwasser (1,5 l) und ein Glas **in Sichtweite**, z. B. auf den Schreibtisch oder auf die Küchenarbeitsplatte.
• Schenken Sie sich **jede Stunde ein Glas** ein, und versuchen Sie, dies innerhalb der nächsten Stunde auszutrinken. Dann wieder einschenken und schlückchenweise trinken.
• **Schenken Sie** das Glas jedes Mal, wenn Sie daran vorbeikommen, voll, und trinken Sie es **mit einem Zug** halb aus.
• Wichtig ist, **regelmäßig über den Tag** verteilt immer wieder zu trinken. Sie können auch dünne Kräutertees (keinen schwarzen Tee), möglichst aus ökologischem Anbau, trinken. Raumtemperatur macht das Trinken leichter!
• Wenn Sie **nachts Probleme** mit der Blase haben, sollten Sie Ihren Tagesbedarf an Flüssigkeit möglichst schon vor 18 Uhr getrunken haben. Stellen Sie sich aber ein Glas Wasser ans Bett, und trinken Sie es gleich am Morgen, noch **vor dem Aufstehen,** um die lange „Trockenzeit" zu kompensieren und frisch in den Tag zu starten.

Wir alle kennen die typischen Katerkopfschmerzen am Morgen: Wenn wir bei Feiern dem Alkohol mehr, als uns gut tut, zugesprochen haben, pocht der Kopf am nächsten Morgen mehr als unangenehm. Doch die Kopfschmerzen kommen nur indirekt vom Alkohol. Vielmehr ist es so, dass die Leber beim Abbauen des Alkohols mehr Wasser verbraucht – der Körper „trocknet" daher aus, er dehydriert, und man verspürt den typischen „Nachdurst".

Diese Kopfschmerzen können Sie vermeiden, wenn Sie zu jedem Glas Alkohol immer mindestens die **doppelte Menge Wasser** trinken – und natürlich am besten immer nur eine begrenzte Menge Alkohol konsumieren.

Wie sollte eine gesunde Ernährung aussehen?

Unter einer ausgewogenen, gesunden Ernährung versteht man die Versorgung des Körpers mit genügend Mineralien, Vitaminen und sekundären Pflanzenstoffen sowie mit Kohlenhydraten, Eiweiß und Fett. Das Geheimnis liegt dabei in der Gesamtkalorienaufnahme, der Auswahl der Lebensmittel und ihrem Verhältnis zueinander.

Ein paar Regeln kommen dazu, die sich ganz einfach befolgen lassen. Wenn Sie sich überwiegend gesund ernähren, verzeiht Ihr Körper Ihnen auch einmal das Brathähnchen mit Pommes frites. Wichtig ist nur, dass Sie sich überwiegend gesund und ausgewogen ernähren, wenn Sie **Körper und Geist** vital und jung erhalten wollen.

10 goldene Regeln zur gesunden Ernährung

1. Streben Sie ein gesundes Gewicht an

Denn deutliches Übergewicht belastet Ihren Körper genauso wie massives Untergewicht. Idealerweise sollte sich Ihr Body Mass Index (BMI, siehe unten) langfristig um einen **Wert von 23** herum einpendeln. Über das Gewicht und wie man es halten kann, wurden und werden unzählige Bücher geschrieben. Diäten gibt es in hundertfacher Ausführung. Grundsätzlich kann man zu dem Thema Diät sagen: kein langfristiger und anhaltender Gewichtsverlust ohne Ernährungsumstellung, ohne **Bewegung** und ohne Kalorienreduzierung. Halten Sie sich auf Dauer an eine ausgewogene, gesunde Lebensführung, und Sie werden ganz nebenbei Pfunde verlieren und Vitalität gewinnen.

BMI – Berechnung und Basiswerte

Übergewicht ist die „Jungbremse" Nr. 1. Doch was bezeichnet man schon als Übergewicht, und was geht noch durch als **„ein bisschen rundlich"**? Um hier zu einer brauchbaren Aussage zu kommen, benötigt man einen **aussagekräftigen** Wert. Der **Body Mass Index,** kurz BMI genannt, gibt Ihnen konkret an, wo Sie gewichtsmäßig stehen – und er ist ganz leicht zu berechnen:

$$\text{BMI} = \text{Körpergewicht} : \text{Körpergröße in m}^2$$
Die Einheit des BMI ist demnach kg/m^2

Ein Beispiel: Eine Person mit einer Körpergröße von 1,60 m und einem Körpergewicht von 60 kg hat einen BMI von $60 : 2,56 \, m^2 = 23,4$.

Der ideale BMI

Alter	„idealer" BMI
19 – 24 Jahre	19 – 24
25 – 34 Jahre	20 – 25
35 – 44 Jahre	21 – 26
45 – 54 Jahre	22 – 27
55 – 64 Jahre	23 – 28
> 64 Jahre	24 – 29

Der als **ideal eingestufte BMI** steht im Zusammenhang mit dem Alter (siehe links).

2. Bewegen Sie sich regelmäßig

Genauso wichtig wie Kalorien zu reduzieren ist es, sich ausreichend und regelmäßig zu bewegen. Wenn Nahrung wie das Benzin für den Motor ist, dann ist Bewegung der Motor selbst für unser Leben. Denn Bewegung stärkt sämtliche Verjüngungsprozesse im Körper. Je inaktiver wir werden, desto schneller bauen wir ab. Doch das lässt sich umkehren. **Werden Sie aktiv**, und verjüngen Sie Ihren Körper mit jeder Trainingseinheit.

3. Viel Obst und Gemüse

Obst und Gemüse sollten den überwiegenden Teil Ihrer Ernährung ausmachen. Decken Sie etwa ein Drittel Ihres Tagesbedarfs mit Obst und Gemüse und etwa ein Drittel mit **Getreide und Kartoffeln**. Ein wichtiger Bestandteil der pflanzenreichen Ernährung ist ihr hoher Anteil an Ballaststoffen. Ballaststoffe sind unverdauliche Pflanzenfasern, die **sättigen** und dabei den Darm entgiften, entschäumen und regulieren. Eine ballaststoffarme Kost scheint die Entstehung von Darmkrebs zu fördern, ballaststoffreiche Kost dagegen die Gefahr zu reduzieren.

BMI-Klassifikation*

Klassifikation	m	w
Unter-gewicht	< 20	< 19
Normal-gewicht	20 – 25	19 – 24
Übergewicht	25 – 30	24 – 30
Adipositas	30 – 40	30 – 40
massive Adipo-sitas	> 40	> 40

* Nach DGE-Ernährungsbericht 1992

4. Essen Sie Getreideprodukte

Am besten in Form von Vollkornprodukten. Versuchen Sie, Weizenmehlprodukte wie Baguette, Toast-

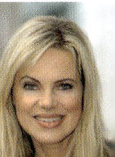

Mein persönlicher TIPP FÜR SIE

Der gesunde Snack für zwischendurch
Durch meine intensive berufliche Tätigkeit bin ich früher häufig in die Situation geraten, dass ich das **Essen schlichtweg vergessen** habe. Da jagte eine Besprechung die nächste, und am Ende des Arbeitstages stellte ich fest, dass ich mir keine Zeit genommen hatte, meinen Körper in Ruhe mit dem Notwendigen zu versorgen. Inzwischen achte ich immer darauf, dass auf meinem Schreibtisch **klein geschnit-** tenes Gemüse, wie z. B. roher Bio-Paprika, verfeinert mit einem kleinen Schuss Olivenöl, steht. Da kann ich schnell mal zugreifen und meinen Energiepegel auf einem gesunden Level halten. Deshalb mein Tipp für Sie: Hände weg von Gummibärchen und Schokoriegel, die belasten die Bauchspeicheldrüse und machen müde. Nehmen Sie sich einen Teller frisches Obst und Gemüse mit an den Arbeitsplatz, und **naschen Sie** ab und zu davon.

brot und Nudeln zu reduzieren. Denn je schneller der Körper an die **Kohlenhydrate** kommt, desto schneller entstehen wieder Heißhungerattacken. Greifen Sie daher zu Lebensmitteln, die er **langsam verdaut** – das entlastet die Bauchspeicheldrüse, sättigt und verhindert Pölsterchen auf den Hüften.

5. Essen Sie täglich 500 g Obst und Gemüse

Genießen Sie diese Menge über den Tag verteilt, oder trinken Sie 100-prozentige Frucht- und Gemüsesäfte, sogenannte Smoothies. Viele Hersteller bieten auch fertige Gemüse- und Obstshakes an, die bereits den gesamten Tagesbedarf decken – **ideal für Berufstätige** oder Menschen, die nicht mobil sind, um an die empfohlene Menge an Obst und Gemüse zu kommen. Allen anderen möchte ich den Besuch im **Bioladen** oder auf dem Wochenmarkt empfehlen, der nebenbei noch Gerüche, farbenprächtige Blumen und **nette Gespräche** bieten kann.

6. Lagern Sie Lebensmittel richtig

Achten Sie auch auf die **korrekte Lagerung** der Lebensmittel und auf ihre schonende Zubereitung. Lagern Sie Obst immer im **unteren Kühlfach Ihres Kühlschrankes** – frisches Obst verliert täglich etwa 50 % seiner Vitamine, wenn es auf einer dekorativen Obstschale liegt und dem Tageslicht ausgesetzt ist. Im Kühlschrank dagegen bleibt das Obst und Gemüse länger knackig und frisch. Kaufen Sie, wenn möglich, nur **kleine Portionen** und dafür lieber häufiger ein. Gerade

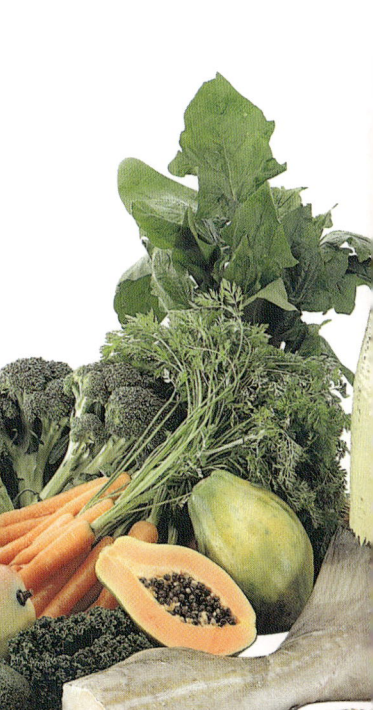

kleine Portionen, wie beispielsweise zwei Äpfel, zwei Tomaten und eine Gurke, kann man sich auch mal von der **hilfsbereiten Nachbarin** mitbringen lassen, wenn man nicht jeden Tag einkaufen gehen kann oder möchte.

7. Verzichten Sie möglichst auf Fertiggerichte

Sie sind oft zu stark gewürzt und enthalten viele Zusätze. Fertiggerichte haben Vorteile – sie sind gut zu lagern, schnell zubereitet und schmecken manierlich. Ansonsten bringen sie für unseren Körper und unsere Gesundheit nur wenig Positives. Sie enthalten oft Geschmacksverstärker, Farbstoffe und Konservierungsmittel, aber **kaum natürliche Vitamine, Mineralien oder pflanzliche Sekundärstoffe**. Nehmen Sie sich die Zeit und bereiten Sie Ihr Essen täglich frisch zu. Dem geringen Mehraufwand steht ein **großer Lustgewinn** gegenüber! Frische Lebensmittel in ausgesuchter Qualität bieten so viel mehr als Tütenprodukte.

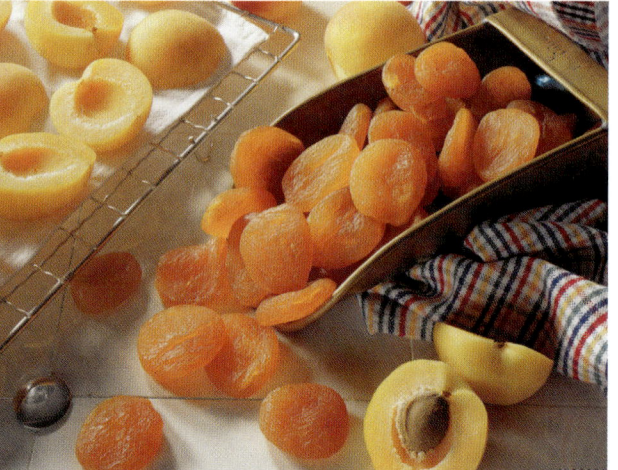

8. Meiden Sie Zucker

Die ideale Mahlzeit für zwischendurch: Obst oder Trockenobst.

Oder verwenden Sie ihn nur in homöopathischen Dosen, also als Gewürz, wenn Sie mal gar nicht darauf verzichten wollen. Das **Zuckermolekül** ruft sofort das Dick- und Krankmachhormon Insulin auf den Plan. Und das macht träge, lustlos und die Hüften rund. Denn wenn Insulin im Blut ist, können die fettabbauenden Hormone nicht arbeiten. Sie sind so lange lahmgelegt, wie die nächste **Insulintruppe** ausrückt! Stecken wir uns den ganzen Tag über immer wieder Schokolade in den Mund, ist auch die Insulinproduktion den ganzen Tag lang aktiv. Das Insulin steckt das Fett der Schokolade dann dahin, wo wir es am allerwenigsten haben wollen: ins Fettgewebe.

Lassen Sie Ihrem Körper Zeit, sich vom Insulin **zu erholen,** und versuchen Sie, möglichst immer 4 Stunden verstreichen zu lassen, bevor Sie der Bauchspeicheldrüse wieder etwas zu tun geben. Unproblematisch zwischendurch sind lediglich **Früchte oder Rohkost** – die haben zwar auch Kalorien, aber ihr Zucker, die Fruktose, wird unabhängig vom Insulin in die Zellen geleitet. Wenn Sie dann doch einmal dem Angriff von Heißhunger-

attacken ausgesetzt sind, können Sie auch getrocknete, ungeschwefelte Aprikosen oder Apfelringe naschen – beides ist im
Bio-Laden oder **Reformhaus** erhältlich – oder ein paar Nüsse
knabbern.

9. Setzen Sie wenig tierische Fette auf den Speiseplan

Ersetzen Sie diese wo möglich durch hochwertige Pflanzenöle.
Auch wenn es jahrelang hieß „Fett ist Gift für die Hüften", unterscheiden Wissenschaftler heute zwischen gesunden und
ungesunden Fetten – zu den letzten gehören gesättigte Tierfette
oder fettige Lebensmittel wie **Pommes frites** oder Croissants.
Gesunde Fette sind dagegen alle pflanzlichen (möglichst kaltgepressten) Öle. Sie enthalten mehrfach ungesättigte Fettsäuren
und einen hohen Vitaminanteil. Solche Fette sollte man möglichst häufig in seinen **Kochalltag integrieren**.

10. Hören Sie auf Ihren Körper

In uns allen steckt etwas, das Wissenschaftler als „somatische
Intelligenz" bezeichnen. In einfachen Worten ausgedrückt heißt
das: **Unser Körper weiß, was ihm guttut.** Automatisch haben

Das Gleichgewicht einer gesunden Ernährung

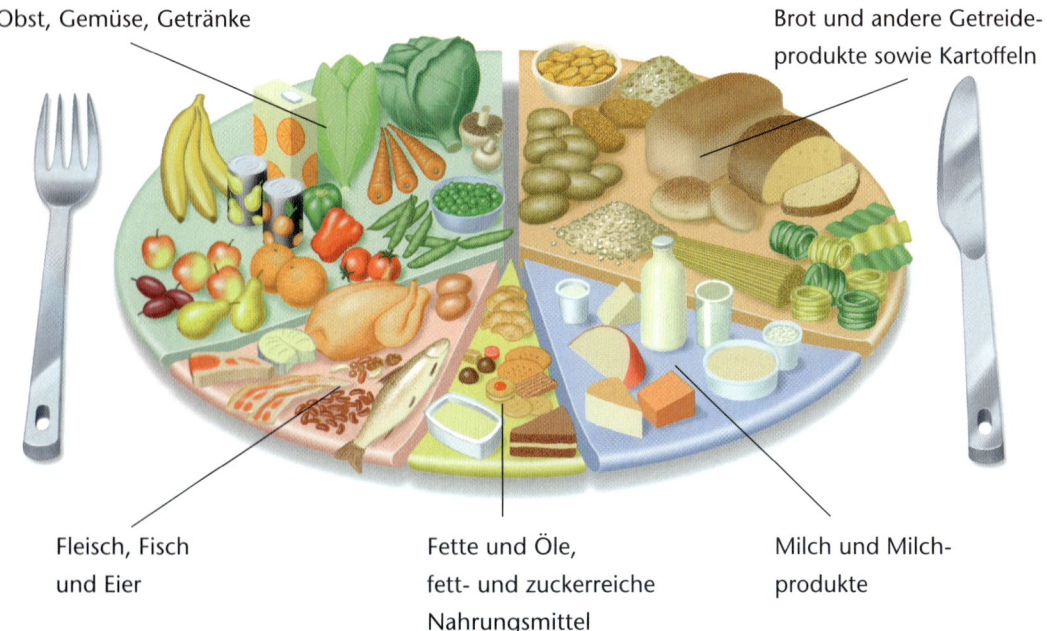

Obst, Gemüse, Getränke

Brot und andere Getreide-
produkte sowie Kartoffeln

Fleisch, Fisch
und Eier

Fette und Öle,
fett- und zuckerreiche
Nahrungsmittel

Milch und Milch-
produkte

Inhaltsstoffe und empfohlene Tagesmengen der einzelnen Nahrungsgruppen

Nahrungsgruppen	Brot, Getreide und Kartoffeln	Obst und Gemüse	Milch und Milchprodukte
Was gehört dazu?	Brot und Brötchen; Frühstücksflocken; Weizen, Roggen, Dinkel, Haferflocken, Reis, Mais, Hirse und anderes Getreide; Nudeln; Kartoffeln	Obst und Gemüse (frisch, tiefgekühlt oder in Dosen); Salat; Hülsenfrüchte wie Erbsen, Bohnen und Linsen; Fruchtsaft; Trockenobst	Milch, Joghurt, Buttermilch, Kefir, Quark, Käse
Empfehlung	Greifen Sie zu! Diese Gruppe sollte ein Drittel Ihrer Nahrung ausmachen.	Essen Sie mindestens fünf Portionen Obst oder Gemüse am Tag; auch sie sollten ein Drittel der Nahrung stellen.	Essen oder trinken Sie in Maßen davon. 250 g Milch oder Joghurt und zwei dünne Scheiben Käse reichen aus.
Anmerkungen	Bevorzugen Sie Vollkornprodukte. Diese stärkehaltigen Nahrungsmittel liefern Energie und Ballaststoffe, sättigen und können das Bedürfnis nach Fettem und Süßem verringern.	Obst und Gemüse liefern Vitamine, Mineralstoffe und Ballaststoffe, die der Stoffwechsel braucht. Hülsenfrüchte sind darüber hinaus reich an B-Vitaminen.	Kaufen Sie möglichst fettarme Produkte. Gewöhnlich enthalten diese vergleichbare Mengen an B-Vitaminen und Kalzium, liefern jedoch teilweise weniger Vitamin A und D.

wir auf bestimmte Nahrungsmittel mehr oder weniger Appetit. Doch unser Gespür ist seit unserer Kindheit immer wieder unter zum Teil widersprüchlichen Ernährungsvorschriften verschüttet worden. Das fängt an beim „Iss deinen Teller leer" aus Kindertagen und hört auf bei der alljährlichen **„Eierdiskussion"** vor Ostern. Versuchen Sie, Ihre ursprüngliche Körperintelligenz wieder zu erspüren. Und essen Sie **mit Bauchgefühl und Köpfchen**. Der Braten macht Sie immer müde? Weglassen! Abends nur gedämpftes Gemüse lässt Sie fantastisch schlafen? Mehr davon! Finden Sie Ihren eigenen Weg, und testen Sie meine Jungbrunnen-Tipps. Versuchen Sie, möglichst viele davon zu verinnerlichen – Sie werden spüren, wie Sie sich schon nach etwa zwei Wochen **vitaler und jünger** fühlen!

Den größten Anteil an der täglichen Ernährung sollten Obst und Gemüse einnehmen. Die übrigen Komponenten verteilen sich wie auf der **Grafik auf Seite 111** dargestellt.

Fleisch, Fisch und Eier	Fette und Öle	Fett- und zucker-haltige Speisen
Fleisch von Geflügel, Rind, Schwein, Lamm; Fleisch- und Wurstwaren, Innereien; Fisch und Fischprodukte; Eier	Butter, Margarine, Pflanzenöl, Schmalz	Kartoffelchips, Salzgebäck, Pommes frites; Kekse, Kuchen und Pudding; Eis; Schokolade und Süßigkeiten; Zucker; gesüßte Getränke
Verzehren Sie alle Nahrungsmittel dieser Gruppe in Maßen.	Mit Fett und Öl sollten Sie sparsam umgehen.	Genießen Sie Fettes oder Süßes nicht zu oft.
Nehmen Sie mageres Fleisch, von dem Sie das Fett – bei Geflügel die Haut – entfernen. Pro Woche sollte 2-mal (fetter) Fisch auf den Tisch kommen.	Versuchen Sie, mit wenig Fett auszukommen, und bevorzugen Sie pflanzliche Fette und Öle.	Greifen Sie möglichst zu fettarmen Artikeln, und verzehren Sie nicht zu viel Salzgebäck und Süßes. Diese Nahrungsmittel enthalten kaum Vitamine oder Mineralstoffe.

Essen Sie im Jungbrunnen-Rhythmus

Wir haben uns angewöhnt, jederzeit zu essen, worauf wir gerade Lust haben. Doch Ihrem Darm und Ihrer Leber ist es keinesfalls wurst, wann Sie Ihr **Wurstbrot** essen. Denn unsere inneren Organe haben ihren ganz eigenen Tagesrhythmus, nach dem sie arbeiten und gut funktionieren. Wenn wir ständig – selbst in kleinen Mengen – Nahrung zuführen, obwohl die Leber gerade im Programm „Entgiftung" arbeitet, belasten wir sie nicht nur bei ihrer eigentlichen Aufgabe, sondern darüber hinaus auch noch unseren gesamten Organismus! **Die Nahrung** kann nicht ordentlich verstoffwechselt werden und wird erst einmal „**zwischengelagert**" – zum Leidwesen unserer Kleidergröße meistens im Bauch- oder Oberschenkelfett. Wir haben jedoch alle einen bestimmten **Biorhythmus,** mit dem wir nur zusammenzuarbeiten brauchen, um uns gut zu fühlen.

5 goldene Regeln für einen perfekten Jungbrunnen-Rhythmus

1. Essen Sie Obst und Rohkost nur bis etwa 14 Uhr

Bereits ab dem frühen Nachmittag ist die Leber nämlich mit der **inneren Entgiftung** beschäftigt, und wir können gerade Rohkost, wie Salatblätter beispielsweise, nur noch schwer verdauen. Sie bleiben **halbverdaut im Darm** und bilden Fäulnisgase, die wir als unangenehme Blähungen und Darmschmerzen zu spüren bekommen.

2. Kein Obst nach Rohkost essen

Denn der Körper braucht für die Verdauung der schwerverdaulichen Rohkost länger als für das Obst. Das Obst trifft dann auf die noch zu verdauenden Fasern der Rohkost und bildet Fäulnisgase – Blähungen – die wir nur sehr ungern in Kauf nehmen. Essen Sie daher Ihr Obst möglichst bereits am Morgen und Vormittag, und wenn Sie mittags einen Salat gegessen haben, verzichten Sie danach lieber auf das Obst.

3. Frühstück erst eine halbe Stunde nach dem Aufstehen

Also erst duschen, Zähne putzen und anziehen, bevor man sich an den Tisch setzt. Vor dem eigentlichen Frühstück erst einmal ein Glas warmes **Wasser mit Zitrone** trinken: Das aktiviert die Entgiftung des Körpers und regt die Stoffwechselproduktion an. Anschließend können Sie Ihr Frühstück **genießen**.

    Zum Frühstück sollten Sie möglichst kein tierisches Eiweiß zu sich nehmen. Es kann vom Körper morgens nicht so gut verstoffwechselt und genutzt werden und den Organismus belasten. Sie können aber Ihren **Kaffee** mit Sojamilch trinken, dabei ein Vollkornbrötchen mit Marmelade essen und **ein Glas Saft** trinken – allerdings lieber schluckweise als in einem Zug.

    Mittags können Sie Kohlenhydrate, Fette und Eiweiß ganz beliebig mit frischem Gemüse und Rohkost kombinieren, denn wir können jetzt eigentlich alles ganz **gut verdauen**. Wenn Sie Heißhunger auf etwas Süßes – z. B. ein Dessert – haben, wäre jetzt der richtige Zeitpunkt dafür. Die Bauchspeicheldrüse arbeitet auf Hochdruck und kann das Stück Schokolade oder den Sahnepudding einfach mit verarbeiten. Danach sollten Sie Ihrer Bauchspeicheldrüse mindestens 4 – 5 Stunden Ruhe gönnen: also **keinen Kaffee und Kuchen** zwischendurch.

Abends sollten Sie dann die Kohlenhydrate meiden, die der Körper jetzt nur noch schwer verdauen kann und daher lieber im Fettgewebe speichert. Den Begriff „**Abendbrot**" sollten Sie am besten ganz aus Ihrem Wortschatz streichen, denn zu dieser späten Stunde ist der Verzehr vom klassischen Brot mit Streichfett, sprich **Butter**, absolut nicht zu empfehlen. Ebenso wie z. B. **Pizza am Abend** absolut tabu ist.

Ideal sind dagegen leichte eiweißhaltige Lebensmittel wie Joghurt, Quark oder **Frischkäse** und gegartes Gemüse. Fisch oder Hühnchen mit gedämpftem Spinat und Mandelsplittern beispielsweise sind ein ideales Nachtmahl, um sanft schlummern zu können. Allerdings gilt auch hier die Empfehlung: möglichst **vor 19 Uhr.**

4. Verzichten Sie öfter mal auf die Abendmahlzeit

Legen Sie Ihr Mittagessen lieber in den Zeitraum zwischen 14 und 16 Uhr. „Dinner-Cancelling" ist gut für den Stoffwechsel und lässt Sie **gut schlafen.**

5. Essen Sie möglichst viele Anti-Krebs-Lebensmittel

Also häufig Knoblauch, Kohl, Sojabohnen, Ingwer, Sellerie verzehren, aber auch Zwiebeln, Hafer, grünen Tee, Vollkorngetreide, **Leinsamen,** Holunderbeeren, rote Weintrauben, Melone, gekochte Tomatenprodukte und **Möhren.**

Das Geheimnis von Okinawa

Auf dieser südjapanischen Insel gibt es laut Statistik die meisten Hundertjährigen innerhalb einer eng begrenzten Region. Die japanischen Männer auf Okinawa werden durchschnittlich 78 Jahre, Frauen sogar 86 Jahre alt, also im Schnitt fast 4 Jahre älter als der Durchschnitt bei uns. Aufgrund der **langen Lebensdauer** interessieren sich Altersforscher vermehrt für die Lebensführung der japanischen „**Methusalembevölkerung**". Das Geheimnis der Insulaner liegt wahrscheinlich in einer günstigen Kombination **idealer Lebensumstände:** einem erfüllten, arbeitsreichen Leben bis ins hohe Alter sowie stabilen sozialen Kontakten beim gemeinsamen Tai-Chi im Park, regelmäßigem Sport und einer überwiegend gemüse- und fischreichen Kost.

Und dann gibt es da noch ein kleines Geheimnis, eine Regel, die die Insulaner liebevoll „**Hara hachibu**" nennen. Danach soll der Magen nie ganz gefüllt sein. Wahrscheinlich ein Überbleibsel aus lebensmittelknappen Zeiten, aber durchaus gesund. Ein kleines **Hungergefühl** sollte also stets noch vorhanden sein. Übergewicht ist dank Hara hachibu so gut wie unmöglich.

Biomarker: Was sie über uns verraten

Unser Lebenswandel lässt sich auch in unserem Blut ablesen. Wie gesund ist unser Körper und vor allem: **wie jung?** Blutwerte, die darüber Auskunft geben können, nennt man Biomarker. Bei **Ihrem Hausarzt** können Sie Ihr Blut untersuchen lassen. Diese Leistung wird nicht immer von der Kasse übernommen. Es ist aber eine **sinnvolle Investition** in Ihre Gesundheit, mit der sich Mängel schon aufdecken lassen, bevor eine Krankheit überhaupt ausbricht. **Folgende Werte** werden dabei untersucht:

Entzündungsmarker CRP

CRP ist ein Indikator für Entzündungsreaktionen im Körper und gibt zudem Auskunft über die Elastizität der Arterien und damit über Ihre **biologische Jugendlichkeit**. Je niedriger der Wert ist, desto jünger und elastischer sind Ihre Arterien.

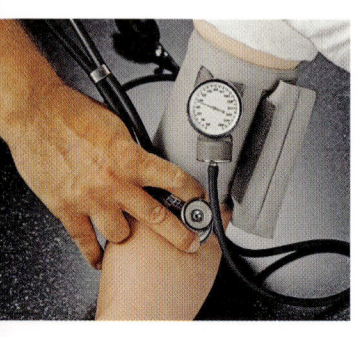

Homocystein

Dieser Biomarker gibt Auskunft über Ihre **Essgewohnheiten** in Bezug auf Obst und Gemüse. Niedrige Werte der schädlichen Substanz belegen eine ausgewogene, vitaminreiche Ernährung, insbesondere bezüglich der Vitamine B_{12}, B_6, Folsäure und der **sekundären Pflanzenstoffe**.

Blutdruck

Der Blutdruck von schlanken, sportlichen Menschen ist in der Regel **deutlich niedriger** als der Blutdruck der Durchschnittsbevölkerung. Eine Ernährungsumstellung mit erhöhtem Bewegungsprogramm kann den Blutdruck innerhalb **kurzer Zeit** deutlich absenken.

Blutzucker

Der Blutzuckerspiegel hängt direkt mit der Insulinproduktion und Ernährung unseres Körpers zusammen. Beim Blutzucker gilt im normalen Rahmen: je niedriger, **desto besser**. Je höher, desto eher besteht die Gefahr, dass sich eine Diabeteserkrankung ausbildet. Der Diabetes Typ 2 ist ernährungsbedingt. Diese auch als **Altersdiabetes** bezeichnete Form der Zuckerkrankheit hängt direkt mit Übergewicht, Bewegungsmangel und einer fettreichen Ernährung zusammen.

HDL

Hohe Werte des „guten Schutzfaktors" HDL deuten auf eine cholesterinbewusste Ernährung und ausreichend Bewegung hin. Mit einem Sportprogramm lässt sich das **„gute" Cholesterin** schon nach 3 Monaten um etwa 10 % steigern.

LDL

Das als „schlechtes" Cholesterin bezeichnete LDL findet sich in hohen Werten bei Menschen mit Übergewicht. Dieses Cholesterin schädigt die Herzgefäße. Genauso wie man gutes HDL mit moderatem **Sport aufbauen** kann, lässt sich das schlechte mit einem gesteigerten Fitnessprogramm senken.

Lp(a) (Lipoprotein (a))

Lp(a) ist ein eigenständiger Gefäßrisikofaktor, der arteriosklerotische Aderveränderungen fördert. Hohe **Werte im Blut** weisen auf ein erhöhtes Arterioskleroserisiko hin.

Glutathion in T-Lymphozyten

Glutathion ist das bedeutendste zelluläre Antioxidans und wird vom Körper selbst aus Cystein und Glutamin gebildet. In einem zweiten Schritt wird Glyzerin mit eingebunden. Das so entstandene Glutathion spielt eine zentrale Rolle im **Entzündungsgeschehen** und bei der Entgiftung von fettlöslichen Fremdstoffen. Zudem überträgt es Glutamin auf die Aminosäuren, die nur in dieser Form die Zellmembran passieren können. Als direkter **Radikalfänger** wirkt es hochpotent antioxidativ und ist damit ein wichtiger Bestandteil des Schutzsystems in unseren Mitochondrien. Zudem regeneriert es die Vitamine C und E sowie die Karotinoide. Glutathion lässt sich **nicht im Blut,** sondern nur in den T-Lymphozyten messen. Diese werden aus dem Blut isoliert, und gemessen wird deren Glutathiongehalt.

Hormone

Hormone sollte man nur bei strenger Indikation künstlich ergänzen. Eine **Hormonsubstitution** muss daher mithilfe einer engmaschigen Blutuntersuchung ständig kontrolliert werden und sollte ein Jahr nicht überschreiten. Hormonsubstitution in den Wechseljahren zum **Schutz vor Osteoporose** ist veraltet und sollte generell nur bei starken Beschwerden sowie zeitlich begrenzt Anwendung finden. Sinnvoller ist hier die Gabe von Phytoöstrogenen aus der Sojabohne.

• **DHEA** ist ein körpereigenes **Rohhormon**, aus dem wir bei Bedarf männliche oder weibliche Hormone aufbauen können. Die Konzentration an DHEA nimmt ab **etwa Mitte 20** stetig ab. Aufgrund des sinkenden DHEA-Spiegels im Blut vermutet

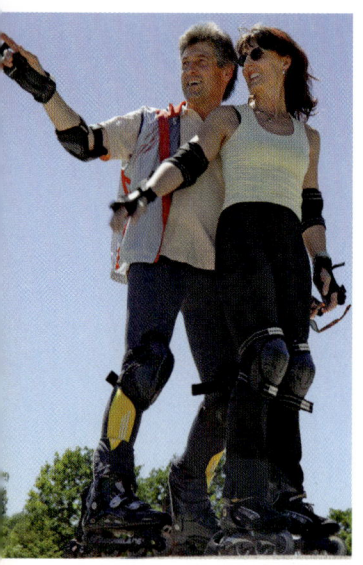

Sportliche Aktivität wirkt sich sehr positiv auf den Östrogen- und Testosteronhaushalt aus.

man einen Zusammenhang mit dem Altern und bezeichnet diese Vorstufe gerne als **Jugendhormon**. Die zusätzliche Gabe von DHEA-Produkten hat sich jedoch nicht durchgesetzt, weil man kaum einen positiven Effekt messen konnte und die langfristigen Nebenwirkungen nicht ausreichend erforscht sind. Stress bewirkt jedoch ein massives Absinken des DHEA-Spiegels im Blut, da das DHEA als Gegenspieler des bei Stress vermehrt ausgeschütteten Hormons Kortisol fungiert. Dieses stressbedingte Absinken der DHEA-Konzentration lässt sich mit **ausreichend Sport** bremsen.

• **Testosteron** ist das „Männlichkeitshormon". Im Schnitt nimmt seine Konzentration im Blut ab etwa dem 30. Lebensjahr kontinuierlich um etwa 1 % jährlich ab. Testosteron ist das männliche **Sexualhormon**, das sich auf die geistige und körperliche Leistungsfähigkeit, die **Libido** sowie das Verhältnis zwischen Muskel- und Fettverteilung im Körper auswirkt. Auch hier führt konsequenter Sport, insbesondere Krafttraining, zu einer signifikanten Steigerung des Testosteronspiegels im Blut. Die künstliche Gabe von Testosteron, meist als Gel, hat sich in der Praxis nicht durchgesetzt, da die gesundheitlichen Risiken unkalkulierbar sind. So kann die künstliche Testosterongabe einen **schlafenden Prostatakrebs** aktivieren, der bei einem größer werdenden Teil der männlichen Bevölkerung ab etwa 70 vorliegt.

• **Östrogen,** das „Weiblichkeitshormon", versiegt bei Frauen in relativ unterschiedlichem Alter, im Durchschnitt aber mit etwa 50 Jahren. Da Östrogen für die typisch weibliche Fettverteilung zuständig ist, kann es **nach der Menopause** zu starken Gewichtsschwankungen und einer Veränderung der Fettverteilung kommen. Das Hormon schützt aber auch vor Gefäßerkrankungen wie Herzinfarkt und erhält das **jugendliche Aussehen,** da es die Kollagenproduktion der Haut stimuliert. Auch hier wirkt sich regelmäßige sportliche Betätigung als wahrer Jungbrunnen aus. Denn Sport verhindert den Abbau der Muskelmasse und die Einlagerung von Fettdepots. Zudem harmonisiert er die Stimmungsschwankungen. Östrogene sollten nur bei **strikter Indikation,** wenn massive Wechseljahresbeschwerden vorliegen, verschrieben werden und nur für begrenzte Dauer. Regelmäßige Kontrollen sind unverzichtbar.

Für immer jung – dank Fasten?

Sensationelle Hungerexperimente an Tieren beflügeln die Presse zu immer neuen Meldungen, und diese führen oft zu vielen Unsicherheiten aufseiten der Verbraucher. In der Tat reagieren **Mäuse und Affen** in langjährigen Tierversuchen auf Nahrungsreduktionen mit einer deutlich längeren und gesünderen **Lebensspanne**.

Und auch beim Menschen zeichnet sich dieser Trend ab. Sogenannte CRONies (calorie restriction with optimal nutrition) reduzieren **freiwillig** ihre Tagesration auf 1500 bis 1800 Kalorien, also etwa ein Drittel weniger, als der Durchschnitt zu sich nimmt. Und in der Tat weist ihr Blut extrem **gesunde Biomarker** auf (siehe Kasten). Cholesterin, die Elastizität der Gefäße, Blutzuckerwerte – alle Werte sind bei diesen Menschen überdurchschnittlich gut.

Ob diese Art der **extremen Kalorienreduktion** wirklich lebensverlängernd ist und sich unter dem Aspekt von Genuss und **Lebensfreude** wirklich lohnt, muss sich noch zeigen. Für die breite Masse der Bevölkerung ist sie nicht zu empfehlen. Im Gegenteil: Im Alter ist ein leichtes Übergewicht meist sogar von Vorteil, da dem Körper mehr Reserven und Nährstoffe zur Verfügung stehen. Auch zu Zeiten eines grippalen Infekts schaden ein paar Kilos manchmal nicht.

Trotzdem ist der positive Effekt einer **Fastenkur** unbestritten, und wir alle können von diesem lebensverlängernden Effekt profitieren, ohne gleich zu Asketen zu werden.

Dazu stehen **Schnellfastenkuren** zur Verfügung, die Sie zwischendurch mal einplanen können (siehe Kasten).

Einsatzgebiete

Basenfasten:

Planen Sie möglichst einmal in der Woche einen Basenfastentag ein, indem Sie alle **sauermachenden** Lebensmittel (wie Fleisch, Milchprodukte, Mehlprodukte, raffinierte Fette, Alkohol, Softdrinks, Kaffee, Süßigkeiten) meiden und sich rein basisch ernähren. Basisch sind fast alle Obst- und Gemüsesorten (außer Hülsenfrüchten, Spargel, geschältem Reis) sowie Nüsse (außer Mandeln). Im Prinzip handelt es sich um einen reinen **Obst- und Gemüsetag** mit viel Wasser. Das hilft Ihrem Körper bei der Entsäuerung und Entgiftung. Und wenn Sie merken, wie sehr Ihr Körper von dieser **kurzen Entgiftung** profitiert, können Sie gleich eine ganze Basenfastenwoche dranhängen.

Dinner-Cancelling:

Verzichten Sie mindestens einmal pro Woche auf das Abendessen. Verschieben Sie das **Mittagessen** einfach auf die Zeit zwischen 14 und 16 Uhr, dann fällt der spätere Verzicht nicht mehr so schwer. Und nehmen Sie Ihre letzte **Zwischenmahlzeit** vor 17 Uhr ein. Bereits dieser einmalige Verzicht stimuliert den Körper, vermehrt fettabbauende Enzyme auszuschütten, und zudem schicken Sie das Dickmachhormon Insulin **vorzeitig in den Schlaf.**

Biologisch: Quantität contra Qualität

Experten bezeichnen Obst und Gemüse vom Discounter gern als „Fastfood-Gemüse" – doch haben die Supermärkte wirklich schlechtere Qualität? Bei kaum einem Thema streiten sich die Geister mehr. Eines lässt sich jedoch mit Sicherheit sagen: Bio-geprüfte Lebensmittel enthalten weitaus weniger schädliche Substanzen als andere.

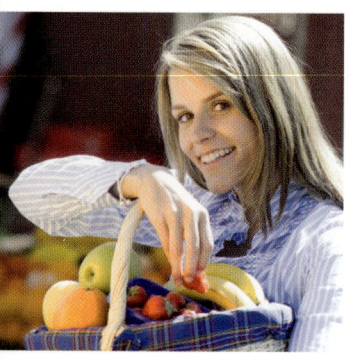

Qualitativ hochwertig kaufen Sie auf dem Bio-Markt, oder Sie ordern gleich die Bio-Kiste von einem Landwirt aus Ihrer Region.

Denn **Bio-geprüfte Lebensmittel** sind weniger mit Pestiziden und Pflanzenschutzmittelrückständen belastet als andere, meist billigere Produkte. Gerade bei Lebensmitteln wie dem an sich so gesunden Paprika sind leider häufig sehr viele Pestizide nachweisbar. Der Griff zum schadstoffärmeren **Bio-Produkt lohnt** sich unter dem Gesundheitsaspekt auf jeden Fall.

Doch mit der besseren und meist auch teureren Bio-Variante kaufen Sie nicht unbedingt gleichzeitig auch einen höheren Vitamin- oder Vitalstoffgehalt ein. Denn diese Faktoren werden von Transportwegen, Lagerung und Nährstoffdichte des Erdbodens bestimmt und fallen stets unterschiedlich aus. **Das Bio-Siegel** des Verbraucherministeriums übernimmt keine Garantie für einen höheren Vitamingehalt, sondern bedeutet lediglich, dass das Produkt gentechnisch **nicht verändert** wurde, nicht mit chemischen synthetischen Pflanzenschutzmitteln (Pestiziden) und leicht löslichen mineralischen Düngern behandelt sowie nicht bestrahlt wurde.

Bei Tieren werden eine artgerechte, flächengebundene Haltung und die Fütterung von ökologisch produziertem Futter (ohne Zusatz von Antibiotika oder Wachstumshormonen!) für das Ausstellen des Bio-Siegels verlangt.

Nicht synthetisch hergestellte Pflanzenschutzmittel, wie verschiedene Bakterien oder Wirkstoffe aus Blumen oder Baumrinden, dürfen dagegen durchaus verwendet werden. Diese sind zwar unbedenklich, können aber bei **empfindlichen Personen**

trotzdem Allergien auslösen. Auch nie ganz auszuschließen ist, dass Pestizide von „unökologisch" gespritzten **Nachbarfeldern** herübergeweht werden.

Das „echte" Bio-Produkt erkennen

Tests der amtlichen Lebensmittelüberwachung haben ergeben, dass etwa **95 % der Bio-Produkte** wirklich frei von Pflanzenschutzmitteln sind – der Griff zum Bio-Produkt lohnt sich also! Achten Sie beim Kauf vor allem auf die **exakte Bezeichnung**: „aus biologischer Landwirtschaft", „aus ökologischem Anbau", oder „von einem biologisch-dynamischen Betrieb" sind geschützte Bezeichnungen und deklarieren „echte Bio-Ware". Nur „kontrolliert" ohne Hinweis auf den Betrieb ist genauso **ungeschützt** wie „extensiv", „umweltfreundlich" oder „ungespritzt" und kann auf jedem noch so unökologischen Produkt stehen.

Denn mit **„Bio"** lässt sich viel Geld verdienen, und das lockt auch Betrüger auf den Plan, die minderwertige Ware unter dem Bio-Namen vertreiben wollen. Achten Sie also genau auf das Etikett und die **tatsächliche Bezeichnung**.

Verbraucher ändern ihr Kaufverhalten

Die Verbraucher sind inzwischen bereit, für **bessere Qualität** auch wieder mehr Geld auszugeben. Die Geizparolen aus der Werbung ziehen nicht mehr. Mit Bio lässt sich gegenwärtig mehr Geld verdienen als mit **Dumping-Preisen** für minderwertige Lebensmittel, daher haben sich nicht zuletzt auch die Discounter umgestellt und bieten ein gut sortiertes Bio-Sortiment an. Diese Lebensmittel sind ökologisch sicherlich genauso gut, wie die im **Bio-Laden** oder auf dem Wochenmarkt. Einzig die Lagerung und der Vertriebsweg entscheiden nun noch über den jeweiligen Vitalstoffgehalt.

So **enthalten erntefrisch** verkaufte Produkte aus der eigenen Region einen weitaus höheren Vitamingehalt als Bio-Produkte aus Neuseeland oder Australien, die schon einen **langen Transport** hinter sich haben. Versuchen Sie daher, möglichst viele Produkte aus Ihrer Region zu kaufen, und beachten Sie dabei das **saisonale Angebot**. Praktisch sind auch die Bio-Kisten, die Ihnen direkt ins Haus geliefert werden. Obst und Gemüse, das außerhalb der Saison angebaut wird, kommt aus fernen Ländern und muss dort meist unreif geerntet werden, damit es bei uns **frisch ankommt**. Es enthält viel weniger Vitalstoffe.

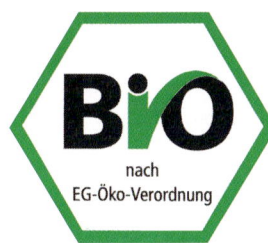

Auf die richtige Bezeichnung kommt es an! Dann ist auch Bio drin, wo Bio draufsteht.

Der Bio-Rhythmus der Natur

Wir alle leben im Bio-Rhythmus der Natur und haben doch verlernt, wie dieser „tickt" – oder wissen Sie noch genau, wann was geerntet wird? Unsere Kinder kennen nur das ganzjährige Angebot in der Obst- und Gemüseabteilung. **Erdbeeren im Winter?** Kein Problem. Einen Unterschied merken wir eigentlich nur im Preis. Zur jeweiligen Erntezeit sind die Lebensmittel ein wenig billiger. Doch unser Körper lebt nach dem natürlichen Bio-Rhythmus, im **Sommer** verlangt er nach vitaminhaltigen, kühlenden Lebensmitteln mit natürlichem Lichtschutz, etwa Beeren und Tomaten. Im Winter dagegen liefern uns **Kohlarten** und Wurzelgemüse, die Nährstoffe lange speichern können, die wichtigen Vitalstoffe für die vitaminarme kalte **Jahreszeit**.

Zucker beschleunigt Ihren Alterungsprozess

Aktuelle Studien belegen, dass **Glukose**, unser eigentlicher Hauptenergielieferant, die Zellalterung massiv beschleunigt. Die im Blut gelösten Zuckermoleküle „verkleben" regelrecht die **empfindlichen Zellwände** einiger Organe. Zucker schädigt die kollagenen Fasern, die unser Bindegewebe festigen und straffen. Zellulitis, aber auch die Festigkeit und Elastizität des Herzmuskelgewebes, der Gefäße und der Haut sind von kollagenen Fasern abhängig. Wird unser **Bindegewebe** durch übermäßigen Zuckerkonsum geschädigt, können Arterienverkalkungen, Herzschwäche, Faltenbildung und Trübungen der Augenlinse beschleunigt werden. Dies betrifft vor allem Diabetiker, deren extrem hoher Zuckerspiegel zu massiven Zellschädigungen führt, aber auch bei **„gesunden" Menschen** lässt sich der zellschädigende Effekt in leichterer Form feststellen.

Nikotin

Dass Rauchen ungesund ist, wissen wir alle. Doch wie sehr Raucher ihrem Körper mit dem blauen Dunst schaden und ihr Älterwerden beschleunigen, ist meist nicht bekannt. In einer einzigen Zigarette sind über 1000 verschiedene Substanzen, von denen noch nicht einmal alle identifiziert sind. **Alle 10 Sekunden** stirbt ein Mensch an den Folgen des Tabakkonsums. Das heißt: Sechs Menschen sind gestorben, bevor Sie den Kasten rechts zu Ende gelesen haben. Starke Raucher verlieren im Schnitt ca. 20 Jahre ihres Lebens und senken ihre Lebenserwartung auf knappe 50 Jahre ab.

Denn Nikotin ist der **Vitaminkiller** Nr. 1. Deswegen benötigen Raucher etwa 50–100 % mehr Vitamine als Nichtraucher. Nikotin setzt die gefürchteten freien Radikale in großen Mengen frei und verstärkt so massiv das Krebsrisiko – weil es selbst krebserregende Stoffe enthält und zusätzlich noch die antioxidativen **Selbstheilungskräfte** des Körpers blockiert.

Der Wochenplan für die Jungbrunnen-Ernährung

Sie möchten es gerne ausprobieren und sich eine Woche lang optimal ernähren? Um es Ihnen so leicht wie möglich zu machen, finden Sie hier einen ausgewogenen Plan, dem Sie leicht folgen können. Wenn Sie das erst mal getan haben, finden Sie bestimmt Geschmack daran, denn es wird sehr lecker.

Starten Sie die Jungbrunnen-Ernährungswoche mit einem überwiegend basischen Tag. Das kurbelt die Stoffwechselaktivität des Körpers an, **entgiftet und entschlackt** und hilft Ihrem Körper, die Vitalstoffe der Jungbrunnen-Ernährungswoche besser aufzunehmen.

Bereiten Sie sich auf die kulinarische Verwöhnwoche vor, indem Sie diese für einen Zeitraum planen, in dem Sie nicht zu sehr von anderen Aufgaben in Anspruch genommen werden. So können Sie sich auf das Thema Ernährung konzentrieren und das Essen und Kochen in Ruhe genießen. Kaufen Sie die **Zutaten frisch** und in hervorragender Qualität ein. Ein guter Start für die Woche ist der Samstag, aber Sie können auch an jedem anderen Tag beginnen. Die Rezepte sind austauschbar. Kombinieren Sie einfach, wie es Ihnen gefällt oder schmeckt.

Erdmandelflocken

Erdmandelflocken erhalten Sie in Apotheken und Reformhäusern. Sie werden aus der Wurzelknolle des **afrikanischen Erdmandelgrases** gewonnen. Aufgrund ihres hohen Gehalts an Mineralien wie Kalium, Natrium, Magnesium und Kalzium sowie Ballaststoffen, ungesättigten Fettsäuren und Vitaminen bereichern sie auf **ideale Weise** unsere überwiegend ballaststoffarme Zivilisationskost. Einfach 2–3 TL bis zu zweimal täglich in Joghurt, Quark oder Müsli eingerührt, unterstützen Erdmandelflocken die **Darmflora** und wirken verdauungsfördernd.

1. Tag

■ Morgens:

Trinken Sie ungefähr $1/2$ Stunde nach dem Aufstehen ein Glas **warmes Wasser** mit dem Saft einer halben, frisch ausgepressten Zitrone. Essen Sie ein **basisches Müsli**. Dazu nehmen Sie 1 EL Erdmandelflocken, reiben einen Bio-Apfel mit Schale und fügen **nach Belieben** Obst hinzu.

■ Zwischenmahlzeit für den Morgen:

Stellen Sie sich einen Obstteller bereit und etwa fünf weiße Mandeln, die versorgen Sie mit Vitalstoffen und lassen sich problemlos zwischendurch naschen.

■ Mittags: siehe rechts

■ Zwischenmahlzeit für den Nachmittag

Kräutertee und eine Handvoll weiße Mandeln (etwa 5 – 8 Stück) oder Trockenobst, z. B. getrocknete Aprikosen, Datteln oder Feigen, natürlich ungeschwefelt und in **Bio-Qualität**.

■ Abends: Tomaten-Apfel-Gazpacho (für 4 Personen)

Sie benötigen: 700 ml Tomatensaft, 3 EL Tomatenmark, 1 großen ungeschälten Apfel, geschnitten, 1 mittelgroße rote Zwiebel, gewürfelt, 2 Knoblauchzehen, 40 g ungeschälte Mandeln, 60 ml Rotweinessig, 2 TL scharfe Barbecuesoße, 1 TL Chilipulver, $3/4$ TL gemahlenen Koriander, $1/4$ TL Salz, 4 Strauchtomaten, gewürfelt, 1 Avocado, gewürfelt, 100 ml Wasser.

1 Alle Zutaten mit Ausnahme der Tomaten- und Avocadowürfel, des Wassers sowie eines Drittels der Zwiebelwürfel in einen Mixer geben und gut vermischen, aber nicht zu fein pürieren.

2 Gazpacho in eine Suppenschüssel geben, 100 ml Wasser und Tomatenstücke unterrühren und im Kühlschrank kaltstellen.

3 Vor dem Servieren mit den restlichen Zwiebeln und den Avocadostücken garnieren.

Pro Portion: 213 kcal; 12 g Fett (davon 12 % gesättigt); 6 g Eiweiß; 26 g Kohlenhydrate; 5,4 g Ballaststoffe; 0 mg Cholesterin; 985 mg Natrium.

1. Tag – mittags

Salat mit Spinat, Süßkartoffeln und Shiitakepilzen

Wer Zeit sparen will, backt die Süßkartoffelscheiben nicht im Ofen, sondern legt sie ganz und ungeschält ins Mikrowellengerät. Erst nach dem Garen schälen und in Scheiben schneiden.

1 Ofen auf 200 °C vorheizen. Die Süßkartoffeln auf ein gefettetes Backblech legen und 15 – 20 Minuten backen. Die Walnüsse auf einem anderen Backblech 5 – 7 Minuten im Ofen rösten, bis sie knusprig sind, etwas abkühlen lassen und grob hacken.

2 In einer großen Pfanne 1 EL Öl auf mittlerer Stufe erhitzen. Knoblauch zufügen und etwa 30 Sekunden andünsten.

3 Die Hälfte der Shiitakepilze zufügen, mit $^1/_4$ TL Salz bestreuen und etwa 4 Minuten anbraten, bis sie anfangen, weich zu werden. Die restlichen Pilze und den anderen $^1/_4$ TL Salz zugeben und weitere 5 Minuten braten, bis alle Pilze weich sind.

4 Den Spinat in eine große Schüssel geben. Süßkartoffeln und Walnüsse zufügen. Die Pilze mit einem Schaumlöffel aus der Pfanne heben und vorsichtig in die Schüssel gleiten lassen.

5 Rotweinessig, Dijonsenf und die restlichen 4 TL Öl in die Pfanne geben und auf hoher Stufe unter Rühren gründlich erhitzen. Anschließend die Mischung als Dressing über den Salat geben und alles gut vermischen.

Für vier Personen

450 g Süßkartoffeln, geschält und in etwa 1 cm dicke Scheiben geschnitten

40 g Walnüsse

1 EL plus 4 TL Olivenöl

2 Knoblauchzehen, fein gehackt

340 g frische Shiitakepilze ohne Stängel, Kappen in feine Scheiben geschnitten

$^1/_2$ TL Salz

350 g junge Spinatblätter

120 ml Rotweinessig

1 EL Dijonsenf

Pro Portion

283 kcal; 15 g Fett (davon 12 % gesättigt); 9 g Eiweiß; 32 g Kohlenhydrate; 8,1 g Ballaststoffe; 0 mg Cholesterin; 524 mg Natrium

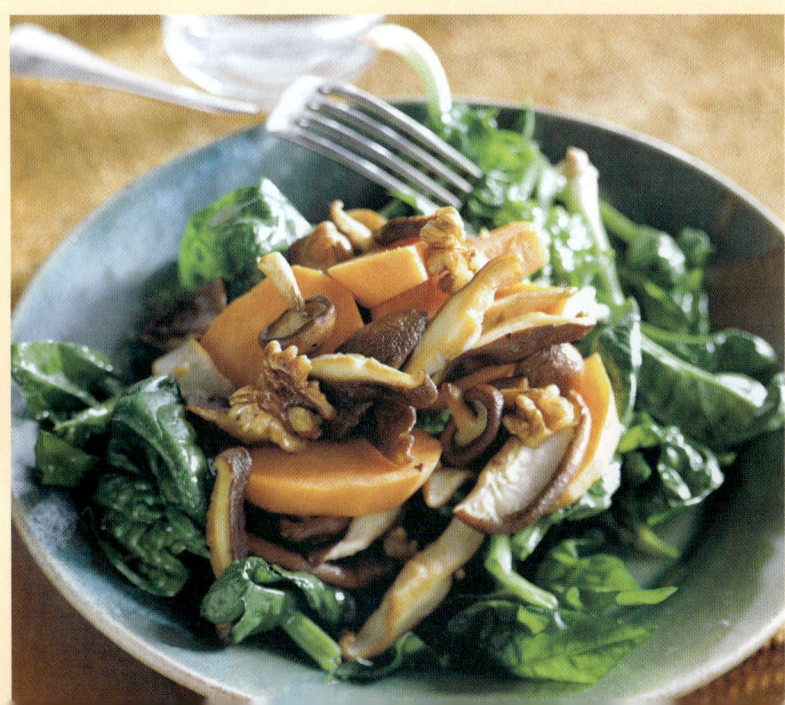

2. Tag

■ **Morgens:**

Essen Sie am Morgen 2 Scheiben Vollkornbrot, die Sie mit einem Rührei belegen. Das Rührei bereiten Sie ganz frisch zu und streuen am Ende reichlich frisch geschnittene **Kräuter** wie Kresse und Schnittlauch oder Petersilie darüber. Dazu trinken Sie ein Glas frisch gepressten Apfel-Möhren-Saft, das entgiftet die Leber. Sollte Ihnen die Zeit fehlen, das Getränk selbst zu pressen, können Sie auch einen hochwertigen Saft aus der Flasche trinken.

■ **Zwischenmahlzeit für den Morgen:**

Machen Sie sich einen kleinen Teller mit frischem Obst der Saison zurecht und legen Sie auch ein paar Mandeln dazu. Essen Sie das Obst wenn möglich mit der Schale.

■ **Mittags:** siehe rechts

■ **Zwischenmahlzeit für den Nachmittag**

Exotische Trockenfrüchte wie Mango, Ananas und Papaya.

■ **Abends: In Orangensaft glasierte Möhren (für 4 Personen)**

Sie benötigen: 900 g Möhren, längs halbiert, in etwa 5 cm lange Stifte geschnitten, 3 TL Orangensirup, 150 ml Orangensaft, 2 1/2 TL Koriander, gemahlen, 1 TL Salz, 180 ml Wasser, 1 EL Pflanzenmargarine, 4 EL Minze, frisch gehackt.

1 Möhren, Orangensirup und -saft, Koriander und Salz in eine große Pfanne geben. Wasser zugeben und bei mittlerer Hitze aufkochen. Die Hitze reduzieren, zugedeckt etwa 15 Minuten köcheln lassen.

2 Den Deckel abnehmen, die Hitze wieder höher schalten und die Möhren in etwa 7 Minuten weich kochen.

3 Margarine zugeben und die Möhren noch etwa 1 Minute kochen, zuletzt die Minze unterrühren.

Pro Portion: 96 kcal; 1,5 g Fett (davon 33 % gesättigt); 20 g Kohlenhydrate, davon 4 g Ballaststoffe; 2 g Eiweiß; 0 mg Cholesterin; 343 mg Natrium.

2. Tag – mittags

Garnelen-Gersten-Eintopf

Für vier Personen

1 EL Olivenöl

1 große Zwiebel, fein gehackt

3 Knoblauchzehen, fein gehackt

1 grüne Paprikaschote, gewürfelt

1 rote Paprikaschote, gewürfelt

1 kleiner Butternutkürbis (etwa 680 g), geschält und in etwa 1 cm große Stücke geschnitten

180 g schnellkochende Gerste (erhältlich im Bio-Laden oder Reformhaus, oft unter der Bezeichnung „Thermogerste")

1 TL scharfe Barbecuesoße

1 TL Salz

1/2 TL getrockneter Thymian

850 ml Wasser

500 g TK-Grünkohl, gehackt

1 Dose (etwa 200 g) Tomaten, zerkleinert

450 g mittelgroße Garnelen, geschält und ohne Darm

Die Kombination aus Grünkohl, Butternutkürbis, Paprikaschoten und Tomaten macht diesen Eintopf reich an Vitamin C, Beta-Karotin und Kalzium. Damit das Gericht noch ansprechender aussieht, lassen Sie die Schalen an den Garnelenschwänzen.

1 Das Öl auf mittlerer Stufe in einer Kasserolle erhitzen. Zwiebel und Knoblauchzehen unter ständigem Rühren etwa 7 Minuten dünsten. Paprikaschoten und Kürbis zugeben und etwa 5 Minuten garen, bis der Paprika weich, aber noch bissfest ist. Dabei häufig umrühren.

2 Gerste, Barbecuesoße, Salz, Thymian und 850 ml Wasser zufügen und zum Kochen bringen. Grünkohl und Tomaten dazugeben, aufkochen und bei reduzierter Hitze und geschlossenem Deckel etwa 10 Minuten leise köcheln lassen, bis die Gerste weich geworden ist.

3 Die Garnelen obenauf legen und bei ebenfalls geschlossenem Deckel etwa 4 – 5 Minuten köcheln lassen, bis sie gar sind.

Pro Portion

409 kcal; 6,6 g Fett (davon 12 % gesättigt); 29 g Eiweiß; 64 g Kohlenhydrate; 11 g Ballaststoffe; 140 mg Cholesterin; 927 mg Natrium

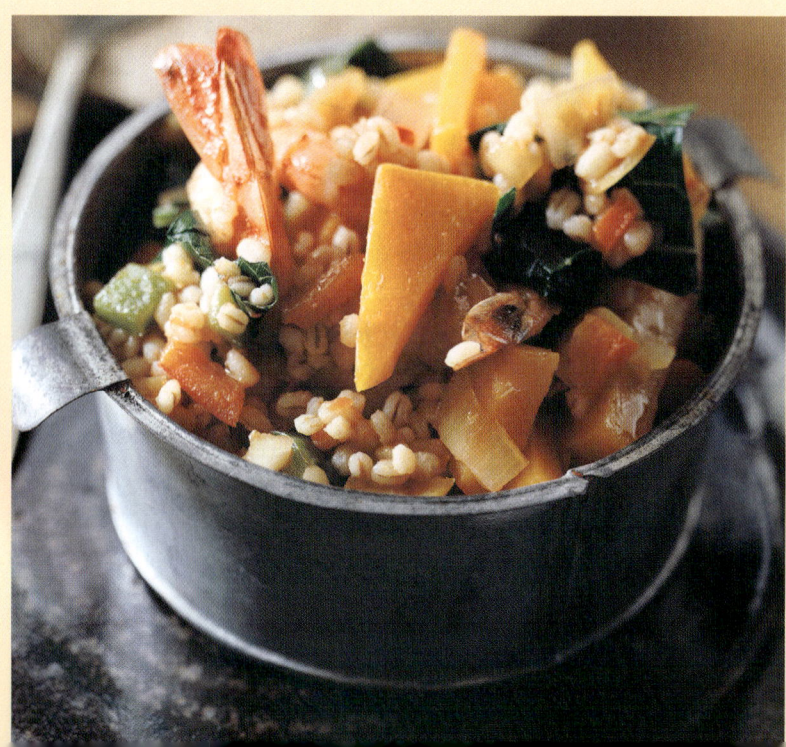

3. Tag

■ Morgens:
2 Scheiben Vollkornbrot mit etwa 50 g vegetarischem Brotaufstrich bestreichen. Dazu lassen Sie sich einen gemischten Obstsalat schmecken.

■ Zwischenmahlzeit für den Morgen:
Heute gibt es eine flüssige Zwischenmahlzeit. Trinken Sie ein Glas Gemüsesaft mit einer Prise Salz und Pfeffer.

■ Mittags: siehe rechts

■ Zwischenmahlzeit für den Nachmittag:
Knäckebrot mit Hüttenkäse und Erdbeeren sowie ein bisschen Honig und geriebenen Mandeln.

■ Abends: Gegrillter Tofu (für 4 Personen)
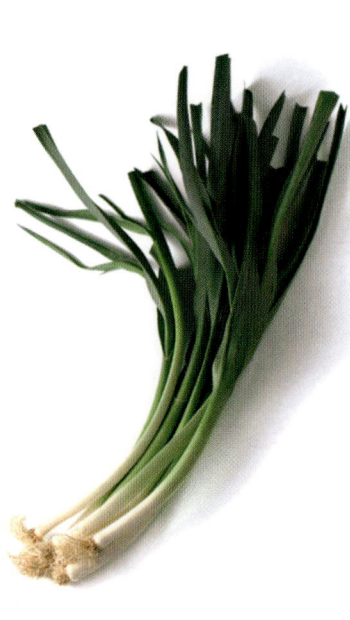
Sie benötigen: 540 g festen Tofu (2 Stücke), 60 ml salzarme Sojasoße, 2 EL Zitronensaft, frisch gepresst, 4 TL dunkelbraunen Roh-Rohrzucker, 2 TL dunkles Sesamöl, 4 TL Sesamsamen, 4 Frühlingszwiebeln.
1 Die beiden Tofustücke waagrecht halbieren, sodass 4 flache Stücke entstehen. Zum Entwässern 2 Stunden auf ein schräg gestelltes Schneidbrett legen, mit Küchenpapier bedecken und ein zweites Schneidbrett darauflegen, das z. B. mit einem Topf beschwert wird.
2 In einer Auflaufform Sojasoße, Zitronensaft, Roh-Rohrzucker und Sesamöl verrühren. Die ausgepressten Tofustücke nebeneinander in die Form legen und 3 Stunden ruhen lassen, bis sie etwa die Hälfte der Marinade aufgesogen haben.
3 Grill vorheizen. Tofu aus der Marinade nehmen und diese aufbewahren. Tofu auf eine Grillpfanne legen und ca. 5 Minuten von jeder Seite grillen, bis er schön braun ist.
4 Währenddessen in einer kleinen Pfanne die Sesamsamen auf niedriger Stufe etwa 3 Minuten lang goldbraun rösten.
5 Vor dem Servieren die Tofustücke mit Frühlingszwiebeln, Sesamsamen und der restlichen Marinade garniert servieren.
Pro Portion: 461 kcal; 27 g Fett (davon 14 % gesättigt); 44 g Eiweiß; 20 g Kohlenhydrate; 0,7 g Ballaststoffe; 0 mg Cholesterin; 642 mg Natrium.

3. Tag – mittags

Gegrillte Entenbrust mit Polenta

Die Meinung, dass Entenbrust besonders fettreich sei, ist schlicht falsch. Gekochte Entenbrust (ohne Haut) enthält 30 % weniger Fett als Hühnerbrust ohne Haut. In diesem Rezept wird das Entenfleisch mit einer pikanten indianischen Würzmischung eingerieben und mit Polenta serviert.

1 Kurkuma, $1/4$ TL Salz, Zucker und Ingwer in einer kleinen Schüssel verrühren. Die Entenbrüste auf beiden Seiten mit dieser Würzmischung einreiben.

2 Olivenöl in eine große Pfanne geben und erhitzen. Die Entenbrustfilets von jeder Seite etwa 3 – 5 Minuten lang anbraten, bis das Fleisch je nach Geschmack innen rosa oder durchgebraten ist.

3 Währenddessen Maismehl und 230 ml kaltes Wasser in einer Schüssel glattrühren. In einem mittelgroßen Topf 300 ml Wasser zum Kochen bringen. Das angerührte Maismehl und den restlichen $3/4$ TL Salz einrühren und die Hitze reduzieren. Die Polenta etwa 7 Minuten unter häufigem Rühren köcheln lassen, bis sie weich und dick ist.

4 Erbsen, Mais und Chutney in die Polenta geben und 2 Minuten kochen lassen, bis das Gemüse heiß ist. Die Entenbrüste quer zur Faser in Scheiben schneiden und mit der Polenta servieren. Dazu passt geschmortes Blattgemüse.

Für vier Personen

2 TL Kurkuma (Gelbwurz)
1 TL Salz
$3/4$ TL Zucker
$1/2$ TL gemahlener Ingwer
4 halbe Entenbrustfilets (ohne Haut), je etwa 140 g
1 EL Olivenöl
80 g gelbes Maismehl
530 ml Wasser
220 g TK-Erbsen
170 g TK-Maiskörner
3 EL Mango-Chutney, gut durchgerührt

Pro Portion

415 kcal; 5,3 g Fett (davon 11 % gesättigt); 35 g Eiweiß; 57 g Kohlenhydrate; 4,7 g Ballaststoffe; 149 mg Cholesterin; 920 mg Natrium

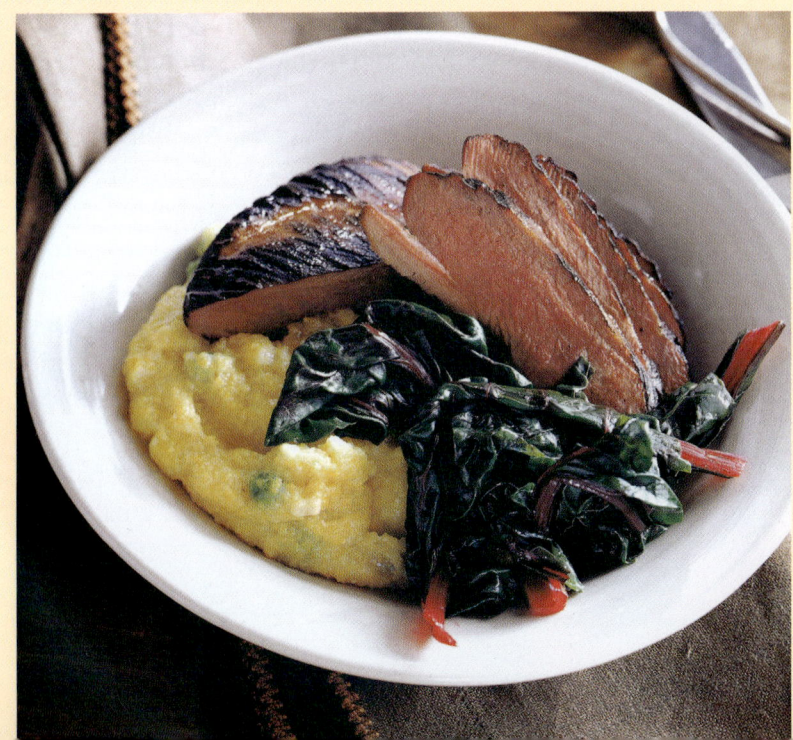

4. Tag

■ **Morgens:**
2 Vollkornbrötchen mit Fruchtaufstrich (100 %). Dazu trinken Sie ein Glas Fruchtsaft. (Statt Butter pflanzlichen Brotaufstrich verwenden.)

■ **Zwischenmahlzeit für den Morgen:**
Geriebener Apfel mit Erdmandelflocken und Mandeln.

■ **Mittags:** siehe rechts

■ **Zwischenmahlzeit für den Nachmittag:**
Fenster öffnen, tief Luft holen, ein großes Glas Wasser trinken und eine Runde spazieren gehen. Was wir als „kleinen Hunger" deuten, ist oft nur Durst oder **Langeweile**. Knabbern Sie lieber mit Genuss ein paar Nüsse, als dass Sie irgendwelche süßen Snacks essen.

■ **Abends: Gemüseeintopf mit Kabeljau (für 4 Personen)**
Sie benötigen: 2 EL Olivenöl, 2 Zwiebeln, gehackt, 3 Knoblauchzehen, 1 große rote Paprikaschote, gestiftelt, 450 g Süßkartoffeln, geschält und gestückelt, $3/4$ TL Salz, 320 ml Wasser, $1/2$ TL getrockneten Thymian, 230 g TK-Erbsen, 110 g TK-Maiskörner, 680 g Kabeljaufilet (ohne Haut), in Stücke geschnitten.
1 Öl in einer großen Pfanne auf mittlerer Stufe erhitzen. Zwiebeln und Knoblauch zufügen und unter ständigem Rühren in etwa 5 Minuten goldgelb werden lassen.

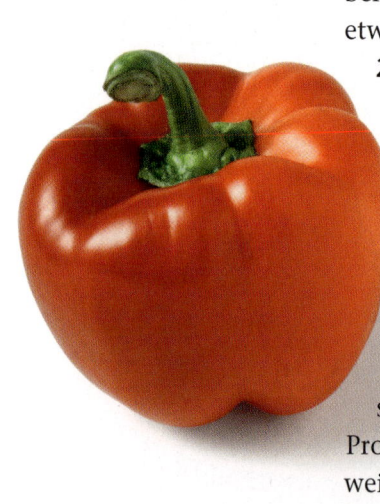

2 Paprikaschote und Süßkartoffeln dazugeben. Bei geschlossenem Deckel etwa 5 Minuten garen, bis die Süßkartoffeln anfangen, weich zu werden. Salz, Wasser und Thymian unterrühren und aufkochen lassen.
3 Hitze reduzieren und bei geschlossenem Deckel weitere 5 Minuten köcheln lassen, bis die Süßkartoffeln weich sind. Erbsen und Mais zugeben.
4 Die Kabeljaustücke auf das Gemüse legen. Bei geschlossenem Deckel etwa 7 Minuten köcheln lassen, bis der Fisch schön zart ist.
Pro Portion: 396 kcal; 8,8 g Fett (davon 14 % gesättigt); 37 g Eiweiß; 43 g Kohlenhydrate; 6,8 g Ballaststoffe; 73 mg Cholesterin; 603 mg Natrium.

4. Tag – mittags

Würzige Cremesuppe aus Butternutkürbis

Für vier Personen

2 TL Olivenöl

1 große Zwiebel, fein gewürfelt

4 rote Äpfel

900 g Butternutkürbis, geschält und in feine Scheiben geschnitten

1 große, festkochende Kartoffel, geschält und in feine Scheiben geschnitten

2 TL Currypulver

1 TL gemahlener Ingwer

1 TL Salz

1/2 TL Zimt

700 ml Wasser

250 ml Milch (1,5 % Fett)

30 g geröstete Cashewkerne, grob gehackt

Pro Portion

314 kcal; 7,7 g Fett (davon 21 % gesättigt); 7 g Eiweiß; 61 g Kohlenhydrate; 8,1 g Ballaststoffe; 2 mg Cholesterin; 627 mg Natrium

Bitte innerhalb unseres Ernährungsplans hiervon abends nur eine halbe Portion essen. Currypulver und Ingwer verleihen dieser nährstoffreichen Suppe einen besonderen Geschmack. Sie sättigt nicht nur hervorragend, sondern liefert auch viel Beta-Karotin, Kalium, Kalzium und Magnesium.

1 Das Öl in einem großen Topf auf mittlerer Stufe erhitzen. Die Zwiebel zufügen und unter Rühren in etwa 5 Minuten goldgelb werden lassen.

2 3 1/2 Äpfel schälen, entkernen und in Scheiben schneiden. Zusammen mit Butternutkürbis, Kartoffelscheiben, Currypulver, Ingwer, Salz und Zimt in den Topf geben und gut durchmischen. 700 ml Wasser zufügen und mit geschlossenem Deckel etwa 30 Minuten köcheln lassen, bis das Kürbisfleisch weich ist.

3 Die Suppe in der Küchenmaschine oder mit dem Pürierstab fein pürieren, Milch zufügen und gut umrühren. Auf niedriger Stufe noch einmal erwärmen.

4 Währenddessen den restlichen halben Apfel ungeschält in dünne Scheiben schneiden. Die Suppe auf vier Suppentassen verteilen und mit Cashewkernen und Apfelscheiben garnieren.

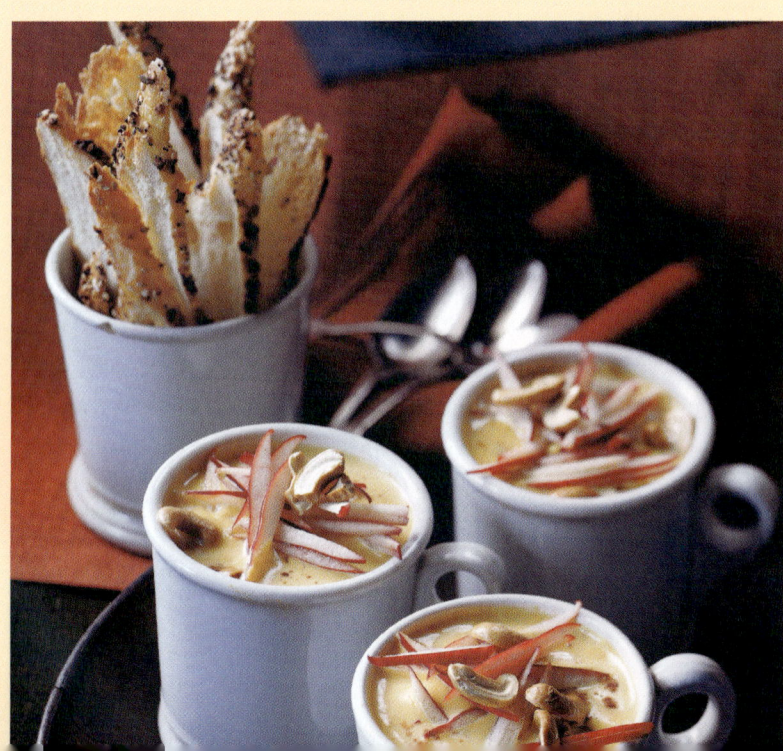

5. Tag

■ Morgens:

Heute bereiten Sie sich einen frischen Obstsalat als Start in den Tag: Schneiden Sie Obst der Saison klein und geben Sie 1 EL Erdmandelflocken dazu. Über das Ganze reiben Sie einen Apfel. Würzen Sie den Obstsalat mit einem Schuss **Zitronensaft.**

■ Zwischenmahlzeit für den Morgen:

Machen Sie sich einen Beerenteller aus frischen Früchten der Saison. Richten Sie ihn sich mit einem Zweig Minze hübsch an. Die Minze haben Sie heute im Haus, da sie Bestandteil Ihres Abendessens sein wird.

■ Mittags: siehe rechts

■ Zwischenmahlzeit für den Nachmittag:

Trockenfrüchte stoppen den Hunger zwischendurch. Essen Sie getrocknete Feigen und Datteln. Sollten Sie diese nicht mögen, können es auch Äpfel oder Bananen sein.

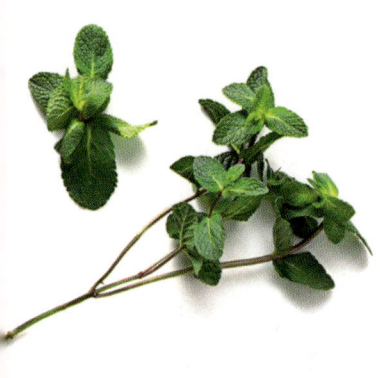

■ Abends: Pudding mit Minze und Schokolade
(für 4 Personen)

Sie benötigen: 110 g dunkelbraunen Roh-Rohrzucker, 40 g Maisstärke, 3 EL ungesüßtes Kakaopulver, $1/2$ TL Salz, 700 ml Sojamilch, $1/2$ TL reinen Minzextrakt, $1/2$ TL Vanilleextrakt, 30 g Schokoladenstreusel.

1 Vermischen Sie den Roh-Rohrzucker, Maisstärke, Kakaopulver und Salz in einem großen Topf. Die Sojamilch nach und nach unterrühren, sodass schließlich eine homogene Masse entsteht.

2 Mischung auf mittlerer Stufe unter ständigem Rühren aufkochen. Etwa 1 Minute kochen lassen, bis der Pudding eingedickt ist. Den Topf von der Kochstelle nehmen und den Minz- und Vanilleextrakt unterrühren. Das Ganze lassen Sie auf Zimmertemperatur abkühlen und rühren anschließend die Schokoladenstreusel ein.

3 Den Pudding nun auf 4 Dessertschüsselchen verteilen. Abgedeckt 2 Stunden im Kühlschrank gut durchkühlen lassen.

Pro Portion: 291 kcal; 5,3 g Fett (davon 27 % gesättigt); 8 g Eiweiß; 53 g Kohlenhydrate; 1,3 g Ballaststoffe; 0 mg Cholesterin; 387 mg Natrium.

Hühnchen mit Gemüse

Für vier Personen

1 EL Kurkuma (Gelbwurz)

1 ½ TL gemahlener Ingwer

1 TL Salz

½ TL Zimt

½ TL Zucker

½ TL Pfeffer

560 g Hühnerkeulen (ohne Haut und Knochen), in etwa 2,5 cm große Würfel geschnitten

2 TL Olivenöl

1 mittelgroße Zwiebel, in dicke Scheiben geschnitten

4 Knoblauchzehen, fein gehackt

3 Möhren, in dicke Scheiben geschnitten

600 ml Wasser

450 g kleine rote Kartoffeln, geviertelt

2 TL Erdnussbutter

720 g Brokkoliröschen

Pro Portion

394 kcal; 9,7 g Fett (davon 20 % gesättigt); 37 g Eiweiß; 38 g Kohlenhydrate; 7,9 g Ballaststoffe; 118 mg Cholesterin; 789 mg Natrium

In der selbstgemachten Würzmischung für dieses Gericht dominieren Kurkuma (Gelbwurz) und Ingwer, die viele Nährstoffe enthalten.

1 Kurkuma, Ingwer, ½ TL Salz, Zimt, Zucker und Pfeffer in einer mittelgroßen Schüssel verrühren. Das Hühnerfleisch darin wenden, bis es rundum mit der Würzmischung bedeckt ist.

2 Das Öl auf mittlerer Stufe in einem beschichteten Schmortopf heiß werden lassen. Zwiebel und Knoblauch zufügen und unter ständigem Rühren etwa 7 Minuten dünsten, bis die Zwiebel weich ist.

3 Möhren, 120 ml Wasser, Kartoffeln, Erdnussbutter und den restlichen ½ TL Salz zugeben und etwa 5 Minuten kochen lassen.

4 Fleisch zufügen und etwa 2 Minuten kochen lassen. Anschließend 480 ml Wasser zugeben, aufkochen, Hitze reduzieren und bei geschlossenem Deckel etwa 15 Minuten kochen lassen, bis das Fleisch gar ist und die Kartoffeln weich sind.

5 Brokkoli zufügen und bei geschlossenem Deckel noch einmal etwa 5 Minuten kochen lassen – dann ist der Brokkoli weich.

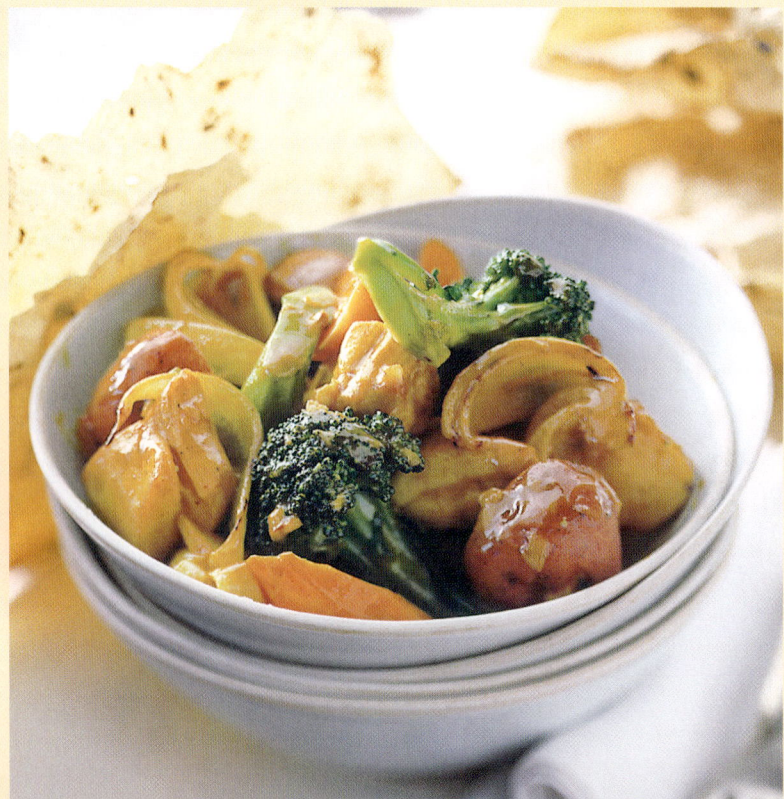

6. Tag

■ **Morgens:**
Heute gibt es einen Obstsalat mit Nüssen. Dazu brauchen Sie einen kleinen Apfel, 1 EL gehackte Mandeln, 1 EL Zitronensaft, **50 g Erdbeeren**, 1 Pfirsich, und wenn Sie das gerne mögen, auch 2 EL Ahornsirup.

■ **Zwischenmahlzeit für den Morgen:**
Machen Sie sich ein leckeres Knäckebrot mit frischem Quark und Kresse.

■ **Mittags:** siehe rechts

■ **Zwischenmahlzeit für den Nachmittag:**
Bereiten Sie sich eine frische Beerenmolke zu. Dazu nehmen Sie: 100 g gemischte Beeren, 2 TL Ahornsirup oder Honig, 1 EL Zitronensaft, 125 ml Trinkmolke. Alles gemeinsam in den Mixer geben und zu einem Shake verrühren. Mit einem **Minzeblatt garnieren**.

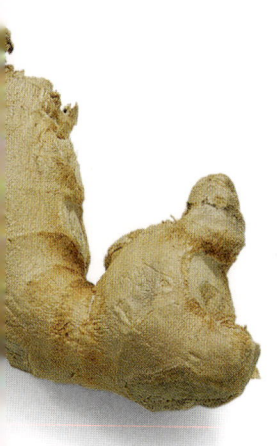

■ **Abends: Wok-Gemüse mit Ingwer (für 4 Personen)**
Sie benötigen: 60 ml Wasser, 2 TL Olivenöl, 1 Möhre, klein geschnitten, 2 EL frischen Ingwer, fein geschnitten, 450 g Pak Choi (chinesischer Mangold) oder grünen Mangold, 230 g Zuckererbsen, klein geschnitten, 3 EL Orangensaftkonzentrat, 1 EL hellen Rohrzucker, 1 EL salzarme Sojasoße, 1/2 TL Salz, 1 TL Speisestärke mit 1 EL Wasser vermischt.
1 Wasser und Öl in einem Wok bei mittlerer Hitze heiß werden lassen. Möhren und Ingwer dazugeben und unter Rühren ungefähr 3 Minuten bissfest andünsten.
2 Mangold, Zuckererbsen, Orangensaft, Zucker, Sojasoße und Salz in den Wok geben. Einen Deckel auflegen, das Gemüse 3 Minuten garen lassen, bis der Mangold leicht zusammenfällt.
3 Den Deckel abnehmen und unter Rühren das Gemüse weitere 2 Minuten kochen. Die Stärkemischung unterrühren und etwa 1 Minute mitkochen lassen. Das Gemüse gut mit der Soße vermischen.
Pro Portion: 109 kcal; 2,5 g Fett (davon 20 % gesättigt); 4 g Eiweiß; 19 g Kohlenhydrate, davon 3 g Ballaststoffe; 0 mg Cholesterin; 630 mg Natrium.

Grünes Chili mit Schweinefleisch

Für vier Personen

2 EL Olivenöl

450 g Schweinelende, mundgerecht gewürfelt

2 EL Mehl

6 Frühlingszwiebeln, in dünne Scheiben geschnitten

3 Knoblauchzehen, fein gehackt

1 große grüne Paprikaschote, gewürfelt

1 eingelegte Jalapeño-Chilischote, gehackt (ersatzweise 1 TL Chilipulver)

1 Dose (etwa 130 g) milde grüne Chilischoten, gehackt

1 1/2 Bund Cilantro (Koriandergrün), gehackt

3/4 TL Salz

1/2 TL gemahlener Koriander

300 ml Wasser

225 g TK-Erbsen, aufgetaut

2 EL Limettensaft, frischgepresst

1 rote Paprikaschote, fein geschnitten

Den typischen Geschmack eines Gerichts aus den amerikanischen Südstaaten verdankt dieses Chili dem aromatischen Cilantro (Koriandergrün).

1 Ofen auf 175 °C vorheizen. Öl in einem beschichteten Schmortopf auf mittlerer Stufe erhitzen. Die Fleischwürfel in Mehl wenden und rasch anbraten, bis sie goldbraun sind, dann auf einen Teller legen.

2 Frühlingszwiebeln und Knoblauch in den Topf geben und etwa 1 Minute andünsten. Grüne Paprikaschote und Jalapeño-Chilischote (bzw. Chilipulver) zufügen und etwa 4 Minuten schmoren. Die grünen Chilischoten, die Hälfte des Cilantro, Salz, gemahlenen Koriander und 300 ml Wasser unterrühren und aufkochen lassen.

3 Fleisch wieder in den Topf geben. Bei geschlossenem Deckel im Ofen etwa 25 Minuten garen.

4 Erbsen, Limettensaft und die restliche Hälfte des Cilantros zufügen. Deckel wieder schließen und 3 Minuten ziehen lassen. Vor dem Servieren mit der fein geschnittenen roten Paprikaschote garnieren.

Pro Portion

306 kcal; 13 g Fett (davon 23 % gesättigt); 28 g Eiweiß; 19 g Kohlenhydrate; 4,3 g Ballaststoffe; 75 mg Cholesterin; 810 mg Natrium

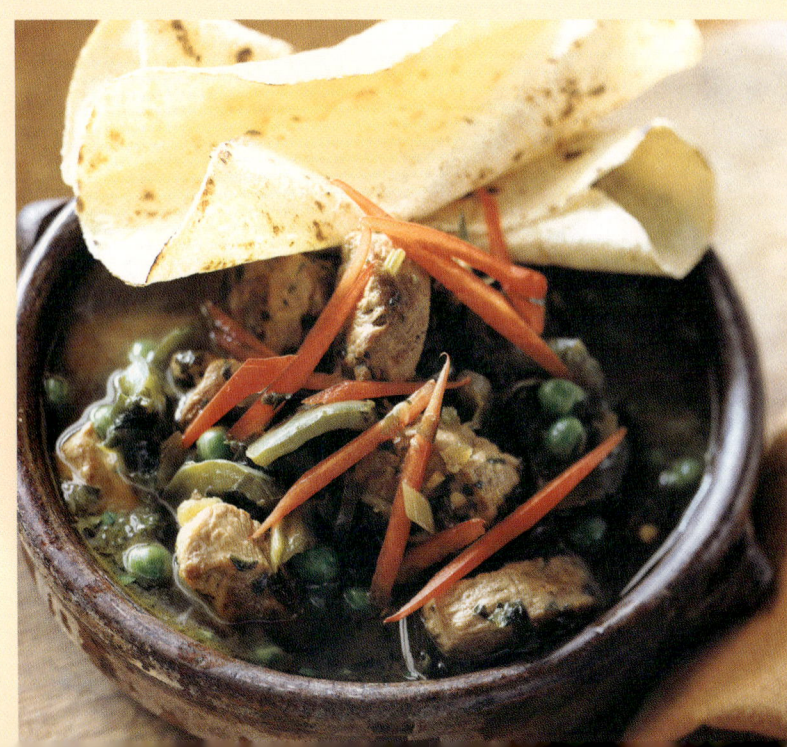

7. Tag

■ **Morgens:**
Eine halbe Honigmelone mit Nüssen und Erdbeeren gefüllt.

■ **Zwischenmahlzeiten für den Morgen:**
Beerenteller der Saison.

■ **Mittags:** siehe rechts

■ **Zwischenmahlzeiten für den Nachmittag:**
Trockenfrüchte wie Feigen und Datteln naschen.

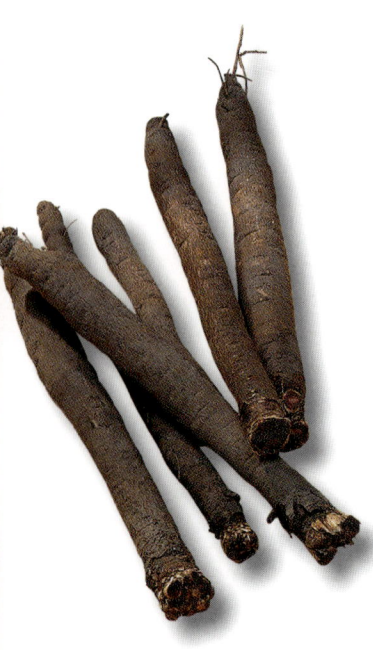

■ **Abends: Schwarzwurzelsuppe (für 4 Personen)**
Sie benötigen: 1 kg Schwarzwurzeln, 2 EL Zitronensaft, 1 l Gemüsebrühe, 1 EL Butter, 1 Zwiebel, fein gehackt, 1 EL Mehl, 50 g Sahne, Salz, Pfeffer, 1 Kästchen Gartenkresse, 250 g Vollkornroggenbrot.
1 Schwarzwurzeln unter fließendem kaltem Wasser sauber abbürsten. In eine Schüssel 1 l Wasser und den Zitronensaft füllen. Die Wurzeln mit dem Sparschäler wie Spargel schälen – dabei Handschuhe tragen, um die Hände vor Verfärbungen zu schützen. Die Wurzeln quer halbieren und sofort in das Zitronenwasser legen.
2 Gemüsebrühe in einem großen Topf aufkochen lassen. Schwarzwurzeln in dünne Scheiben schneiden, zugeben und 15 Minuten in der Brühe garen.
3 Butter in einem kleinen Topf erhitzen und die Zwiebel darin glasig dünsten. Mehl zufügen und kurz anschwitzen. 100 ml von dem Kochsud zugießen und kräftig unterrühren. Sahne zugeben und die Soße unter Rühren 5 Minuten köcheln lassen.
4 Zwei Drittel der Schwarzwurzeln aus dem Sud heben. Mit einem Viertel des Kochsuds zu der Sahnesoße geben; alles mit dem Stabmixer pürieren. Nun die restlichen Schwarzwurzeln untermischen. Übrigen Sud unter Rühren zugießen. Suppe mit Salz und Pfeffer würzen; noch 10 Minuten köcheln lassen. Mit Kresse bestreuen; dazu Brot servieren.
Pro Portion: 220 kcal; 7 g Fett (davon 54 % gesättigt); 30 g Kohlenhydrate; 12 g Ballaststoffe; 7 g Eiweiß; 17 mg Cholesterin; 282 mg Natrium.

7. Tag – mittags

Wintergemüse aus dem Ofen

Für vier Personen

3 EL Olivenöl

6 Knoblauchzehen, in Scheiben geschnitten

340 g Butternutkürbis, in etwa 2 cm große Würfel geschnitten

280 g Rosenkohl, geputzt und längs halbiert

230 g frische Shiitakepilze ohne Stängel, Kappen in grobe Scheiben geschnitten

2 große rote Äpfel, ungeschält in etwa 2 cm große Stücke geschnitten

100 g in Öl eingelegte getrocknete Tomaten, abgegossen und in feine Scheiben geschnitten

1 TL getrockneter Rosmarin, fein gehackt

$^1/_2$ TL Salz

50 g Parmesan, gerieben

Herbst- und Wintergemüse lassen sich hervorragend kombinieren. Sie können dieses Gericht auch mit Pastinaken oder Möhren anstelle von Rosenkohl zubereiten oder einige kleine Zwiebeln zugeben. Die hier vorgestellte Kombination enthält neben Ballaststoffen viel Kalium, Beta-Karotin und Kalzium, das vorwiegend aus dem Kürbis und dem Rosenkohl stammt.

1 Ofen auf 200 °C vorheizen. Olivenöl und Knoblauch etwa 3 Minuten in einer großen Schmorpfanne im Ofen erhitzen. Kürbis, Rosen-kohl, Shiitakepilze, Äpfel, Tomaten, Rosmarin und Salz zufügen und alles gut vermischen.

2 Das Gemüse etwa 35 Minuten im Ofen garen, bis es weich ist; dabei alle 10 Minuten umrühren. Zum Schluss Parmesan darüber-streuen und nochmals etwa 5 Minuten im Ofen überbacken.

Pro Portion

292 kcal; 14 g Fett (davon 17 % gesättigt); 8 g Eiweiß; 39 g Kohlenhydrate; 9,3 g Ballaststoffe; 4 mg Cholesterin; 464 mg Natrium

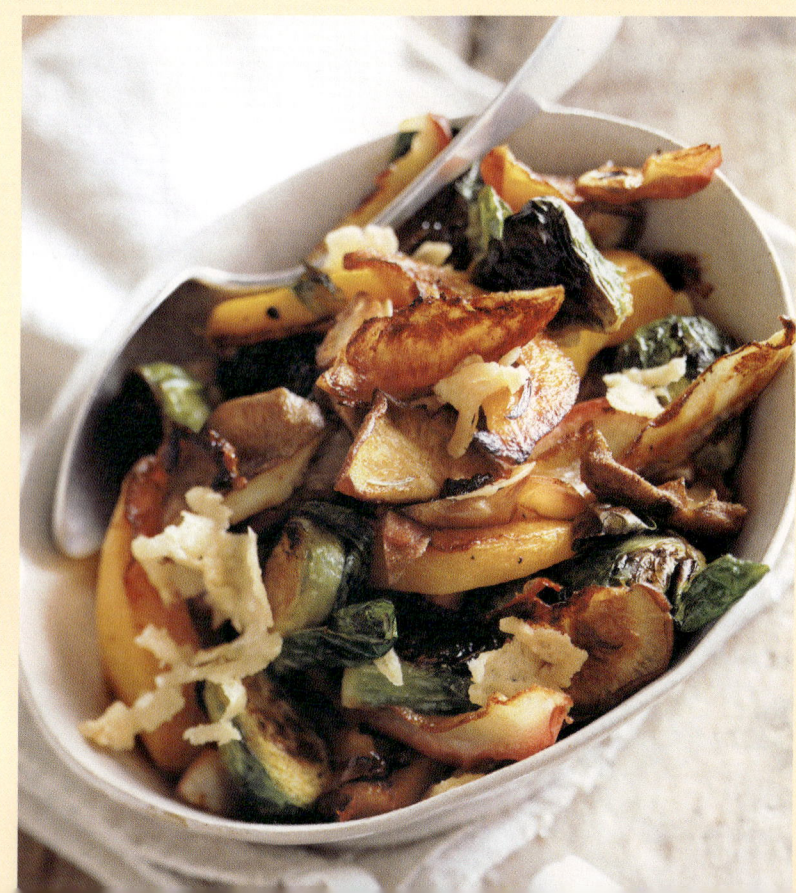

Laufen Sie Ihrem Alter davon!

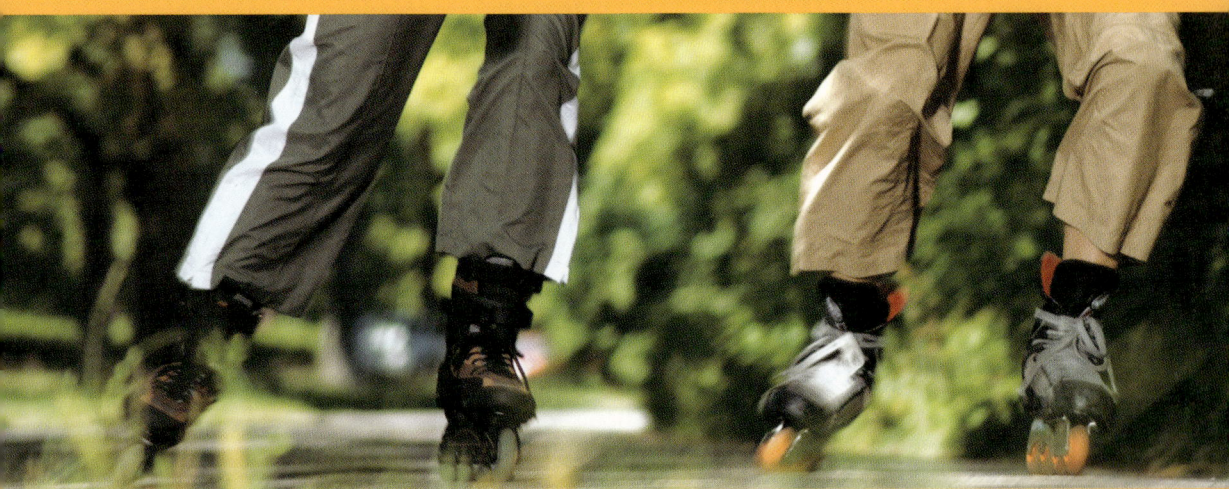

Lange gesund durch sportliche Betätigung

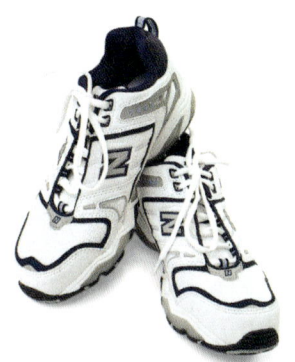

" Bewegung ist Leben! Lange Zeit habe ich vorwiegend unter dem Aspekt von Fitness und Kalorienverbrennung trainiert. Das tägliche Joggen auf dem Asphalt brachte mir zwar eine gute Kondition ein, schädigte aber leider meine Wirbelsäule. Heute weiß ich, dass auch beim Sport die Aufmerksamkeit fürs Detail den ganzheitlichen Erfolg ausmacht. Ich trainiere jetzt lieber auf dem Cross-Trainer, der die Gelenke nicht belastet. Außerdem mache ich regelmäßig Yoga und schwimme viel. Bewegung ist die beste Möglichkeit, den Körper zu verjüngen und ihm lange Gesundheit und Mobilität zu schenken. "

Regelmäßige Bewegung und das Alter der Zellen

Sport ist nach wie vor die gesündeste und effektivste Methode, um unseren Körper jung und aktiv zu erhalten. Den höchsten Trainingseffekt erzielen Sie, wenn Sie Ihren Sport maßvoll und vor allem regelmäßig ausüben. Bereits täglich dreimal 10 Minuten schnelles Gehen trainiert Ihre Kondition.

Machen Sie dabei lieber jeden Tag einen entspannenden **Spaziergang** von einer halben Stunde, statt am Wochenende in einem Gewaltmarsch den Berg hochzurennen. Sportliche Bewegung quält nicht, sondern bereichert. Auch beim Sport ist der **Zeitaufwand** wichtig. Eine mäßige Dauerbelastung über einen etwas längeren Zeitraum ist für Ihre Gesundheit wesentlich besser als kurzfristige extreme Belastungen. Suchen Sie sich Ihren persönlichen **Lieblingssport,** und werden Sie mit Freude an der neu gewonnenen Beweglichkeit wieder aktiv.

Hundebesitzer leben nachweislich länger und sind gesünder.

Mäßig betriebener Sport verlängert die Lebenszeit und verbessert vor allem die Lebensqualität. Dabei gilt moderater Ausdauersport als Jungbrunnen „Nummer 1". Übertriebener Leistungssport dagegen schadet der Gesundheit mindestens ebenso wie Bewegungsmangel. **Optimal** für die gesundheitsfördernde Wirkung ist es, wöchentlich drei- bis viermal jeweils **30 bis 45 Minuten** zu sporteln, wobei der Körper nur bis zu 50 bis 70 % seiner Leistungsfähigkeit belastet werden sollte. **In Kalorien gesprochen:** Die zusätzliche Bewegung sollte etwa 1500 bis 2500 Kalorien in der Woche verbrennen.

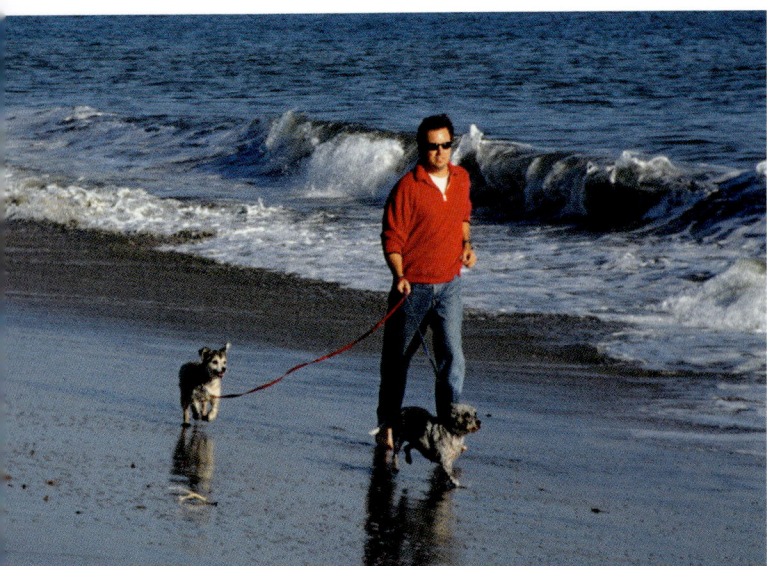

So viele Kalorien verbrennen Sie beim Sport

Sportart/ allgemeine Berechnung*	Verbrauch in kcal*** für 30 Minuten Sport bei einem Körpergewicht von**				
	60 kg	70 kg	80 kg	90 kg	100 kg
Aerobic	190	222	254	286	318
Bergwandern mit Gepäck	180	210	240	270	450
Fitnesstraining	332	386	442	496	552
Fußball	238	278	316	356	396
Golf	154	180	206	232	258
Gymnastik	162	190	216	244	270
Yoga	84	98	112	126	140
Poweryoga	91	106	122	135	150
Inline-Skating	216	252	288	324	360
leichtes Dauerlaufen (Neudeutsch: Joggen)/10,75*	244	286	326	368	408
schnelles Dauerlaufen/13,4*	520	606	700	780	868
langsames Radfahren (bis 15 km/h)/3,35*	180	210	240	270	300
schnelles Radfahren (bis 25 km/h)/7,65*	306	358	408	460	510
langsames Schwimmen/4,3*	230	268	308	346	384
zügiges Schwimmen/12,2*	280	328	374	422	468
Skilanglauf langsam/11,95*	244	286	326	368	408
Skilanglauf schnell/16,73*	280	328	374	422	468
Squash	364	424	484	546	606
Tennis	198	232	264	298	330
spazieren gehen, mittleres Tempo (Walking) 5,5*	165	193	220	248	275

* Verbrauch in kcal pro Kilogramm Körpergewicht bei einer Stunde Sport
  Quelle: ThILLM: Thüringer Institut für Lehrerfortbildung, Lehrplanentwicklung und Medien, -> Kalorienverbrauch, 19.11.2002
** Quelle: Novafeel: Kalorienverbrauch beim Sport und anderen Aktivitäten, 19.11.2002
*** kcal = 1 kcal (Kilokalorie) = 4,2 kJ (Kilojoule) bzw. 1 kJ = 0,24 kcal

Das hört sich viel an, ist aber ganz leicht zu schaffen. Bereits mit einem täglichen flotten **Fußmarsch** von etwa einer halben Stunde liegen Sie im optimalen Trainingsbereich. Innerhalb kürzester Zeit werden Sie merken, wie sich Ihr **Wohlbefinden** und Ihre Gesundheit steigern. Dies verdanken Sie hauptsächlich Ihren eigenen Endorphinen, jenen körpereigenen **Glücksstoffen**, die nach einiger Zeit und mäßiger sportlicher Belastung in Ihrem Körper entstehen.

Ein dauerhafter Bewegungsmangel dagegen macht die Menschen langfristig krank, dick, unzufrieden und **beschleunigt** zudem vor allem den körperlichen und geistigen **Abbauprozess**. Erschreckend: Der überwiegende Teil der Bevölkerung über 30 Jahre bewegt sich zu wenig und riskiert damit frühzeitig eine Erkrankung des Herz-Kreislauf-Systems. Dass körperliche Bewe-

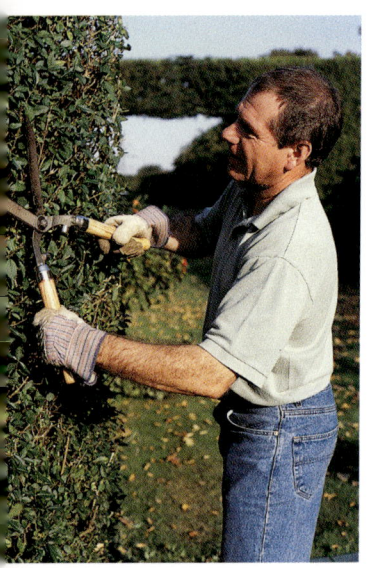

Arbeit in Ihrem Garten zählt definitiv als Sport und hält Sie fit.

gung vor Herzinfarkt, Schlaganfall und Bluthochdruck **schützt**, ist mittlerweile allgemein bekannt. Doch nur wenige wissen, dass Sport auch die Hirnfunktion unterstützt, die Schlagkräftigkeit und Effektivität unseres Immunsystems steigert und die **geistige Fitness** im Alter erhöht. Kurz: Sport ist die beste Verjüngungsmöglichkeit, die uns zur Verfügung steht!

Ihrem Körper ist es dabei völlig egal, ob Sie im Trainingsanzug durch den Wald laufen oder im legeren Outfit die Gartenarbeit zu Hause erledigen. Entscheidend ist es, **aktiv zu werden**. Und während Sie die Stille in Ihrem Garten genießen und dabei ganz nebenbei körperliche Schwerstarbeit verrichten, setzen Sie in Ihrem Körper ein ganzes Feuerwerk an **positiven Effekten** in Gang:

- Der Stoffwechsel wird aktiviert.
- Es bilden sich vermehrt Immunzellen.
- Die Verdauung arbeitet effektiver.
- Die Versorgung der Bandscheiben mit Nährstoffen steigt.
- Kalzium kann in die Knochen eingelagert werden.
- Sport baut das Stresshormon Kortisol ab.

Dazu kommen die **seelische Entspannung**, die innere Ausgeglichenheit und eine warme Zufriedenheit, seinen Körper so vital **zu erleben**.

Gemeinsam geht es leichter

Nach einer längeren Zeit ohne Bewegung sollten Sie sich vorsichtshalber gründlich von einem Arzt untersuchen lassen. Steht von dieser Seite Ihrer neuen Sportkarriere nichts mehr im Weg, können Sie frisch **motiviert** durchstarten. Jeder Tag, den Sie früher damit beginnen, ist ein Gewinn für Ihre Gesundheit. Haben Sie keine Angst, wieder anzufangen, auch wenn Sie im Moment vielleicht untrainiert oder übergewichtig sind. Es gibt für jede persönliche Konstitution den **perfekten** Ausgleichssport. **Einsteigern** kann man ohne Bedenken Walken, Schwimmen, Tanzen oder Yoga empfehlen. Mit wachsender Fitness werden Sie von selbst mutiger und neugieriger und können sich auch an andere Sportarten heranwagen. Voraussetzung ist nur: **am Ball bleiben** und sich nicht entmutigen lassen!

Wenn Sie lange schon keinen Sport mehr gemacht haben, kann es sehr hilfreich sein, zumindest für die **Anfangszeit** einem Verein beizutreten oder sich in einem Fitnessstudio anzumelden.

Auch die Volkshochschulen und Krankenkassen bieten häufig Kurse an. **In einer Gruppe** trainiert es sich meist leichter, und vielleicht haben Sie Glück und schließen so auch noch **nette Bekanntschaften**.

Beachten Sie dabei immer die folgenden goldenen Tipps:
- Machen Sie Sport zu einem **festen Bestandteil** Ihres Tagesablaufs – wie Zähneputzen oder Duschen.
- **Motivieren Sie** möglichst Freunde, Partner oder Kollegen, mit Ihnen gemeinsam Sport zu treiben. Zu zweit hält man einfach besser durch – und der **Spaßfaktor** ist ungleich höher.
- Vermeiden Sie Motivationsbremsen wie den Fernseher oder das weiche Sofa. Wenn Sie hier erst mal gelandet sind, fällt es schwer, wieder aufzustehen. Ein schöner **Abendspaziergang** dagegen macht so richtig angenehm bettmüde, und Sie werden viel entspannter schlafen können.
- Eine **gute Ausrüstung** ist sehr wichtig. Lassen Sie sich daher von einem Fachmann beim Kauf beispielsweise neuer Trainings- oder Wanderschuhe beraten. Oft hilft es, alte und benutzte Schuhe mitzubringen, damit der Experte vor Ort eventuelle Fehler im Auftritt analysieren kann. Das ist gut für die nötige **Trittsicherheit** – nicht nur für Gebirgswanderungen, sondern auch für den Spaziergang durch den nahen Stadtpark.
- Wenn Sie einen neuen Sport beginnen, sollten Sie sich einen **guten Trainer** suchen. Denn nur die exakte Durchführung einer Übung gewährleistet einen positiven Effekt und verhindert Verletzungen oder Überlastungen.

Neue Bekanntschaften sind eine angenehme Nebenerscheinung von Sport.

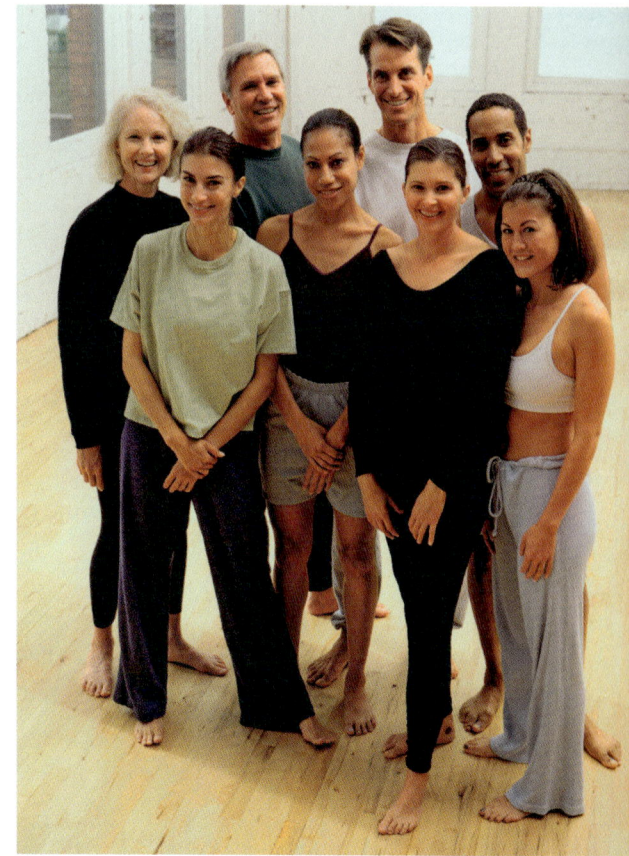

Sport für jedes Alter

Alter	Status quo	Veränderungen des Körpers	So trainieren Sie richtig
20 Jahre: Devise: Fitness ohne Grenzen	• Zeit des Aufbaus Wichtig: • Aktives Muskeltraining • Knochenstärkung durch regelmäßige Bewegung • Vorbeugung von Altersproblemen, z. B. Osteoporose und Diabetes	**Muskeln und Knochen:** • Langsame Abnahme der Muskelmasse und Knochendichte **Herz und Kreislauf:** • Herz pumpt 4 l Blut pro Minute Bis 70 Reduktion dieser Leistung auf 2,5 l • Ausdauersport steuert gegen **Gewicht:** • Hoher Muskelanteil = höherer Grundumsatz = Verbrennen von mehr Kalorien	Ideale **Sportarten:** • Ausdauersport und Muskeltraining • Spaßfaktor der Sportart steht an erster Stelle
30 Jahre: Devise: Fit bleiben auch bei hoher beruflicher Belastung	• Langsame Reduktion der Knochenmasse **Aktivität erwünscht:** • Belastung des Skeletts und der Muskulatur. Dadurch: > Verlangsamung des Knochenabbaus > Verbesserung der Stimmung > Stressabbau > Erhalt der Jugendlichkeit	**Herz:** • Notwendigkeit von positiver Entlastung durch steigenden Stress • Erhöhte Effektivität durch Ausdauersport **Haut:** • Verlangsamte Produktion des stützenden Kollagens • Erste Lachfältchen **Gewicht:** • Drei zusätzliche Kilo Fett pro Jahrzehnt fallen an **Muskeln:** • Abnahme der Muskelmasse pro Jahrzehnt um drei Kilo – Sport verlangsamt dies	Ein ideales **Sportprogramm** besteht zu gleichen Teilen aus: • Konditions- • Kraft- und • Beweglichkeitstraining > Empfehlenswert: Vielseitigkeit, möglichst viele verschiedene Sportarten
40 Jahre: Devise: Erhalt von Figur und Gewicht	• Nachlassende Elastizität der Muskeln und Sehnen • Mäßige Kondition > Veränderungen noch reversibel • Erhalt und Wiederherstellung der Geschmeidigkeit der Muskeln und Sehnen durch Dehnungsübungen	**Herz und Kreislauf:** • Minimierung von Herz-Kreislauf-Erkrankungen durch regelmäßigen Sport **Hormone:** • Stabilisierung des Hormonhaushalts durch Bewegung • Regelmäßige körperliche Anstrengung kann das hormonelle Alter Ihres Körpers sogar um etwa 10 Jahre zurückdrehen **Knochen:** • Sport ist die beste Osteoporoseprophylaxe	Der **Fokus beim Sport:** • Halten des Idealgewichts > Fettverbrennung • Stärkung des Bewegungsapparates und des Herz-Kreislauf-Systems

Sport für jedes Alter

Alter	Status quo	Veränderungen des Körpers	So trainieren Sie richtig
50 Jahre: Devise: Hormonschwankungen ausbalancieren und sich rundum wohlfühlen	• Beginn der Wechseljahre meist mit etwa Anfang 50 • Messbar reduzierte Östrogenproduktion bei Frauen • Veränderung des Hormonhaushalts bei Männern: > abnehmende Testosteronbildung	**Hormone:** • Ausdauersport reduziert Wechseljahressymptome **Arterien und Gefäße:** • Regelmäßig durchgeführter Ausdauersport: > erhöht die Elastizität der Gefäße > senkt Risiko für Arteriosklerose und Gefäßverengung **Knochen:** • Sport wirkt altersbedingtem Knochenabbau entgegen	**Haupttrainingsziel:** • Erhaltung und erneute Mobilisierung von Ausdauer und Körperkraft > Ein Muss: Krafttraining > Kombiniertes Kraft-Konditions-Training > Sportarten wie Wandern oder Nordic Walking
60 Jahre: Devise: Fitness kann die ersten Altersbeschwerden spürbar abmildern	• Die gute Nachricht: Fitness von gut trainierten 60-Jährigen entspricht der von untrainierten 40-Jährigen! • Biologisches Alter kann in Maßen selbst bestimmt werden • 10 Jahre jünger, durch kluges Training	**Gelenke:** • Keine hohe Gewichts- und Stoßbelastung: > Nordic Walking, Wandern > Schwimmen > Radfahren, Cross-Trainer • Achtung: Gewichtszunahme! **Koordination:** • Unterstützung der Koordination und Reaktionsgeschwindigkeit durch aktiven Gehirnsport • 30 Minuten täglich reichen! **Muskeln:** • Krafttraining gegen Abbau **Psyche:** • Neue Hobbys und Aufgaben	**Wertewandel** beim Sport: • Korrekte Durchführung • Passende Ausrüstung • Vertrauen in eigene emotionale Intelligenz: > Sie wissen, welcher Sport Ihnen guttut
70 Jahre und älter: Devise: Machen Sie sich stark für ein gesundes Alter	• Energieversorgung der grauen Zellen durch Sport • Training der Koordinationsfähigkeit von hoher Bedeutung für die Standfestigkeit • Gehirnjogging für geistige Beweglichkeit	**Koordination:** • Schulung der körperlichen Koordinationsfähigkeit und Schutz vor Stürzen durch Sport **Herz-Kreislauf-System:** • Regelmäßige und maßvolle körperliche Anstrengung: > stärkt das Herz > unterstützt Gefäßsystem > schützt vor Arteriosklerose **Blutzucker:** • Verringerung des Risikos von Altersdiabetes durch Sport	**Mobilität und Beweglichkeit:** • Erhaltung der Muskelmasse • Dehnungs- und Koordinationsübungen > Erhaltung der Trittsicherheit > Prophylaxe von Stürzen

Ausdauertraining hält uns jung

Trainieren Sie regelmäßig Ihr Herz-Kreislauf-System, und Ihr Körper wird sich mit einem frischen, jungen und vor allem leistungsstarken und gesunden Leben bedanken. Denn wir alle wollen ja nicht nur alt werden, sondern möglichst lange auch vital, gesund und stark bleiben, um das Leben zu genießen.

Das Zauberwort hierbei heißt Ausdauertraining. Dieses Training, auch als Konditionstraining bezeichnet, spornt unseren Körper zu Höchstleistungen an. Ein gut **trainiertes Herz** gerät nicht so schnell aus der Puste, wenn wir mal eine Treppe hochgehen oder einen Sprint einlegen. Denn Ausdauertraining hilft dem Herzen, langsam und effektiv – und das heißt kraftvoll – zu pumpen. Wichtig: Ausdauertraining müssen Sie regelmäßig durchführen, um den positiven Effekt optimal zu nutzen.

Das beste Ausdauertraining für Herz und Kreislauf sind Sportarten mit niedriger bis **mittlerer Belastung** über einen längeren Zeitraum hinweg, bei denen es nicht zum Sauerstoffmangel kommt. Man bezeichnet ein solches Konditionstraining daher auch als „aerob", weil die Muskeln nicht unter Sauerstoffmangel leiden. Ein optimales Trainingsergebnis erhalten Sie, wenn Sie **drei- bis viermal wöchentlich** etwa 30–45 Minuten trainieren und Ihr Herz dabei mit etwa 60–80% seiner maximalen Frequenz schlägt.

Wie berechne ich meine Herzfrequenz für das Training?

1. Subtrahieren Sie Ihr Alter von der Zahl 220. Wenn Sie also 55 Jahre alt sind, gilt: 220–55=165. Damit ist 165 Ihre maximale Herzfrequenz.
2. Berechnen Sie die untere Grenze Ihres Trainingsbereichs, indem Sie 60% von 165 ausrechnen, also 99.
3. Die obere Grenze des Trainingsbereichs erhalten Sie, indem Sie 80% von 165 berechnen, also 132.

Nach dieser Rechnung sollte sich Ihre **Herzfrequenz** bei einem Alter von 55 Jahren im Training zwischen 99 und 132 bewegen. Um Ihre Ausdauerleistungsfähigkeit zu steigern, sollten Sie versuchen, **dreimal pro Woche** für 20–30 Minuten innerhalb dieses Bereichs zu trainieren.

Sie können Ihre Herzfrequenz überwachen, indem Sie Ihren **Puls tasten**. Legen Sie die Fingerspitzen auf die Innenseite des Handgelenks oder drücken Sie sie leicht gegen den Hals, seitlich neben dem Kehlkopf. Zählen Sie den Puls **15 Sekunden** lang, und multiplizieren Sie diese Zahl mit 4. Das Ergebnis ist der Pulsschlag bzw. die Herzfrequenz pro Minute.

Suchen Sie sich Ihren Lieblingssport unter den Jungbrunnen-Sportarten aus, und probieren Sie sich ruhig auch mal in einer **neuen Sportart** aus. Sie werden Spaß dabei haben!

Die meisten Übungen, wie diese aus dem Yoga, darf man nur ausführen, wenn der Körper gut aufgewärmt ist.

Aufwärmen

Setzen Sie sich im Winter in Ihr kaltes Auto und geben gleich Vollgas? Sicher nicht – denn Ihr Auto würde mit einem empörten Aufheulen des Motors reagieren. Gönnen Sie daher auch Ihren **Muskeln** einen sanften Start und Zeit, sich langsam auf Höchstleistung zu bringen.

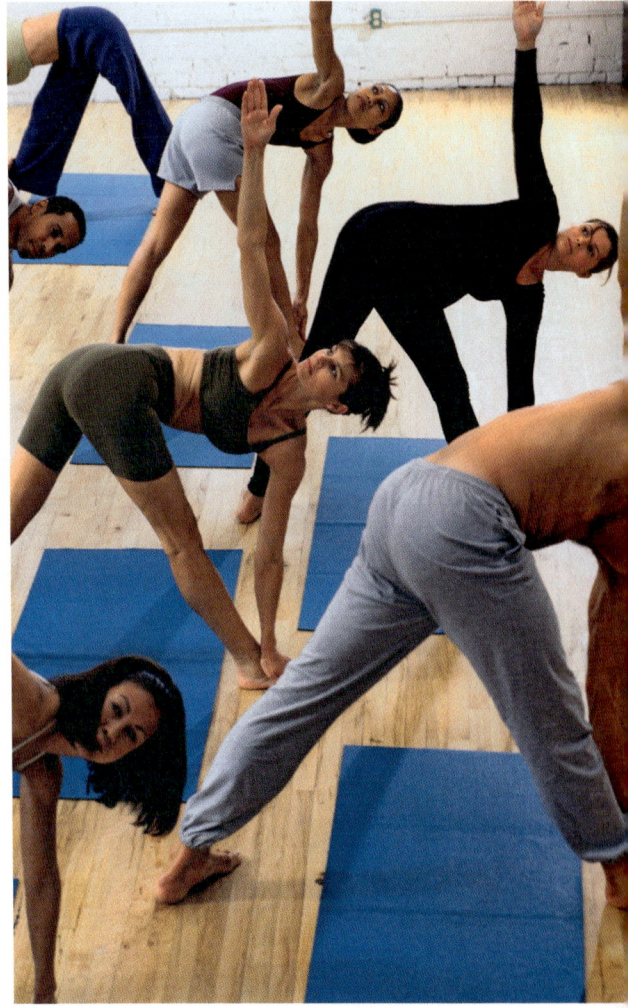

Das **Aufwärmen** der Muskulatur vor Beginn einer Trainingseinheit ist enorm wichtig, um Sie mental und physisch auf die bevorstehende Herausforderung vorzubereiten. Beim Aufwärmen beschleunigt sich nicht nur die Herzfrequenz, auch die **Körpertemperatur** steigt an, die Durchblutung der Muskulatur wird verstärkt und die Versorgung mit Nährstoffen aktiviert. Die Atmung beschleunigt sich: Wir atmen schneller und tiefer die **sauerstoffreiche Luft** ein und aktivieren auf diese Weise alle Körperfunktionen.

Da weder die Bandscheiben noch die Knorpel eigene Blutgefäße besitzen, müssen sie aktiv mithilfe von pumpender Bewegung ernährt werden. Bereits nach 5 Minuten saugen sich Bandscheiben und Knorpel vermehrt mit **Flüssigkeit** voll. Wie bei einem Schwamm nehmen sie in der Phase der Entlastung Flüssigkeit mit frischen Nährstoffen auf und geben bei Belastung nährstoffarme Flüssigkeit wieder ab. Die Knorpel und Bandscheiben erhöhen durch die Wärme zudem ihr Gelenkflüssigkeitsvolumen, verstärken dadurch ihre **stoßdämpfenden** Eigenschaften und reduzieren so die Verletzungsgefahr.

Geeignete Übungen

Um den Körper auf das Training vorzubereiten, sollten Sie sich etwa 10 Minuten leicht ins Schwitzen und somit Ihre Muskeln auf „Betriebstemperatur" bringen.

Hier ein paar Tipps, die Sie ganz schnell zum Schwitzen bringen:

• Gehen Sie entspannt auf der Stelle, und ziehen Sie Ihre Knie bei jedem Schritt **locker** mit nach oben. Die Arme lassen Sie gegengleich mitschwingen, also linker Fuß, rechter Arm und umgekehrt. Die Füße rollen bei jedem Schritt leicht von der **Ferse zum Ballen** ab; treten Sie dabei leicht auf. Mit etwas **Musik** kommen Sie schneller in einen angenehmen Rhythmus und können die Arme im Takt mitschwingen.

• Oder Sie tanzen gleich zu Ihrer Lieblingsmusik, aber **nicht zu temperamentvoll**. Sie wollen sich schließlich nur aufwärmen und nicht erschöpfen.

• Statt auf der Stelle können Sie auch mit schnellem Schritt durchs Zimmer oder den Garten **walken** oder die Treppe rasch hoch- und runtergehen.

• Im **Fitnesscenter** stehen Ihnen Kardiogeräte wie das Laufband, der Cross-Trainer oder das Indoor-Bike zur Verfügung. Einfach 10 Minuten aufs Gerät Ihrer Wahl und erst dann mit dem **Training** beginnen.

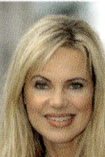

Mein persönlicher TIPP FÜR SIE

Runterschalten

Ebenso wichtig wie das Aufwärmen ist nach einer Trainingseinheit das langsame Cooldown. Zeigen Sie Ihrem Körper: „Das hast du super gemacht, jetzt gönne ich dir noch eine lockere Runde zum **Entspannen**, damit du dich schon aufs nächste Training freust." Nach dem Joggen können Sie ja kurz bei Ihrem Auto anhalten, eine Flasche kühles, **klares Wasser** schnappen, dann die Runde locker ausgehen und dabei den Wasserhaushalt ausgleichen. Seien Sie **stolz** auf Ihre Leistung, und genießen Sie das Gefühl, etwas für Ihren Körper getan zu haben. Schon **5 – 10 Minuten** reichen für den Cooldown. Übrigens: Wir regenerieren nachweislich schneller, wenn wir unserem Körper diese Zeit schenken.

• Sie können auch ein paar **Gymnastikübungen**, wie etwa den klassischen Hampelmann, durchführen.

Egal für welche **Aufwärmidee** Sie sich begeistern – heizen Sie sich unbedingt etwa 10 Minuten auf. Versuchen Sie, dabei möglichst viele Muskelgruppen zu aktivieren, zumindest aber die große Beinmuskulatur. Hierbei gilt natürlich: **langsam anfangen** und die Bewegung dann steigern.

Dehnen

Haben Sie schon mal einem Hund beim Räkeln und Dehnen zugeschaut? Wenn sich Tiere nach einem längeren Schläfchen erheben, dehnen und strecken sie sich instinktiv. Schauen Sie sich etwas von der **Technik der Tiere** ab, und versuchen Sie, möglichst oft Dehnungsübungen in Ihren Alltag zu integrieren. Regelmäßig durchgeführte Dehnungsübungen erhöhen die **Beweglichkeit** um bis zu 20 % und verhindern, dass sich unsere Muskeln und Sehnen mit der Zeit einfach zusammenziehen und verkürzen.

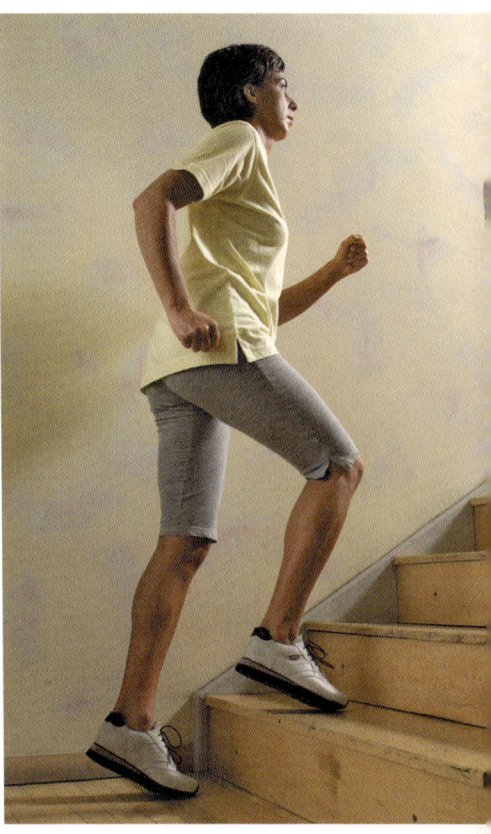

Es ist nicht unbedingt nötig, dass Sie die Beweglichkeit **eines Babys** zurückerlangen und sich, wie dieses, den großen Zeh in den Mund stecken können. Aber es wäre doch schön, wenn wir uns unsere Socken und Schuhe selbst **über die Füße streifen** könnten. Sogar diese einfachen Tätigkeiten können zur Herausforderung werden, wenn wir die zunehmende Versteifung unseres Körpers zulassen und nicht bremsen. Denn aufgrund der eingeschränkten Beweglichkeit weicht der Körper dann auf Schon- und Ausweichhaltungen aus und belastet so Sehnen und Muskelgruppen, die hierfür eigentlich gar nicht gedacht und somit auch nicht so belastbar sind. Schmerzhafte Verspannungen und Fehlhaltungen können daraus resultieren. Trainieren Sie daher gezielt Ihre **Gelenkigkeit** und Beweglichkeit.

Unsere Muskeln setzen sich aus einem „Motor" und aus den **„Sprungfedern"** zusammen. Ineinandergreifende Myosin- und Aktinfilamente bilden den Antrieb, den Motor für unsere Bewegung. Bei der Kontraktion gleiten sie ineinander, verhaken sich und ziehen dadurch den Muskel zusammen. Das sogenannte

Lassen Sie den Lift besser links liegen, und nutzen Sie jede Möglichkeit zu mehr Bewegung.

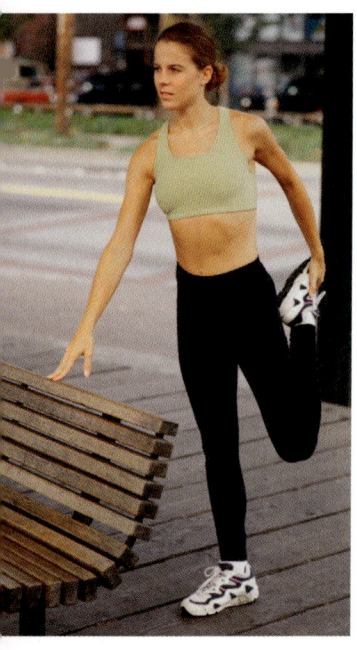

Dehnübungen im Freien beim Joggen oder Walken gehören längst zum Straßenbild.

Titin, ein fadenförmiges Filament, das wie ein **elastisches Band** die gespannten Muskeln wieder in die Ruheposition bringt, funktioniert wie eine Feder und lässt sich ausgezeichnet trainieren. Bereits nach wenigen **Wiederholungen** einer Übung lassen sich die Muskeln schon etwas weiter dehnen und die Gelenke weiter strecken.

Dass man mit Dehnübungen einen **Muskelkater** verhindern kann, stimmt leider nicht. Ein Muskelkater entsteht, wenn sich kleinste Verletzungen im Gewebe bilden. Da diese jedoch **rasch verheilen**, ist ein Muskelkater keine ernstzunehmende Verletzung, sondern meist ein Zeichen dafür, dass man seine persönliche Leistungsgrenze überschritten hat. Kurzfristige Dehnungen bringen meist keinen dauerhaften Effekt. Wenn Sie dagegen regelmäßig Dehnungsübungen durchführen, können Sie Ihre Bewegungsreichweite **langfristig erhalten** und verbessern.

Stretching für mehr Beweglichkeit

Stretching ist der Überbegriff für Dehnübungen, die verhindern, dass sich Muskeln durch lang anhaltende einseitige Belastungen verkürzen. Sie **entspannen** die Muskeln und bewirken geschmeidigere Bewegungsabläufe. Führen Sie, wenn nichts anderes angegeben ist, diese **Basisübungen** vor und nach jeder Trainingseinheit durch, und vermeiden Sie so Verspannungen. Immer gilt: Jeden Muskelbereich nur so weit dehnen, bis ein leichtes Ziehen zu spüren ist. Die Dehnung **7 – 10 Sekunden** halten und wieder lösen. Bitte immer zu Beginn der Übung kräftig ausatmen.

Dehnung von Oberschenkelvorderseite und Hüftbeuger (1)

- Stehen Sie aufrecht, das **rechte Bein** beugen, das Fußgelenk mit der rechten Hand umfassen und zum Gesäß ziehen.
- Das **linke Standbein** sollte nicht durchgestreckt, sondern lieber leicht gebeugt sein, die Knie sollen sich berühren. Vermeiden Sie **Rundrücken** und Hohlkreuz, und führen Sie die Ferse nicht neben das Gesäß.

Dehnung der unteren Wadenmuskulatur (2)

- Machen Sie einen Ausfallschritt mit dem linken Bein nach vorn.
- Das rechte Bein so weit beugen, **bis die Ferse** den Boden verlassen will.

• **Das Gewicht** ruht auf dem rechten Bein, das linke bleibt gestreckt, die Zehen ziehen zum Körper.

Achten Sie darauf, dass die rechte Ferse nicht abhebt.

Dehnung der Oberschenkelinnenseite (3)

• Verlagern Sie aus dem gegrätschten Stand das Gewicht auf das **rechte Bein**, das Sie beugen.
• Das linke Bein ist gestreckt, die linke **Fußinnenkante** drückt gegen den Boden.
• Beginnen Sie mit einer **breiten Grätsche**, die Knie und Fußspitzen zeigen in eine Richtung.

Dehnung der Brustmuskulatur (4)

• Den rechten Arm waagrecht zur Seite strecken, Handinnenfläche z. B. an einer Wand abstützen. Den **Oberkörper vorsichtig** nach links wenden.

Achten Sie darauf, dass der **Rücken gerade** bleibt, die Schultern sind nicht hochgezogen.

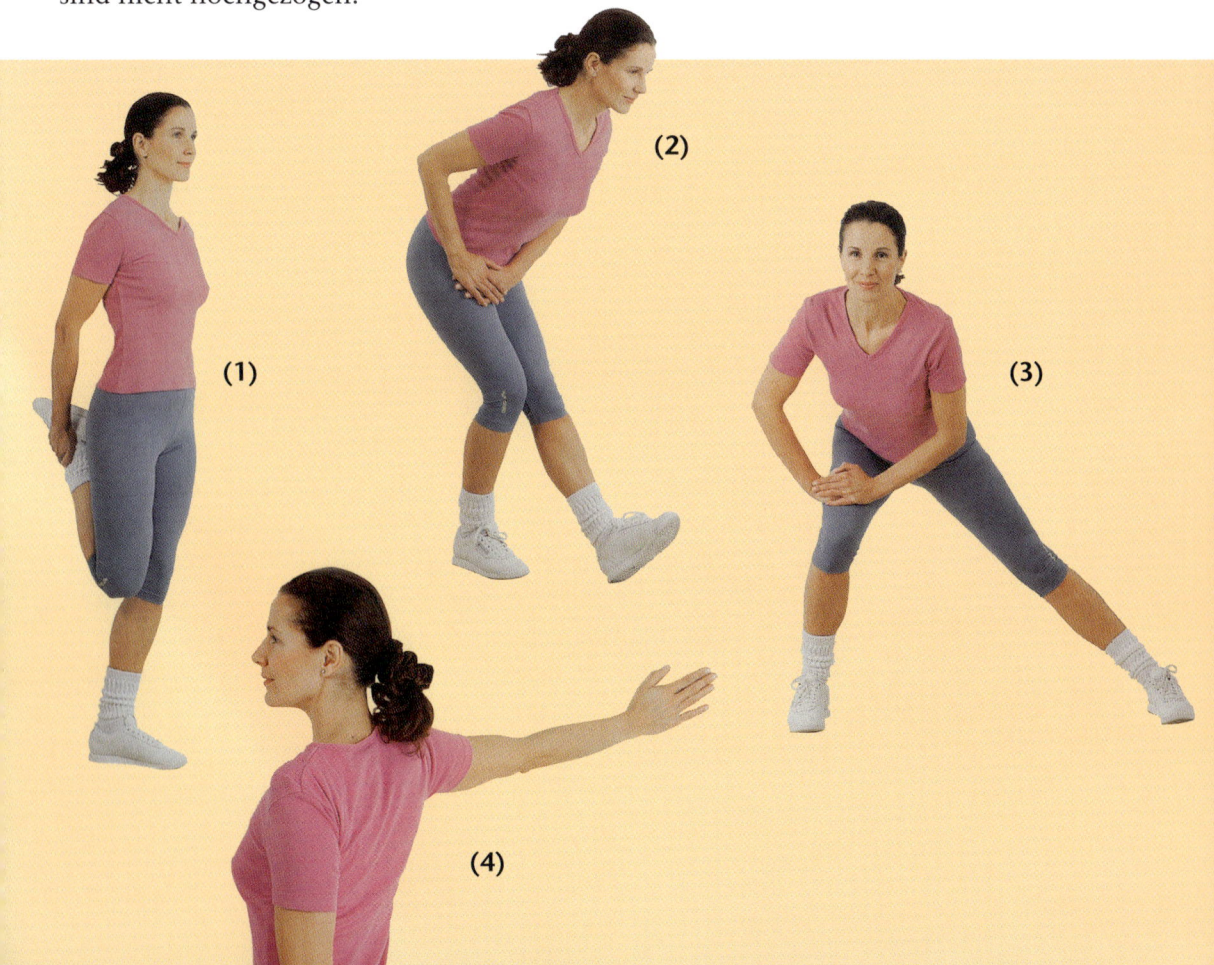

(1) (2) (3) (4)

Schwimmen

Die nasse Alternative zum Joggen: Im Wasser ist die Belastung für Gelenke und Bänder geringer als bei anderen Ausdauersportarten, denn unser Gewicht reduziert sich im Wasser um etwa 90 %. Federleicht können sich daher auch **Rückengeplagte** oder Übergewichtige im Wasser bewegen.

Schwimmen war und ist eine der **beliebtesten** Volkssportarten in Deutschland. Aus gutem Grund, denn Schwimmen ist sehr gesund – ob man nun einfach nur im Wasser herumplanscht und seinen Spaß hat, Aqua-Gymnastik trainiert oder Ausdauertraining macht. Schwimmen bietet viele Möglichkeiten, seinen Körper fit zu machen. Ausdauerschwimmen aktiviert die **Durchblutung** aller Muskelgruppen, stärkt den Herzmuskel, verbessert die Lungenfunktion und kräftigt die gesamte Muskulatur. Zudem eignet sich das Schwimmtraining für übergewichtige Personen oder Bandscheibenpatienten, die hier ohne ihr volles Eigengewicht mit dem Training beginnen können. Gerade auch in der Reha werden die **positiven Eigenschaften** des nassen „Trainingsgeräts" genutzt und einzelne Körperpartien mit einer speziellen Gymnastik trainiert.

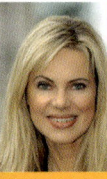

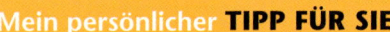

Mein persönlicher TIPP FÜR SIE

Schwimmen einmal anders

Sie finden monotones Schwimmen langweilig? Bringen Sie **Abwechslung** ins Spiel. Eine Bahn mal nur mit den Beinen oder nur mit den Armen schwimmen oder mal **mit Flossen** trainieren oder eine Schaumstoffrolle zwischen die Beine klemmen oder den Oberkörper auf das Schwimmbrett ablegen und mit den Beinen anschieben. Tempowechsel, Technikwechsel! Ich persönlich wechsle immer bahnweise ab: Eine Bahn Rückenkraulen und die nächste Bahn schnelles Brustschwimmen. Macht gleich mehr Spaß.

Auf die Technik kommt es an

Gerade beim Schwimmen ist die richtige Technik sehr wichtig. Und speziell das Brustschwimmen, das die meisten von uns praktizieren, kann zu Knie- oder Rückenproblemen führen. Schonender für die Gelenke sind **Kraulen** und **Rückenschwimmen**. Rückenschwimmen hat allerdings in den meisten öffentlichen Becken einen großen Nachteil: Man kann den „Gegenverkehr" nicht sehen und dementsprechend nicht ausweichen. Das ständige Umdrehen verdirbt natürlich den Schwimmspaß und bringt uns aus dem Rhythmus. Fragen Sie daher in Ihrem Bad nach speziellen Zeiten für **geleitetes Schwimmen**, dann werden Bahnen gezogen, auf denen Sie geregelt schwimmen können. Dasselbe gilt auch fürs Kraulen, das nur wenige wirklich perfekt beherrschen. Versuchen Sie, einen **Kurs** zu belegen, in dem Ihnen die Grundzüge erklärt werden. Denn durch **falsche Schwimmbewegungen** schädigen Sie auf Dauer Ihren Körper.

Das bringt Schwimmen:

- Es stärkt das Herz-Kreislauf-System und aktiviert den Stoffwechsel.
- Es steigert die Atemfunktion.
- Durch den **Massageeffekt** des Wassers stärkt es Venen und Blutgefäße und wirkt durchblutungssteigernd.
- Schwimmen eignet sich besonders für Patienten mit degenerativen Gelenkveränderungen. Durch die **schonende Bewegung** kann das **Kniegelenk** sein Flüssigkeitsvolumen erweitern und seine Beweglichkeit verbessern. Arthrosepatienten können so ihrem Schmerz im wahrsten Sinne des Wortes davonschwimmen.
- Durch die gleichmäßige wechselseitige Bewegung können auch die **Bandscheiben** mehr Flüssigkeit aufnehmen und sich regenerieren. Das entlastet den Rücken, weil die Bandscheiben ihre **Pufferfunktion** besser wahrnehmen können.

EXPERTENTIPP von Dr. Knobloch

Suchen Sie sich einen **Verein**, in dem man auch als Freizeitsportler unter Anleitung trainieren kann und der möglichst in einem Bad mit **gezogenen Bahnen** unterrichtet, damit Sie von den Vorteilen dieser Ausdauersportart am effektivsten profitieren. Für eine gesteigerte **Koordination und Kraft** eignet sich Aqua-Gymnastik auch sehr gut. Hierbei stehen das Gruppenerlebnis und der Spaß mehr im Vordergrund als beim strikten Bahnenziehen. **Aqua-Gymnastik** eignet sich zudem hervorragend zur Vorbeugung von Osteoporose und bei degenerativen Gelenkerkrankungen. Inzwischen gibt es in vielen Schwimmbädern schon Unterwasser-Standfahrräder. Halb im Wasser sitzend, treten Sie dann gegen den **Widerstand des Wassers** und werden gleichzeitig gekühlt.

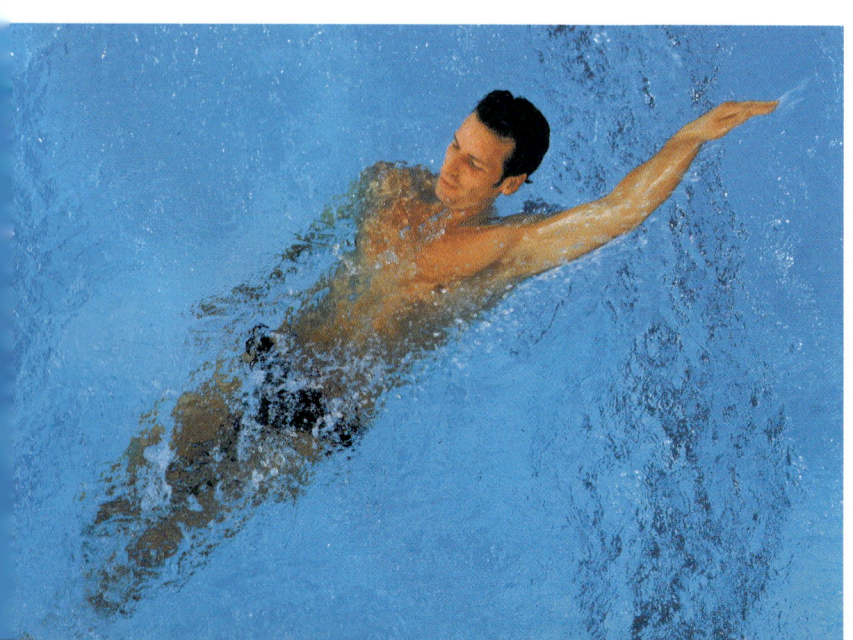

Rückenschwimmen ist der optimale Sport, um den Körper schonend zu trainieren.

Radfahren

Erinnern Sie sich noch an Ihr erstes **Fahrrad** und die ersten schwierigen Versuche, auf zwei Rädern das Gleichgewicht zu halten? Fahrradfahren können wir eigentlich alle. Doch die Bedeutung des Fahrrads hat sich im Lauf der Zeit vom Transportfahrzeug zum **Sportgerät** gewandelt.

Durch die **Bequemlichkeit des Autos** bleibt das Fahrrad jedoch viel zu häufig im Keller oder in der Garage stehen und rostet dort vor sich hin. Zu Unrecht, denn Radfahren gilt als perfekter **Einstieg** in ein Herz-Kreislauf-Training bzw. ein Fettverbrennungsprogramm.

Auch hier gilt wie beim Schwimmen: Radfahren eignet sich besonders gut als Einstiegssport für Übergewichtige und/oder Personen mit Gelenkproblemen, da der **Sattel** einen großen Teil des **Körpergewichts trägt**.

Outdoor-Radfahren – Strampeln durch die Natur

Mit einer Fahrradtour können wir das Nützliche gut mit dem Sportlichen verbinden. So wird die Fahrt zum Wochenmarkt zur **Fitnessübung** und der Sport zum Erlebnis. Der Vorteil vom Fahrradfahren liegt ganz eindeutig im schnellen Fortkommen durchs Grüne bei gleichzeitiger **Fettverbrennung** und effektivem Muskelaufbau. Zudem können Sie diesen Sport recht gut gemeinsam mit Ihrem Partner oder mit Freunden ausüben und die Trainingseinheit für einen geselligen Ausflug nutzen. Radfahren fördert die Koordination, die Konzentration, die Kondition und auch das Gleichgewicht: alles Faktoren, die uns **jung erhalten**.

Kleine Fahrradkunde

Vier Haupt-Fahrradtypen gibt es:
Rennrad: Dieses Rad ist ein reines Sportgerät und mit seinen leichten, schmalen Reifen ideal für glatte, asphaltierte Straßen und lange Entfernungen. Auf **Kopfsteinpflaster** spüren Sie dagegen jede Unebenheit ganz empfindlich am Gesäß.
Mountainbike: Das Mountainbike ist für

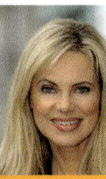

Mein persönlicher TIPP FÜR SIE

Ein paar Worte zur Sicherheit:
Tragen Sie unbedingt einen Fahrradhelm. Die Sicherheit geht vor, und der **Helm** schützt Ihren Kopf bei Stürzen vor ernsthaften Verletzungen – allerdings nur, wenn Sie ihn auch wirklich tragen und nicht nur am Lenker baumeln lassen. Tragen Sie bei längeren Strecken eine gepolsterte **Radlerhose**, und achten Sie auf einen perfekt gepolsterten Sattel. Eine **Bikerbrille** schützt vor den gefährlichen UV-A-Strahlen der Sonne und verhindert, dass Insekten und Zugluft Ihre Augen verletzen.

Fahrten in der freien Natur gedacht. Mit seinen breiten Reifen und dem gefederten Sattel eignet es sich hervorragend für Ausflüge **in die Natur**. Da diese Räder jedoch – ebenso wie die Rennräder – einen sehr tiefen Lenker haben, belasten sie bei längerer Fahrt den Nacken. Mountainbikes sind ideale Begleiter für sportliche Ausflüge **in die Berge** und eignen sich zudem auch für Fahrten in die Stadt.

Trekkingfahrrad: Dieses Rad ist universell einsetzbar, denn es verfügt über mehr Komfort, weil der Lenker höher und der Sattel breiter ist. Man sitzt **aufrechter** und entlastet so die Schultern. Zudem befindet sich keine Stange zwischen Lenksäule und Sattel, was das **Auf- und Absteigen** sehr erleichtert. Mit einem Trekkingrad können Sie schöne Ausflüge in die Natur unternehmen, aber genauso gut zum Wochenmarkt fahren und Ihr Fahrrad mit Gemüse und Obst beladen.

Hollandrad: Dieses Rad steht noch in so manchem Keller. Und dort sollte es auch bleiben, denn durch das nahezu aufrechte Sitzen ist unsere **Wirbelsäule** nicht in der Lage, Stöße und Schläge durch einen unebenen Untergrund abzufangen. Damit der Rücken entlastet und nicht belastet wird, ist dagegen eine leicht vorgeneigte Position von etwa 15 – 20° sinnvoll.

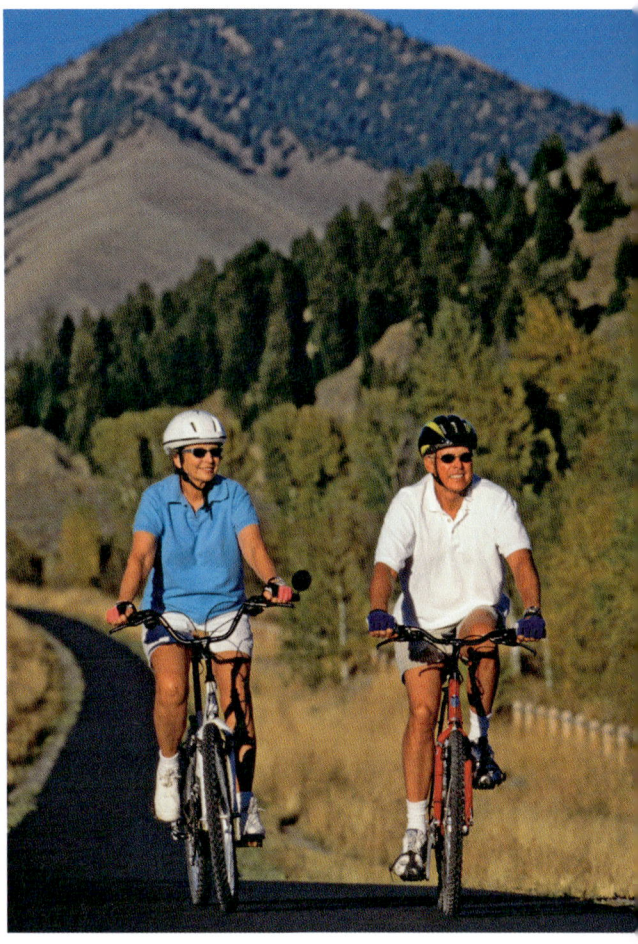

Der ideale Freizeit-
sport für jedes Alter:
Radfahren an der
frischen Luft

Bewahren Sie Haltung

Fahrradfahren ist ein idealer Sport, weil er die **Gelenke** nicht belastet und trotzdem in Bewegung hält – wenn Ihr Fahrzeug richtig eingestellt ist. Ein falsch justiertes Fahrrad kann nämlich zu einem Rundrücken, Nackenverspannungen, Kopfschmerzen und Rückenschmerzen führen. Achten Sie daher darauf, dass Ihr Rad **optimal eingestellt** ist. Dazu können Sie ein Fachgeschäft aufsuchen, das Ihnen gern weiterhilft. Oder Sie überprüfen nachfolgende Einstellungen an Ihrem Rad selbst. In den meisten Fällen hilft es übrigens schon, den Lenker in die

richtige Position zu bringen, um den Trainingseffekt zu verbessern. Die Einstellung gilt auch für Heimtrainer im Fitnessstudio oder in der Wohnung:

- Der **Fahrradrahmen** sollte zu Ihrem eigenen Körperbau passen. Optimal ist eine leicht nach vorn geneigte **Sitzposition**. Bereits 15 – 20° Oberkörperneigung genügen, um die Spannkraft im Rücken zu erhalten und den Schwerpunkt des Fahrers über die Pedalposition zu bringen.

- Ein zu kurzer Rahmen (Abstand zwischen Lenker und Sattel) führt zu einem runden Rücken, gestreckten Armen und zu einer Überstreckung der Halswirbelsäule, wenn der **Kopf in den Nacken** gelegt wird. Bei langen Fahrten können Sie öfter mal ein Doppelkinn machen und das Kinn zur Brust ziehen: Das hilft, Verspannungen zu lösen und Schäden vorzubeugen. In der richtigen Position verringert sich der Druck auf die Schultern und Arme.

- Der **Sattel** sollte waagrecht ausgerichtet sein. Und so stellt man die Sattelhöhe ein: Setzen Sie sich auf den Sattel, und stehen Sie mit einem Bein auf **Zehenspitzen**, das andere steht mit der Ferse auf dem Pedal. Das Kniegelenk ist nun leicht gebeugt. Voilà – Sie haben die **ideale Höhe** für ein rundes, kraftvolles Treten mit beiden Beinen erreicht. Die korrekte Sitzhöhe ist übrigens auch die Voraussetzung für ermüdungsfreies Fahren.

- Die **Höhe des Lenkers** ist abhängig von der Art des Rades. Bei Rennrädern und Mountainbikes wird der Lenker in die gleiche Höhe wie der Sattel gebracht. Beim Trekkingrad ist der Lenker höher.

- Drücken Sie **beim Treten** die Pedale nicht nur senkrecht nieder, sondern ziehen Sie das Pedal auf der anderen Seite zeitgleich aktiv wieder herauf, um einen regelrechten **Kurbeleffekt** zu erzielen.

- Wenn Ihr Rad eine Gangschaltung hat, reduzieren Sie vor dem Schalten leicht die Trittfrequenz, hören aber nicht auf zu treten. Schalten Sie rechtzeitig vor höheren Belastungen, beispielsweise, bevor Sie einen **Berg hinauffahren** wollen, in den **höheren Gang** um, um Ihren Trittrhythmus nicht zu unterbrechen. Wie positiv sich das auswirkt, spüren Sie besonders auf längeren, hügeligen Strecken: Die gleichmäßige **Belastung** über die gesamte Kreisbahn bringt nämlich die effizienteste Kraftumwandlung.

Walken

Noch immer hält sich hartnäckig das Gerücht, dass Sport anstrengend ist und man bis zur Erschöpfung trainieren muss, um abzunehmen oder Muskeln aufzubauen. Das ist Unsinn. Man kann auch mit **wenig Aufwand** und ganz entspannt Sport treiben und nebenbei Pfunde verlieren.

Die effektivste und unserer Anatomie am besten angepasste Fortbewegung ist immer noch das **Laufen**. Und zwar in allen Variationen. Im Prinzip ist es auch nicht so wichtig, ob Sie spazieren gehen, walken (schnell gehen) oder joggen. Sie tun Ihrem Körper immer etwas Gutes, denn Sie versorgen ihn mit **Sauerstoff** und aktivieren das Immunsystem zu Höchstleistungen. Je nach Kondition und körperlicher Verfassung können Sie mit **Spazierengehen** starten und sich dann mit steigender Fitness auch an die großen Schwestern wagen.

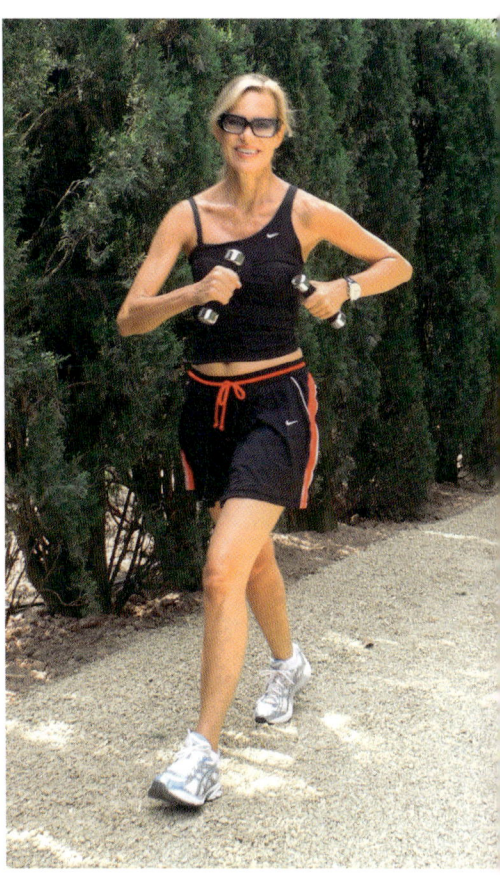

„Walken" ist eigentlich der moderne Begriff für das traditionelle Spazierengehen. Allerdings werden beim Walken ein **höheres Tempo** vorgelegt und eine andere Technik verwendet – der zusätzliche Einsatz der Arme nämlich. Dadurch wird aus dem „ganz normalen" Spaziergang ein sehr effektives **Ganzkörpertraining**. Der Vorteil bei dieser Sportart ist die Unabhängigkeit vom Fitnessgrad. Natürlich fällt es gut trainierten Personen leichter, so richtig loszumarschieren, als untrainierten, aber das Training führt so schnell zu ersten **Erfolgserlebnissen**, dass auch untrainierte leicht am Ball bleiben.

Erste Walkingversuche können Sie auf einem **Laufband** machen, auf dem man die Geschwindigkeit genau einstellen kann. Sie können aber auch gleich ins Grüne starten.

Trainiert den ganzen Körper und schont den Rücken: Walken.

So starten Sie richtig durch:

Achten Sie auf die geeignete Kleidung. Leichte, funktionelle, wind- und **regendichte Kleidung** schützt Sie vor dem Wetter. Ziehen Sie sich aber nicht zu warm an. Besonders wichtig sind auch hier die Schuhe. Feste Schuhe mit guter **Dämpfung** stabilisieren Sie und federn die schädlichen Stöße ab, die unserem Rücken so zusetzen können.

Wenn Sie noch **unerfahren** im Walken sind, beginnen Sie damit, zunächst täglich mindestens 10 Minuten dafür einzuplanen. Holen Sie sich **beispielsweise** zu Fuß die Brötchen vom Bäcker, oder drehen Sie schon morgens die erste Runde mit Ihrem Hund in einem etwas schnelleren Tempo.

Versuchen Sie dann, diese Trainingseinheit langsam auszudehnen, sodass Sie erst **20 Minuten** und dann 30–45 Minuten zügig walken können.

Auch fürs Walken sollten Sie sich übrigens etwas **aufwärmen**. Am besten ganz locker losgehen und dabei die Arme entspannt mitschwingen und die **Schultern kreisen** lassen und erst nach einigen Minuten die Geschwindigkeit steigern.

Das bringt Walken:

• Es ist gelenk- und rückenschonender als das Joggen.
• Walken können Sie zu jeder Zeit und an jedem Ort.
• Durch die Einbeziehung des gesamten **Schultergürtels** richtet sich unsere Wirbelsäule auf, die Haltung verbessert sich, und die Atmung wird intensiver.
• Die Bein- und Pomuskulatur wird effektiv und schnell gekräftigt. Das reduziert Orangenhaut und Zellulitis und macht zudem einen **knackigen Po**.
• **Im Studio** können Sie unabhängig vom Wetter oder der Jahreszeit walken.
• Walken ist eine der wenigen Sportarten, bei der Sie mit **Freundinnen** oder **Freunden** gesellig zusammen sein, sich dabei in schöner Umgebung unterhalten und ganz nebenbei etwas für Ihre Gesundheit tun können.
• Walken ist der ideale **Einstiegssport**, wenn man längere Zeit pausiert hat und nicht mehr ganz so sportlich ist. Ohne Verletzungsrisiko können Sie ganz langsam starten und die Einheiten und Intensität steigern. Die **Belastung** sollten Sie dabei so wählen, dass Sie nicht außer Atem kommen und während des Walkens eine Unterhaltung führen können.

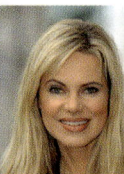

Mein persönlicher TIPP FÜR SIE

Nordic Walking

Intensiver und effektiver wird das Training mit gleichzeitigem **Stockeinsatz**, dem sogenannten **Nordic Walking**. Hierbei werden spezielle „Wanderstöcke" eingesetzt, die unten abgerundet sind und eine Art „4-Rad-Antrieb" beim Laufen bewirken. So lassen sich die **Geschwindigkeit erhöhen**, die Arm- und Schultermuskulatur besser trainieren, das Sturzrisiko senken und die Gelenke effektiver **entlasten**. Zudem bringt der Stockeinsatz **mehr Spaß**, da man kontrollierter läuft und sich richtig abdrücken kann.

Auf die richtige Technik kommt es an

Zuerst ganz normal losgehen. Dabei die Ferse **bewusst aufsetzen** und mit dem ganzen Fuß über den Ballen bis zu den Zehen abrollen. Zum Schluss den ganzen Fuß leicht vom Boden abdrücken. Die Beine bleiben locker wie beim normalen Gehen. Die Füße zeigen parallel in Laufrichtung und werden gerade aufgesetzt. Die Arme hält man etwa im 60-Grad-Winkel. Die **Hände locker** zur Faust schließen, mit dem Handrücken zur Seite. Die **Unterarme** stabil halten und nicht nach unten strecken, sondern die ganze Zeit in dieser Haltung mitschwingen. Die Arme nah am Körper halten. Ellbogen bewusst nach hinten ziehen. **Leichtes Doppelkinn**, Schulterblätter nach unten, Bauchnabel nach innen ziehen und die Hüftknochen stabil nach vorn, nicht beim Laufen verdrehen.

Joggen

Laufen – Joggen! – ist weltweit der **populärste Ausdauersport**. Allein in Deutschland gibt es fast 2 Mio. aktive Läufer. Und das aus gutem Grund. Kaum eine Sportart vereint nämlich so viele **positive Eigenschaften** wie das Joggen.

Joggen ist die **große Schwester des Walkens**. Eingefleischte Jogger werden selten Walking-Fans, umgekehrt finden aber viele Menschen über das Walken zum Joggen. Allerdings belastet diese „nahezu schwebende" Sportart die **Gelenke** und Bänder ungleich mehr, als das beim Walken oder anderen Sportarten der Fall ist. Menschen mit Gelenk- oder Wirbelsäulenproblemen, Übergewicht oder schweren Krampfadern sollten auf Joggen daher lieber verzichten und stattdessen Ausdauersportarten wie **Schwimmen**, **Walken** oder **Radfahren** praktizieren.

Joggen setzt im Körper ein ganzes Feuerwerk an positiven Effekten frei – Schritt für Schritt. Und mit jedem kräftigen Atemzug pumpen Sie auch noch Vitalität und **Jugend** in Ihren Körper.

So starten Sie richtig durch:

Wichtig ist das Aufwärmen: Laufen Sie sich locker ein, dabei Arme und Schultern entspannt mitbewegen. Erst mit kleinen Trainingseinheiten starten – ein paar Minuten laufen, dann wieder walken, danach wieder laufen.

Erhöhen Sie dann langsam die Intensität und Dauer der Einheit. Kontrollieren Sie dabei den Puls mithilfe einer **Pulsuhr**,

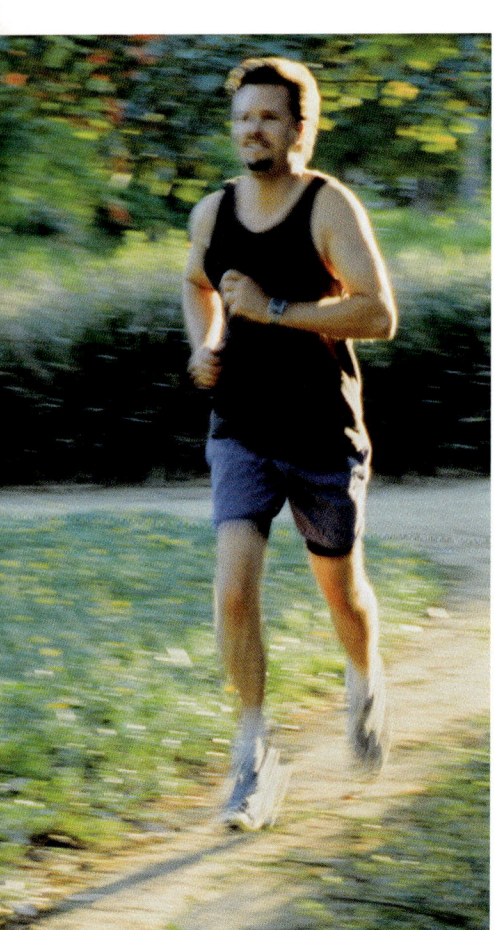

Joggen Sie am besten auf weichem Untergrund. Meiden Sie Asphalt!

damit Sie **im aeroben Bereich** trainieren, und überlasten Sie sich nicht. Ganz einfach lässt sich die Belastung auch mit dem „**Talk-Test**" überprüfen: Können Sie sich beim Laufen noch locker unterhalten, ohne dabei **aus der Puste** zu kommen? Dann laufen Sie im optimalen Trainingsbereich. Wenn Sie allein laufen, können Sie mit sich selbst sprechen: „Achtung, Test, Test, ich kann noch normal reden, Test, Test." Wenn Sie aus der Puste geraten, reduzieren Sie die **Geschwindigkeit** – aber nicht stehen bleiben, notfalls normal weitergehen. Nach einer Pause wieder schneller gehen und schließlich wieder in einen lockeren Trab fallen.

Wichtig ist dabei der richtige **Atemrhythmus**. Zählen Sie im Kopf beim Ausatmen bis 3 und beim Einatmen bis 2. Sie können dies mit Ihren Schritten **synchronisieren**. Nach einer Weile haben Sie diesen Rhythmus so verinnerlicht, dass Sie aufs Zählen verzichten und Ihren Geist in aller Ruhe schweifen lassen können.

Ob **Ballen- oder Fersenlauf** – über die richtige Art des Laufens wurde viel diskutiert. Momentan befürworten Sportmediziner das Aufsetzen der gesamten Fußfläche – den sogenannten Mittelfußlauf.

Dabei wird die gesamte **Sohlenfläche** fast gleichzeitig aufgesetzt. Man tippt mit der Ferse auf, rollt dann über die Außenseite des Fußes und über den Ballen ab, und zwar fast zeitgleich. Meist laufen wir schon ganz **automatisch** so, ohne dass wir darüber erst nachdenken müssen. Wenn Sie den Fuß anders als beschrieben aufsetzen, ist Ihre **Schrittlänge** zu kurz oder zu lang. Am besten probieren Sie vor einem Spiegel die verschiedenen Längen aus, so finden Sie Ihre **persönliche** Schrittlänge heraus.

Das bringt Joggen:

- Joggen ist das perfekte Ausdauertraining. Es trainiert Gefäße, Muskeln, auch den Herzmuskel, und **strafft** die Figur.
- Es ist der ideale Sport für die **schlanke Linie**.
- Die mentale Entspannung beim Joggen wirkt wie Meditation, zumal vermehrt das Stresshormon Kortison abgebaut und das **Glückshormon** Endorphin ausgeschüttet wird.

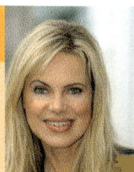

Mein persönlicher TIPP FÜR SIE

Das A und O: der richtige Schuh
Früher bin ich mit viel Begeisterung gejoggt, mehrfach pro Woche mindestens eine halbe Stunde. Klar wusste ich, wie wichtig die richtigen Laufschuhe sind und habe mir brav jedes Jahr neue gekauft. Was ich nicht wusste: Wer viel läuft, besonders auf Asphalt, muss seine Schuhe noch öfter wechseln, eigentlich alle 4 Monate. Lassen Sie sich unbedingt von einem **Fachmann** beim Schuhkauf beraten, denn neben der richtigen Dämpfung ist auch der stabilisierende Effekt entscheidend. Der Experte sieht, ob Sie falsch auftreten, asymmetrisch belasten und damit Ihre Bänder und Gelenke schädigen.
Sparen Sie nicht beim Laufschuh, und investieren Sie regelmäßig in neue Schuhe. Meiden Sie außerdem asphaltierte Wege. Ein **Waldboden** federt nach, schont Ihre Gelenke und ist auch optisch einfach die **bessere Alternative**.

- Bei guter Kondition kann man jederzeit und **an jedem Ort** joggen oder das Training ins Fitnessstudio verlegen, wenn das Wetter zu ungemütlich wird.

Wandern

Wandern erlebt nicht von ungefähr einen gewaltigen Imageaufschwung. Längst gilt es nicht mehr als verstaubte Sportart für spießige Eltern, sondern entwickelt sich immer mehr zum **Trendsport** mit täglich wachsender Fangemeinde.

Gerade die **„jungen Alten"** entdecken diesen „Sport mit integriertem Wohlfühlfaktor" für sich. Und die Tourismusbranche stellt sich auf diesen neuen Trend ein. **Wellness** steht hoch im Kurs, und so bietet jedes Hotel in den Bergen, das etwas auf sich hält, geführte Wanderungen an.

Höhenluft und Bewegung halten jung – so mancher Bergführer erklimmt noch mit über 90 Jahren den Gipfel. Denn Bewegung an der **frischen Luft** aktiviert alle Jungbrunnen-Aktionen unseres Körpers und hält zudem schlank. Forscher der **Universität Tirol** (UMIT) haben die Auswirkung des Wanderns auf Personen mit metabolischem Syndrom untersucht – also Menschen mit Übergewicht, die zudem unter Diabetes, Bluthochdruck oder Fettstoffwechselstörungen leiden. Das erstaunliche Ergebnis: Bereits nach 3 Wochen Wanderurlaub verbesserten sich die entscheidenden **Gesundheitsparameter**! Körperfettanteil, Gewicht und Hüftumfang reduzierten sich deutlich, Blutdruck und Cholesterinwerte sanken nachweislich ab. Beim Training in **höheren Lagen** (über 1700 m) stieg bei den Probanden zudem die Qualität der **roten Blutkörperchen**, die das Gewebe vermehrt mit Sauerstoff versorgen.

Im Gegensatz zum Walken liegt beim Wandern die Kraft in der **Langsamkeit**. Mit Ruhe und Gelassenheit kommt man auch ans Ziel, ohne sich dabei zu verausgaben. Anfänger legen zu Beginn meist ein zu schnelles Tempo vor und geraten dann leicht an ihre Grenzen. Genießen Sie daher den Aufstieg und die neu gewonnene **Freiheit**, Kraft aus Ihrem eigenen Rhythmus zu ziehen. Auf dem Weg zum Gipfel werden Sie die Erkenntnis „**Der Weg ist das Ziel**" mit Leben und Ihren eigenen Eindrücken füllen. Gerade in der Kraft der Stille liegt das **Geheimnis** des Wanderns. Und wenn nach einiger Zeit die Gespräche in der Gruppe ganz von selbst verstummen, **kehrt Ruhe ein** und eine Art Meditationszustand, in dem man ganz im Erlebnis der Natur aufgehen kann.

So starten Sie richtig durch:

Beim Wandern ist die richtige **Ausrüstung** besonders wichtig. Ein guter Wanderschuh gibt Ihnen Trittsicherheit und **Stabilität**. Er verhindert, dass Sie auf rutschigem Boden aus dem Tritt kommen und den Halt verlieren, zudem fängt die Dämpfung die Stöße beim Auftreten auf. **Wetterfeste** Kleidung verhindert, dass Sie bei Belastung zu schwitzen anfangen und bei der Entspannung frieren. Achten Sie auf funktionelle, leichte Kleidung, die Sie im „**Zwiebel-Stil**" je nach Bedarf an- und ausziehen können. **Stöcke** eignen sich besonders zur Entlastung der Knie, da man einen Teil des Körpergewichts auch auf die Arme verteilen kann. Zudem steigern sie die Trittsicherheit.

Auch hier gilt: erst mal **aufwärmen**! Laufen Sie locker los, und bewegen Sie Arme und Schultern. Steigern Sie die Stre-

---

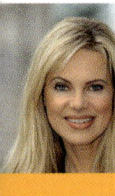

Mein persönlicher TIPP FÜR SIE

Erwandern Sie Ihre Umgebung

Das Wandern auf hohen Gipfeln zählt unbestritten zu den **schönsten Naturerlebnissen**. Doch für die meisten ist es wahrscheinlich ein seltener Ferienausflug. Entdecken Sie daher Ihr persönliches **Wanderparadies** in Ihrer näheren Umgebung. Die meisten Gemeinden geben Wanderkarten heraus. Mit Sehenswürdigkeiten, Naturdenkmälern, Aussichtspunkten und Einkehrmöglichkeiten. Erwandern Sie doch mal Ihre **Umgebung**, und sehen Sie sie mit ganz anderen Augen. Oder treffen Sie sich mit befreundeten Familien, und unternehmen Sie gemeinsam eine lange Wanderung mit gemütlicher Rast in einem netten Wirtshaus. Vielleicht befindet sich in Ihrer Nähe auch ein Fitnessstudio oder ein Schwimmbad mit einer **Saunalandschaft.** So können Sie nach einer Wanderung, gerade im nasskalten Herbst, den Tag in einer warmen Sauna beenden und Ihren müden, aber **glücklichen Körper** entspannen.

cken, aber muten Sie sich gerade am Anfang nicht zu viel zu. **Pausen** gehören zum Wandern; genießen Sie die Rast an besonders schönen Aussichtspunkten oder in einer gemütlichen Almhütte, und gönnen Sie sich entspannende Ruhephasen.

Trinken Sie ausreichend – möglichst klares, stilles Wasser –, und stärken Sie sich zwischendurch mit einer **Brotzeit**. Alkohol sollte dagegen beim Wandern natürlich keine Rolle spielen.

Das bringt Wandern:

- Es steigert die Herz- und Kreislaufaktivität.
- Wandern stimuliert das **Immunsystem**.
- Es verbessert den Sauerstofftransport der roten Blutkörperchen.
- Es senkt Cholesterinwerte und Bluthochdruck.
- Wandern reduziert das **Körpergewicht**.
- Es verbessert Koordination und Gleichgewicht.
- Es ist ein guter Gemeinschaftssport – bis ins **hohe Alter**.

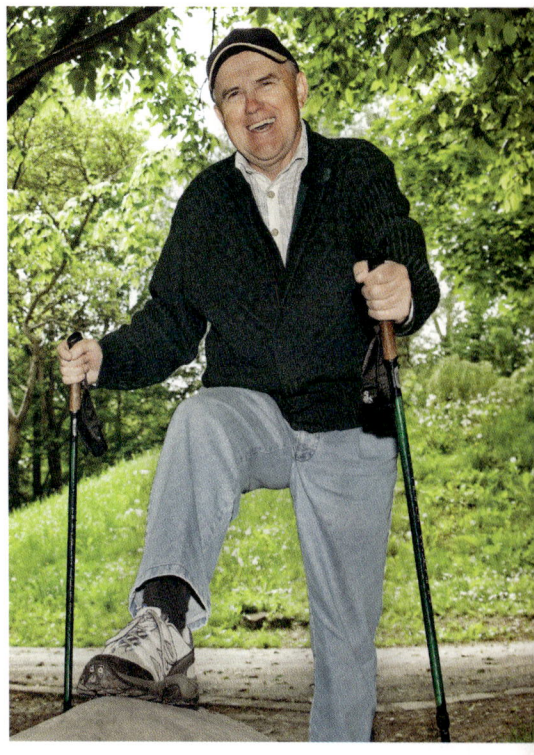

Wandern oder Skilanglauf: Die ruhige Umgebung in den Bergen streichelt die Seele.

Skilanglauf

Unter strahlend blauem Himmel glitzert der traumhaft weiße Schnee in der Sonne, und es sieht aus, als hätte ein Riese seinen Sack mit Edelsteinen ausgeschüttet. In **die Stille** hinein ist nur ein rutschendes Geräusch zu hören. Elegant, mit leicht schwebenden Bewegungen zieht ein Skilangläufer vorbei.

Skilanglaufen erlebt ähnlich wie das Wandern ein **Revival**. Seitdem Gletscherschmelze und Schneemangel die Pisten der Alpen für Skifahrer immer mehr reduzieren und sich zudem immer mehr Snowboarder um ein Stück freie Abfahrt drängen, flüchten immer mehr Wintersportfans in die Täler. Denn Skilanglaufen hat viele **Vorteile**, bei denen das geringere Unfallrisiko den gravierendsten Unterschied zum **alpinen Skisport** ausmacht. Die Bewegung an der frischen Luft und in der meist idyllischen und ruhigen Umgebung lässt die Freizeitsportler abseits von der lauten Pistengaudi in das **Naturerlebnis eintauchen**. Skilanglauf ist ein ideales und wirksames **Konditionstraining**, das sowohl die Bein-, Rumpf- und Armmuskulatur auf ähnliche Weise wie das Nordic Walking trainiert.

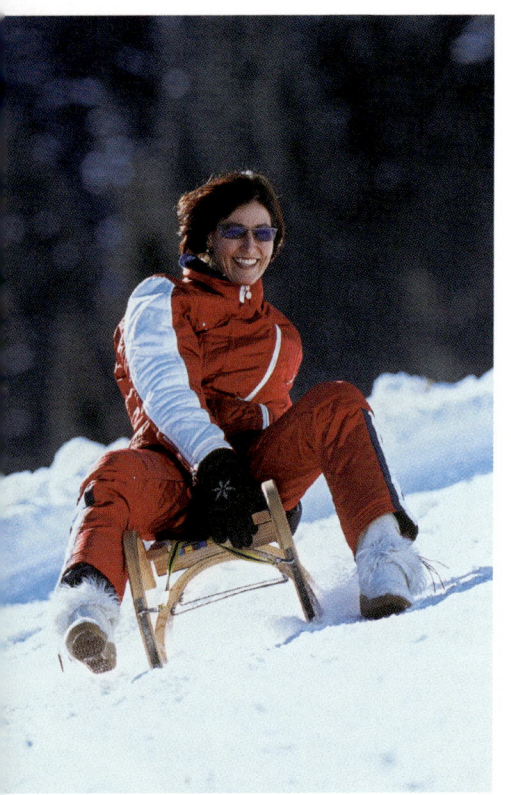

Ein Spaß wie in Kindertagen: Rodeln ist im Kommen, auch für Erwachsene.

So starten Sie richtig durch:

Wie bei allen Ausdauersportarten steht **gründliches Aufwärmen** auf dem Programm, bevor Sie mit dem Langlaufen beginnen: Auf der Stelle hüpfen, die Arme und die Schultern kreisen lassen, Hampelmann springen – Sie können ganz nach Lust und Laune den Körper auf Trab bringen. Hauptsache, Sie werden richtig schön warm und bringen Ihre Muskeln in Schwung!

Auch hier gilt: Achten Sie auf **funktionelle**, dem Wetter angepasste **Kleidung** mit optimalem Feuchtigkeitsausgleich. Denn Kälte und die durch Schwitzen entstandene Feuchtigkeit können leicht zu schmerzhaften Verspannungen im unteren Rücken führen. Halten Sie daher vor allem die **Lendenwirbelsäule** warm und trocken.

Als Anfänger sollten Sie sich eine Wegstrecke von ungefähr **einer halben Stunde** aussuchen und sich dann im Lauf des regelmäßigen Trainings langsam steigern.

Beim **Cool-down**, dem langsamen Entspannen nach dem Training, besonders die beanspruchte Nackenmuskulatur dehnen. Optimal ist ein anschließender Saunabesuch. Die **Wärme entspannt** und durchblutet die Muskulatur.

Das bringt Skilanglauf:

- Langlauf ist ein idealer Ausdauersport für die kalten Wintermonate und nicht nur in den Bergen, sondern auch im Flachland möglich (wenn **Loipen gespurt** sind).
- Bei jedem Schritt wird die Wirbelsäule wechselseitig be- und entlastet und so nährstoffreiche Gewebsflüssigkeit in die **Bandscheiben** gepumpt.
- Wirbelsäule und Gelenke werden nur wenig belastet, weil durch die **gleitende Bewegung** keine Stauchungen aufgefangen werden müssen.
- Das Unfallrisiko ist beim Skilanglauf im Verhältnis zum alpinen Wintersport sehr gering.
- Skilanglauf eignet sich für **alle Altersgruppen**.

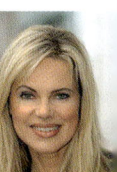

Mein persönlicher TIPP FÜR SIE

Zelebrieren Sie Ihr „Outdoor-Erlebnis" Wenn Sie den ganzen Tag an der frischen Luft verbracht haben, gönnen Sie sich einen **gemütlichen Abschluss**. Am besten geht das natürlich in einem flauschigen Bademantel vor dem flackernden Kaminfeuer bei einer Tasse heißem **Lindenblütentee**. Da kommen Sie schnell wieder zu Kräften. Doch nicht jeder hat einen offenen Kamin. Dem ruhigen Entspannen steht trotzdem nichts entgegen. Sie können sich auch daheim Ihre eigene **Wellness-Oase** schaffen. Planen Sie Zeit für sich ein, sodass kein Termin drängt, schalten Sie das Telefon ab, und genießen Sie nach dem Skilanglauf ein **heißes Bad**. Das Badezimmer können Sie vorher mit Kerzen und Düften vorbereiten, legen Sie sich Ihren Lieblingsbademantel auf die Heizung, damit Sie sich anschließend warm einpacken können. Kuscheln Sie sich dann mit einer Tasse heißem Kräutertee auf Ihren **Lieblingssessel,** und lesen Sie bei schöner Musik und Kerzenschein ein Buch. An so einem **Ruheabend** tanken Sie Kraft für eine ganze Woche.

Tanzen

Spätestens seit den erfolgreichen **Dance-Shows** im Fernsehen ist Tanzen wieder „in". Dieser in Vergessenheit geratene Sport **begeisterte** zu Recht ein Millionenpublikum. Unter den Augen einer wachsamen Jury mussten verschiedene Prominente mit Profitänzern Tanzschritte und Choreographien einstudieren und hatten dabei sowohl Lampenfieber als auch Spaß.

Beim Tanzen stellt sich rasch ein Erfolgsgefühl ein, wenn man eine neue **Schrittfolge** beherrscht und dann mit dem Partner übers Parkett schwebt. Wenn Sie sich gar nicht mehr daran erinnern können, wann Ihr letzter Tanzabend stattgefunden hat, ist es höchste Zeit dafür.

   Tanzschulen bieten Kurse für jede Altersgruppe und Fähigkeit an. Im Vordergrund steht natürlich der Genussfaktor, zu dem aber auch ein positiver körperlicher Effekt kommt. Denn beim Tanzen trainieren Sie ganz **spielerisch** und leicht Ihre **Koordinationsfähigkeiten**. Das Gehirn bildet neue Verknüpfungen und erhält sich dadurch jung. Muskeln und Herz profitieren ebenfalls von der **fließenden Bewegung**. Tanzen ist ein ausgesprochener Gesellschaftssport, und so finden Sie mit etwas Glück auch ohne Partner in einem Tanzverein netten Kontakt und den passenden Tanzpartner.

So starten Sie richtig durch:

Der erste Schritt ist immer der schwierigste: zur **Tanzschule** gehen und sich anmelden. Das geht den meisten von uns so, ist aber nur eine kleine Hürde.

Achten Sie auf die richtige Schuhwahl. Profitänzer tragen spezielle Tanzschuhe; als Amateur sollten Sie darauf achten, hohe, schmale **Absätze** zu vermeiden, um das Sturzrisiko zu verringern. Wählen Sie eine moderate Absatzhöhe, auf der Sie **gut und lange** tanzen können, ohne Blasen zu bekommen oder umzuknicken.

Beim Tanzen nicht ins Hohlkreuz gehen, sondern **locker aufgerichtet** tanzen. Den Arm nur leicht auflegen, entspannt sein und nicht die **Nackenpartie** verkrampfen.

Das bringt Tanzen:

- Sportlich betrieben zählt Tanzen mit zu den besten Ausdauersportarten und stärkt das Herz-Kreislauf-System.
- Tanzen fördert das Koordinationsvermögen und hält durch das Erlernen neuer Tanzschritte das **Gehirn jung**.
- Tanzen ist ausgesprochen **gesellig** und damit das ideale Hobby auch ohne sportliche Ambitionen.

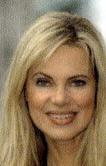

Mein persönlicher TIPP FÜR SIE

Keine Lust auf einen Tanzkurs?
Dann tanzen Sie doch einfach in Ihrem **Wohnzimmer**. Schalten Sie die Musik auf eine vor Ihren Nachbarn noch zu vertretende Lautstärke, und legen Sie los. Drehen Sie sich ein paarmal durch die Wohnung, und singen Sie, wenn Sie mögen, mit. Warum nicht? Das erzeugt gute Laune und **Glückshormone**. Tanzschulen bieten oft auch offene Nachmittage an, bei denen man ungezwungen mit verschiedenen Menschen kommunizieren und tanzen kann und die den traditionellen **Tanztee** aufgreifen. Trauen Sie sich ruhig mal dorthin. Es macht großen Spaß, mit anderen Menschen zusammenzukommen, die das gleiche **Hobby** haben. Sie können nur gewinnen, nicht verlieren! Vielleicht finden sich ja auch neue Freunde.

Yoga

Der Erfolg dieser fernöstlichen Methode beruht darauf, dass sie Körper, Geist und Seele in Einklang bringt. Das hat die Trendsportart Yoga auch bei uns populär gemacht. Die ruhigen, fließenden Bewegungsabläufe der Yogaübungen, die sogenannten Asanas, lockern verspannte Muskelpartien und kräftigen die gesamte Körpermuskulatur – auch Muskeln, von denen Sie nicht ahnten, dass sie existieren! Sie fördern **Elastizität**, bauen durch bestimmte Atemübungen Stresshormone ab und steigern dadurch nicht nur Ihre Vitalität, sondern auch Ihre **innere Balance**. Unter Anleitung durch einen professionellen **Yogalehrer** und regelmäßig praktiziert, können bestimmte Asanas ganz gezielt auch **therapeutisch** eingesetzt werden. Symptome wie z. B. Schlaf- und Durchblutungsstörungen, nervöse Beschwerden, Kopf- und Rückenschmerzen lassen sich durch entsprechende Übungen reduzieren und lindern.

So starten Sie richtig durch:

Für die erste Yogaeinheit sollten Sie sich einen kompetenten Lehrer suchen, der auf die **korrekte Durchführung** der einzelnen Übungen achtet. Wenn Sie sich in der Yogapraxis schon sehr sicher sind, können Sie diese dann an jedem Ort der Welt allein durchführen.

Yogakurse werden außer in speziellen Yogazentren auch in vielen Fitnessstudios, Turnvereinen oder bei der VHS angeboten. Videokassetten oder DVDs mit Anleitungen für Yoga stellen eine gute Ergänzung dar, um zu Hause die Trainingseinheiten möglichst **täglich** zu wiederholen. Ohne **professionelle Anleitung** ist es aber schwierig, die Übungen korrekt durchzuführen – der gesundheitsfördernde Effekt von Yoga kann dann unter Umständen ausbleiben.

Yoga will gelernt sein. Bitte unbedingt nur unter kompetenter Anleitung damit beginnen.

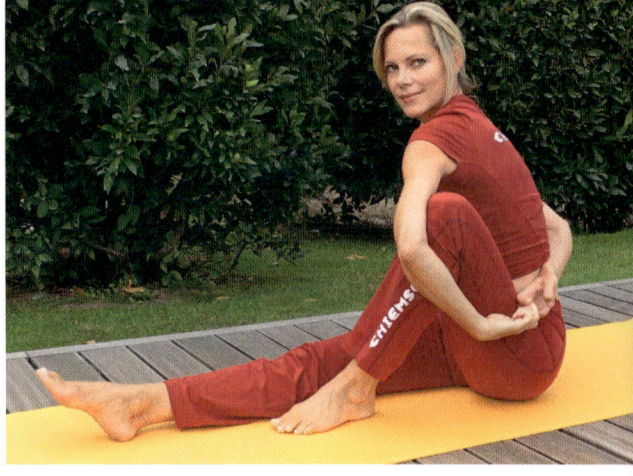

Am besten ist es, die Asanas regelmäßig auch **zu Hause** durchzuführen. Versuchen Sie, für die Yogaübungen eine bestimmte **Uhrzeit** einzuhalten, und planen Sie diesen Termin gleich fest in Ihren Tagesablauf ein.

Entspannende **Musik**, angenehme **Düfte**, ein schöner und ruhiger Platz in der Wohnung, die Lieblingskuschelsporthose – all diese Dinge tragen dazu bei, das tägliche Yogaprogramm zu einem positiven Erlebnis werden zu lassen. Außerdem helfen Ihnen solche **Rituale** sehr dabei, wirklich regelmäßig und jeden Tag zu üben.

Ziehen Sie sich **bequeme**, dehnbare Kleidung an, und legen Sie sich eine **rutschfeste**, flache Matte bereit, wie es sie in allen Sportgeschäften für wenig Geld gibt, sowie eine warme Decke. Mit ihr decken Sie sich zu, wenn Sie nach den Übungen in der Entspannungshaltung auf dem Rücken **auf dem Boden** liegen.

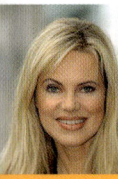

Mein persönlicher TIPP FÜR SIE

Yogaübungen sind kein Leistungssport
Achten Sie bei der Durchführung der einzelnen Asanas nicht auf Ihre Nebenfrau oder Ihren Nebenmann, sondern lassen Sie sich ganz auf die Erfahrung mit sich selbst ein. Begeben Sie sich auf **eine Reise** in Ihren Körper. Spüren Sie die Dehnung bis in die feinsten Muskelfasern. Gehen Sie mit Ihrem Krafteinsatz – ohne Stress – bis ganz an Ihre persönlichen Grenzen. **Fühlen Sie**, wie sich die Dehnung schon durch kleinste Bewegungen verändern lässt. Jede Übung lässt sich unendlich ausbauen, intensivieren, wobei der gesamte Körper einbezogen wird.

Die Yogaatmung wird Ihnen ganz neue Kraftwelten eröffnen und Wege, den Alltagsstress regelrecht wegzuatmen. Und: Sie werden sehen, dass sich Ihre Beweglichkeit durch regelmäßiges Yoga erstaunlich schnell um ein Vielfaches steigern lässt.

Das bringt Yoga:

- Richtig ausgeführt, lockert Yoga verspannte und schmerzende Muskeln.
- Yoga harmonisiert Ihre gesamte Persönlichkeit: Seele, Geist und Körper.
- Die Asanas steigern Muskelkraft und **Gelenkigkeit** und fördern die Elastizität der einzelnen Glieder des Körpers und der Wirbelsäule.
- Yoga unterstützt die Versorgung der Körperzellen durch eine vermehrte **Durchblutung** und regt dadurch den Kreislauf an und stabilisiert das Immunsystem.
- Die Ausübung von Yoga wirkt aktiv dem Stress entgegen, weil es Stresshormone abbaut und dadurch **beruhigend** auf Ihren Organismus wirkt.
- Yoga macht uns gesünder, weil es die Immunzellen aktiviert und so die körpereigene **Abwehr stärkt**.
- Durch regelmäßiges Training wird der Gleichgewichtssinn gestärkt und das **Körpergefühl** sensibilisiert. Mittelfristig verringert Yoga so die Gefahr von Stürzen.
- Yoga kann unabhängig von Alter und Gewicht durchgeführt werden. Man benötigt für die Übungen **kaum Zubehör**: Bequeme Kleidung, eine Matte und eine warme Decke – das genügt zumeist.
- Wenn man die Übungen erst einmal beherrscht, kann man sie problemlos bis ins **hohe Alter** durchführen.
- Schon einfache Yogaübungen haben eine große Wirkung auf Ihren Geist und Ihren Körper.

Gymnastik

Das Wort **Gymnastik** hat für viele von uns noch einen faden Beigeschmack von verstaubten **Gymnastikbällen** und alten Turnhallen, also das, was man Mitte des letzten Jahrhunderts praktizierte. Lassen Sie sich nicht von diesen altbackenen Assoziationen täuschen: Unter dem Begriff Gymnastik versteht man heutzutage eigentlich alle Arten der sportlichen Bewegung **in einer Gruppe**.

Die verschiedenen Untereinheiten zeichnen sich nur dadurch aus, dass sie sich stärker spezialisiert haben. So gibt es spezielle Kurse zur **Prophylaxe**, wie etwa Rücken- und Wirbelsäulentraining, Osteoporosekurse oder Venentraining und Kurse, die sich vornehmlich mit der Stärkung bestimmter Körperteile beschäftigen, wie etwa die **Bauch-Beine-Po-** oder Stepper-Kurse, die die meisten Studios anbieten.

Gymnastik können Sie aber auch **in den eigenen vier Wänden** machen. Versuchen Sie, regelmäßig Ihr individuell zugeschnittenes Programm durchzuführen. Hören Sie dazu auf Ihr Bauchgefühl, auf Ihre **emotionale Intelligenz,** und spüren Sie in sich hinein, welche Übungen Ihnen guttun und welche Sie eher als unangenehm empfinden. Zwingen Sie sich nicht, eine Übung zu machen, die Ihnen unangenehm ist oder sogar Schmerzen bereitet. Das Programm soll **Spaß machen** und Ihnen Lust auf mehr bereiten.

Versuchen Sie, möglichst jeden Morgen die weiter unten folgenden **Jungbrunnen-Übungen** in Ihren Alltag zu integrieren. Sie werden schon nach wenigen Tagen merken, dass sich Muskelgruppen stärken, Verspannungen lösen und Sie **frisch** in den Tag starten können.

So starten Sie richtig durch:

Planen Sie für die Durchführung des **Morgenröte-Programms** täglich ungefähr 10 Minuten ein. Diese Übungen verschaffen Ihnen, gerade auch bei Gelenkproblemen, einen sanften Start in den Tag und erleichtern Ihnen ein weiteres Training im Laufe der nächsten Stunden.

Diese Bewegungen können Sie am frühen Morgen direkt **nach dem Aufwachen** ohne weitere Vorbereitung in Ihrem Bett durchführen.

Wenn Sie nach diesem kurzen Morgenröte-Programm aus dem Bett steigen und die **Füße auf den Boden** setzen, haben Sie bereits die Durchblutung und Geschmeidigkeit Ihrer Muskeln und Gelenke verstärkt und können energiegeladen und angenehm beweglich den Tag beginnen.

Morgenröte-Programm für den Alltag

Angenommen, Sie wollen sich fünf oder sechs Übungen als kleines Programm für den Alltag zusammenstellen, aber Sie wissen nicht so recht, welche dafür **geeignet** sind. Für diesen Fall habe ich einige Vorschläge, die Sie als Grundlage heranziehen können. Selbstverständlich können und sollen Sie einzelne Übungen aus diesen Abfolgen gegen andere **austauschen**, die für Sie wichtiger sind oder die Ihnen besser liegen. Eine solche Auswahl soll ja auch nicht für alle Zeiten unveränderlich gelten, sondern lediglich den Einstieg erleichtern.

Jede der nachfolgenden Trainingseinheiten hat ein **bestimmtes Thema**, zu dem die dazu passenden Übungen ausgewählt wurden.

Die Morgenroutine

Für viele Menschen ist der Morgen die schwierigste Tageszeit. Selbst nach einer erholsamen Nachtruhe bringt das **Erwachen** oft Steifheit und Schmerzen.

Ich habe deshalb eine sanfte, **sechs Übungen** umfassende Sequenz zusammengestellt, die Sie unmittelbar nach dem Aufwachen im Bett ausführen können.

Denken Sie daran: Egal wie schwer es Ihnen fällt – Bewegung ist das Beste, was Sie tun können. Wenn Sie Gelenke und Muskeln benutzen, lockern Sie sie und machen den Rest des Tages einfacher. Dieses Übungsprogramm verhilft Ihnen zu einem **sanften Start** in den Tag und erleichtert weiteres Training.

Anleitung: Halten Sie bei den Dehnungsübungen die Position für 15 Sekunden. Die **Kräftigungsübungen** wiederholen Sie sechsmal, dazwischen jeweils 20 Sekunden Pause. Bewegen Sie sich **langsam und weich** – ohne abruptes Reißen oder Beugen. Das stellt sicher, dass Sie die Durchblutung steifer Muskeln und Gelenke allmählich steigern und die Strukturen ganz langsam

geschmeidig werden. Wenn Sie nach diesem kurzen Programm aufstehen, haben Sie bereits für alle kritischen Zonen und Gelenke Ihres Körpers etwas getan, ohne sich zu überfordern oder die Morgensteifheit zu ignorieren.

1 Liegend den ganzen Körper dehnen

Spannen Sie die Bauchmuskeln an. Strecken Sie **Arme und Beine**, um die Blutzirkulation anzuregen. Um die **Wirbelsäule** zu mobilisieren, strecken Sie abwechselnd das rechte Bein mit dem linken Arm und das linke Bein mit dem rechten Arm.

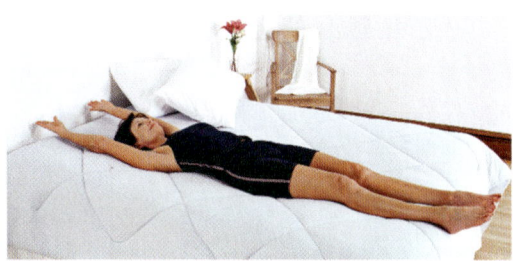

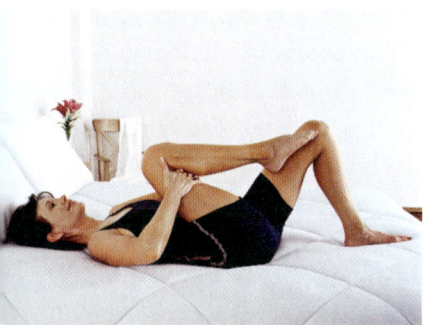

2 Knie an die Brust

Falls Sie es noch nicht getan haben, dann ist es jetzt so weit: Schlagen Sie die Decke zurück, und winkeln Sie beide Beine an; dann ziehen Sie die **Knie** abwechselnd **an die Brust**. Das ist gut für Rücken und **Hüften**.

3 Den Kopf drehen

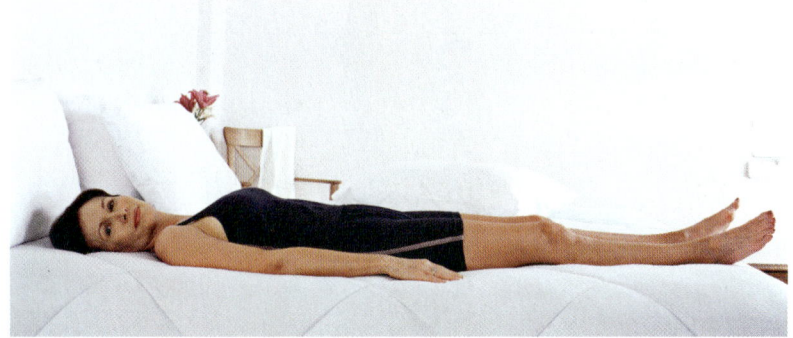

Immer noch liegend, dehnen Sie sanft die **Nackenmuskeln** durch Kopfdrehungen nach rechts und links. Das mindert die Spannung in Kopf, Nacken und Schultern.

4 Die Brust im Sitzen dehnen

Dehnen Sie Ihre Brustmuskeln mit dieser **einfachen Übung**. Setzen Sie sich im **Schneidersitz** ins Bett (oder – falls Ihnen das zu schwer fällt – mit hängenden Beinen auf die Bettkante), spannen Sie die Bauchmuskeln an, und verschränken Sie die Hände hinter dem Kopf. Ziehen Sie beide Ellbogen nach vorn, ohne die Hände loszulassen. Führen Sie dann die Ellbogen langsam nach hinten. Atmen Sie dabei **tief ein**. Beim Zurückführen der Ellbogen nach vorn atmen Sie langsam wieder aus. Halten Sie den Nacken während der Übung gerade (also nicht den Kopf in den Nacken legen), und üben Sie keinen Druck auf die **Halswirbelsäule** aus. Die Hände liegen nur ganz locker am Nacken an.

5 Die Schultern rollen bei ruhigem Oberkörper

Dies ist eine weitere wohltuende Bewegung für Kopf, Nacken und Schultern, die Sie sicher auch schon kennen. Sie können die Übung am Boden oder auch **auf dem Bett** sitzend ausführen: Ziehen Sie die Schultern nach vorn oben, und rollen Sie sie dann langsam nach hinten unten ab, sodass sie einen Kreis beschreiben. Vergessen Sie nicht, die Bewegung danach noch in der Gegenrichtung zu **wiederholen**.

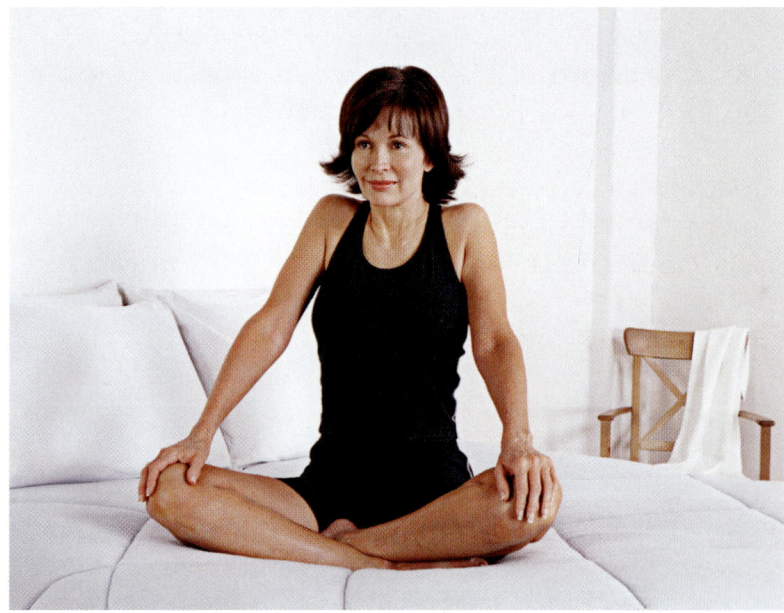

6 Kniestreckung im Sitzen

Setzen Sie sich auf die Bettkante, und stellen Sie die Füße auf den Boden. Falls Ihr Bett dafür zu hoch ist, funktioniert diese Übung aber auch mit hängenden Beinen. Sie müssen dann nur darauf achten, dass Sie den **Fuß** beim Anheben des Beins **anwinkeln**, sodass **die Zehen** nach oben zeigen. Dehnen Sie nun Ihre Waden, indem Sie die Knie abwechselnd so weit wie möglich durchstrecken. Der Fuß bleibt dabei angewinkelt. Halten Sie die Position kurz, und senken Sie das Bein dann **langsam ab**.

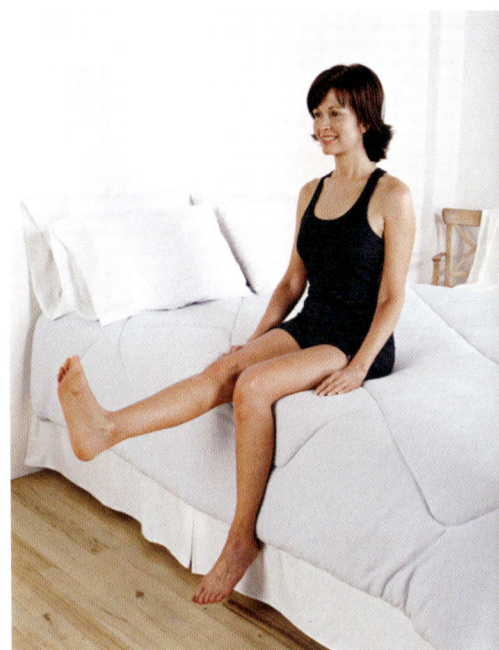

Gute Tipps für ein sicheres Training

- **Üben Sie mit offenen Augen** – der Gleichgewichtssinn benötigt visuelle Reize, damit Sie Halt finden.
- **Sorgen Sie für Haltepunkte:** Mit einem stabilen Stuhl oder einem Geländer in Griffweite schaffen Sie es, das Gleichgewicht zu halten und Stürze zu verhindern.
- **Bauen Sie Muskeln auf durch Wiederholung**. Die Kräftigungsübungen in diesem Buch arbeiten ohne Gewichte. Wenn Sie Ihre Übungen ohne Anstrengung schaffen, dann versuchen Sie es am besten mit zusätzlichen Wiederholungen.
- **Lernen Sie Ihre Grenzen kennen**. Nach dem Einsatz einer Endoprothese sind bestimmte Übungen tabu, die beispielsweise mit starkem Beugen des Kunstgelenks einhergehen. Sprechen Sie daher mit **Ihrem Arzt**, bevor Sie ein Übungsprogramm beginnen.
- **Hilfe auf der richtigen Seite.** Wenn Schmerzen oder eingeschränkte Beweglichkeit das Gehen erschweren, können Sie eine **Gehstütze** benutzen – die halten Sie aber stets auf der Gegenseite, nicht auf der Seite mit der schmerzenden Hüfte oder dem steifen Knie!

So kommen Sie am besten aus dem Bett

Rückenschmerzen oder andere Beschwerden machen das morgendliche Aufstehen schwierig? Nutzen Sie die folgende Technik, um sicher und schmerzfrei in den Tag zu starten.

- **Rollen** Sie sich zuerst auf der Seite des Bettes, an der Sie aussteigen wollen, bis an **die Kante**.
- **Schwingen** Sie jetzt die Beine gleichzeitig aus dem Bett. Dann schieben Sie den Rumpf mit den Armen nach oben, bis Sie an der Bettkante sitzen.
- Und nun stellen Sie sich auf die Füße und drücken sich hoch.

Tipp: Stellen Sie Ihre **Hausschuhe** so vor das Bett, dass Sie morgens hineinschlüpfen können, ohne sich bücken zu müssen.

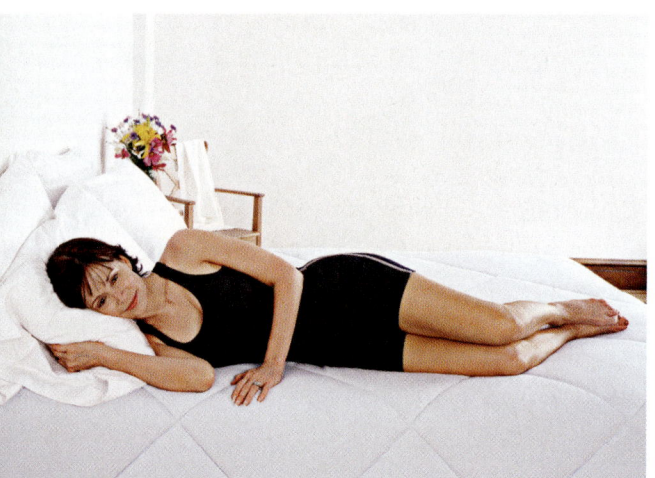
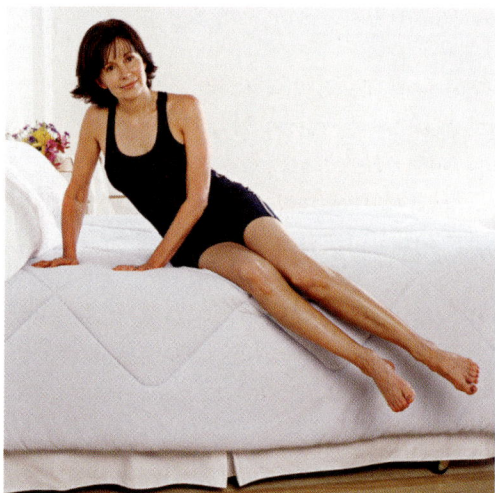

12 Tipps, um sich mehr zu bewegen

1 Machen Sie jeden Abend einen **Spaziergang**, etwa 20 Minuten lang. Nach dem Essen ist die beste Zeit dafür: Er lockt Sie vom Fernseher weg und hält Sie davon ab, etwas zu knabbern.

2 Telefonieren Sie niemals im Sitzen, sondern laufen Sie dabei herum. Sie bewegen sich viel leichter, wenn Sie sich auf ein Gespräch statt auf die Anstrengung **konzentrieren**.

3 Laden Sie **Ihren Kollegen** für ein Brainstorming zu einem Spaziergang ein statt zu einer Besprechung im Büro.

4 Nutzen Sie beim Fernsehen jede **Werbepause**, um aufzustehen und herumzulaufen – aber nicht zum Kühlschrank!

5 Nehmen Sie die Treppe. Wenn Sie weniger als **drei Etagen** zu steigen haben, gibt es keine Ausrede – außer wirklich starke Knieschmerzen. Wenn es gar nicht anders geht: Steigen Sie eine Etage, und benutzen Sie dann erst den Fahrstuhl.

6 Machen Sie am Wochenende öfter mal einen **Stadtbummel**. Dabei treffen Sie andere Leute und können sich mitten im Leben fühlen.

7 Teilen Sie Ihre **Mittagszeit** auf: 30 Minuten essen, dann 30 Minuten spazieren gehen. Niemand braucht 1 Stunde zum Essen, und reden können Sie auch beim Gehen.

8 Suchen Sie sich einen Park, einen **Wald** oder irgendein anderes Stück Natur, und gehen Sie mehrmals in der Woche dorthin.

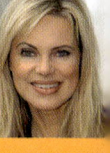

Mein persönlicher TIPP FÜR SIE

Im Alltag so viel wie möglich bewegen:

- Stehen Sie auf und **besuchen Sie** den Kollegen oder Nachbarn, anstatt einfach zum Hörer zu greifen oder ihm eine E-Mail zu schreiben.
- Wenn möglich, nutzen Sie den Weg zu Ihrer Abendeinladung für einen **Spaziergang**. Anstatt mit dem Auto zu Freunden zu fahren, gehen Sie zu Fuß. Bei Strecken, die nicht länger dauern als etwa 30 Minuten, sollte das gut möglich sein. Und der Heimweg entspannt wunderbar vor dem Schlafengehen.
- Machen Sie mit Ihrer besten Freundin einen kleinen **Ausflug** in den Park oder Zoo, anstatt sich ins Café zu setzen. Sie werden sehen, dass Gespräche beim gemeinsamen Laufen in der Natur eine viel **größere Innigkeit** entfalten.

9 Gewöhnen Sie sich an, alle Erledigungen (Briefkasten, Schuster etc.) zu Fuß zu machen.

10 Wenn Sie **kleine Kinder** in Ihrer Verwandtschaft haben, dann vereinbaren Sie mit ihnen Aktivzeiten: Gehen Sie in den Zoo, in den Zirkus oder ins Schwimmbad.

11 Tanzen Sie! Warten Sie nicht auf die nächste größere Feier – schalten Sie die Stereoanlage ein, und tanzen Sie zu Hause. Sie können sich auch einem Tanzzirkel anschließen oder Tanzstunden nehmen.

12 Schaffen Sie sich Ihren ganz persönlichen „**Ich gehe jetzt los**"-Impuls. Laufen Sie z. B. lieber 5 Minuten, wenn Sie schläfrig werden. Oder immer dann, wenn Sie naschen möchten. Gehen ist nicht nur ein probates Mittel gegen Arthroseschmerzen, sondern auch ein hervorragendes **Heilmittel** für die Seele und die Stimmung.

Für immer schön!

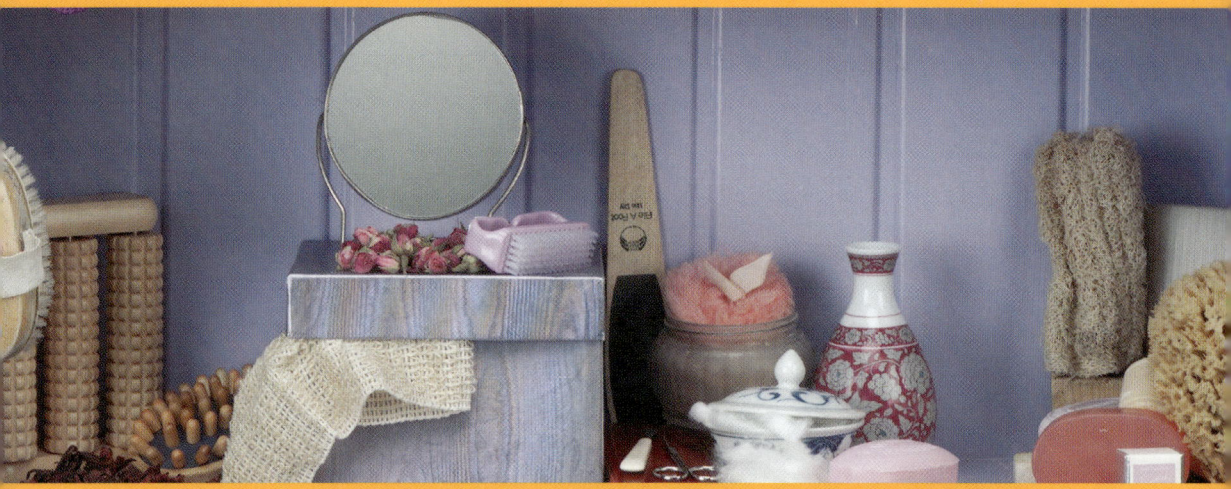

Frisch und strahlend
mit der richtigen Pflege

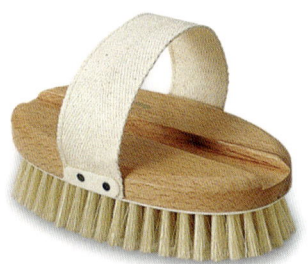

" *Wenn ich zurückschaue, dann denke ich, ich hätte schon mindestens sieben Leben hinter mir – so viele verschiedene und aufregende Phasen durfte ich erleben. Körperlich und mental fühle ich mich aber immer noch so fit wie mit 30 Jahren. Damit stehe ich auch in meinem Jahrgang nicht allein, das geht vielen Frauen meines Alters ganz ähnlich. Damit auch Sie sich in Ihrer Haut so richtig wohlfühlen und weiterhin strahlend schön und ausgeglichen aussehen, verraten Ihnen die folgenden Pflegetipps, wie Sie sich und Ihren Körper länger jung erhalten können.* "

Die Haut als Spiegel der Seele

Warum altern nicht alle Menschen gleich? Warum sehen manche Menschen viel jünger aus, als ihr Geburtsdatum vermuten lässt, und andere älter, als sie in Wirklichkeit biologisch sind?

Bisher ging man davon aus, dass diese Alterungsunterschiede vor allem auf die genetische Veranlagung zurückzuführen sind. Wie schnell oder wie langsam wir altern, schien uns hauptsächlich von unseren Eltern in die **Wiege** gelegt worden zu sein. Inzwischen sind Wissenschaftler jedoch noch weiteren Faktoren auf die Spur gekommen. Denn die Ursachen von Fältchen, Tränensäcken und Hängebäckchen sind neben den Erbanlagen vor allem die ganz persönliche **Lebensweise** und Einstellung.

Der größte Feind unserer Haut kommt aber ganz harmlos daher und schmeichelt sich mit Wonne darauf – die Rede ist von der **Sonnenstrahlung**. Denn neben den UV-B-Strahlen, die Sonnenbrand verursachen, dringen die langwelligen UV-A-Strahlen tief in die Haut ein und verursachen dort den Verlust von kollagenen Strukturen. Auf diese Weise beschleunigen sie die Hautalterung. Ein entsprechender **Lichtschutz** ist daher ein wichtiger Verbündeter im Kampf gegen die ersten Fältchen.

Sonnenbaden, Sport, Rauchen und in erster Linie die Ernährung spielen für unser Aussehen und den Hautzustand eine viel größere Rolle als bisher angenommen. Denn die Haut ist eben nicht nur **Spiegel der Seele**, sondern auch ganz direkt Ausdruck unserer allgemeinen Gesundheit.

Zum Glück werden wir für die nachlassende Schönheit mit Reife, Weisheit und zunehmender Gelassenheit entschädigt. Außerdem müssen wir den Alterungsprozess nicht einfach so hinnehmen. Wir können **eine Menge** dafür tun, dass wir langsam und vor allem gesund und attraktiv altern. Lesen Sie, was uns frisch, gepflegt und gesund aussehen lässt und wie Sie sich natürlich **jungpflegen** können.

Jugend aus der Tube – halten Cremes, was sie versprechen?

Die Werbung verführt uns mit schönen, faltenlosen Gesichtern immer wieder zum Kauf der neuesten Schönheitscremes. Doch halten diese Produkte wirklich ihr Versprechen und schenken uns eine makellose Haut?

Leider nicht! Ausgeprägte Falten kann man nur unterspritzen. Kleine Mimikfältchen und das gesamte Erscheinungsbild der Haut hingegen können Sie **deutlich verbessern**. Denn so makellos schön, wie die Werbefotos uns glauben machen wollen, sind nicht einmal die fotografierten Models selbst. Und gerade bei **Nahaufnahmen** der Haut wird hemmungslos retuschiert und weichgezeichnet. Wenn man aber von dieser vorgespiegelten Wirkung einmal absieht, enthalten die modernen Cremes tatsächlich einige **hochwirksame** Substanzen, die den Hautalterungsprozess deutlich reduzieren können.

Je früher Sie mit einer auf Ihre Haut abgestimmten Pflege beginnen, desto effektiver können Sie erste Fältchen vermeiden. Mit einer **intensiven Pflege** sollte man daher bereits mit Mitte 20 beginnen. Denn wenn man die ersten Mimikfältchen entdeckt, hat sich das Bindegewebe längst umstrukturiert. Unsere Haut altert nach einem **genetisch** festgelegten Programm in Kombination mit äußeren Einflüssen. Vor allem schädliche UV-Strahlen beschleunigen den natürlichen Hautalterungsprozess. Die **Wirkstoffe** in den Kosmetika haben daher vorrangig das Ziel, die Haut vor den negativen Auswirkungen der UV-Strahlung zu **schützen** und UV-bedingte Hautschäden zu reparieren.

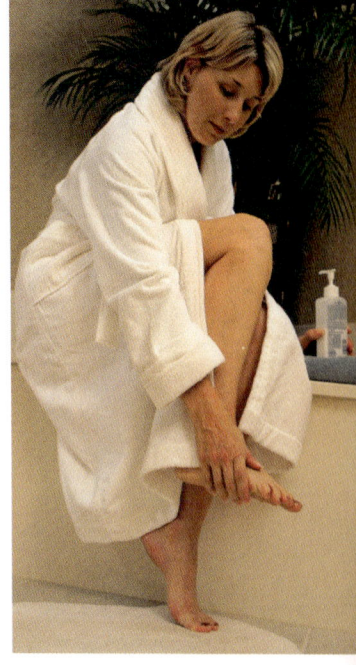

Gerade nach dem Baden oder Duschen ein absolutes Muss: Cremen Sie Ihren ganzen Körper sorgfältig ein, am besten in Form einer leichten Massage.

Radikalfänger im Dienste Ihrer Schönheit

Die Bedeutung **freier Radikale** für die Hautalterung hat in den letzten Jahren zu einer intensiven **Suche** nach Radikalfängern geführt, welche die negativen Wirkungen der aggressiven Moleküle beseitigen und somit das Gewebe vor **oxidativer** Schädigung schützen. Substanzen, die diese Eigenschaften besitzen, bezeichnet man als **Antioxidantien** oder auch Radikalenfänger. Ausgeprägt effektive Radikalfänger sind beispielsweise Vitamin C (Ascorbinsäure), Vitamin A, Coenzym Q_{10} und Vitamin E sowie Flavonoide und Phytoöstrogene.

Ein Trend: Botox – Schönheit aus der Spritze

Botox ist die Abkürzung für Botulinumtoxin A, ein starkes Nervengift. Botox wird zur Glättung von Falten in **niedriger Dosis** direkt unter die Hautdecke gespritzt. Das Nervengift verhindert die Ausschüttung des Botenstoffs Acetylcholin, der die Muskelkontraktion bewirkt, und lähmt so den gesamten Muskelstrang. Vor allem Mimikfältchen **auf der Stirn** oder über der Nasenwurzel werden so geglättet. Nur selten kommt es zu Beschwerden, wenn der falsche Muskel betroffen ist und so ein temporäres Hängelid oder abgesunkene Augenbrauen bewirkt. Angewendet wird Botox in der oberen und unteren Gesichtspartie, am Hals, Dekolleté und gegen übermäßiges Schwitzen in den Achselhöhlen, an den Händen und Fußsohlen. Der Einsatz von Botox setzt beim Arzt sehr viel Erfahrung voraus, da das Verletzungsrisiko mit eventuell irreversib-

len Lähmungen relativ hoch ist. Da Botox im Vergleich zu Schönheitsoperationen relativ **preiswert** (ca. 250–300 Euro pro Spritze) ist, hat sich dieser Wirkstoff zu einer regelrechten „**Modedroge**" unserer Generation entwickelt. Allerdings besteht bei Botox eine leichte „Suchtgefahr": Wer sich also erst mal an sein faltenfreies Konterfei gewöhnt hat, kann kaum noch zurück. Etwas befremdlicher ist oft der Verlust der **natürlichen Mimik**. Das Gesicht wirkt leicht maskenhaft und starr und kann dadurch seinen natürlichen **Charme** und seine persönliche Ausstrahlung verlieren. Das ist allerdings nur der Fall, wenn der behandelnde Arzt aus mangelnder Erfahrung zu hoch dosiert. **Mediziner** verwenden Botox auch zur Therapie von Kopfschmerzpatienten, bei denen ein Muskel auf einen Nerv drückt und damit Schmerzen auslöst.

Neben ihrer antioxidativen Wirkung stimulieren die meisten Wirkstoffe die **Neubildung** von Kollagen, reduzieren den natürlichen Abbau der kollagenen Fasern und regen die Zellteilung in der Oberhaut an. Die Haut gewinnt an **Elastizität** und Spannkraft, und Falten werden abgemildert.

Kleine Wirkstoffkunde für Cremes

Polypeptide Diese Substanzen wirken in erster Linie über eine gesteigerte Neuproduktion von Kollagen, die die Haut von unten aufpolstert und sie glatter erscheinen lässt. Peptide werden in der **Medizin** zur Verbesserung der Wundheilung eingesetzt, weil sie den Reparaturmechanismus aktivieren. Die Polypeptide bringen die zelleigene **Regeneration** auf Trab und erhöhen die Erneuerung der Zellen an der Hautoberfläche. Polypeptide sind zudem exzellente Radikalfänger und entfalten besonders in Kombination mit Vitamin E oder grünem Tee ihre Wirkung.

Ideal sind Polypeptide für die sensible Haut ab 35, die schon erste Fältchen zeigt.

Vitamin A (Retinol) gilt als Klassiker unter den Anti-Aging-Wirkstoffen. Es regt den Zellstoffwechsel an und stimuliert so die Hauterneuerung. Durch seine **gewebeschützenden** Eigenschaften verhindert Vitamin A die vermehrte Verhornung und Schuppung der Haut und erhöht Enzymaktivität und Zellteilung. Damit ist es ein idealer Wirkstoff in Kosmetika für reife Haut.

Ideal für sonnengeschädigte Haut jeden Alters und als Tagespflege für die „normale" Haut ab 40 Jahren.

Vitamin C legt sich wie ein Schutzmantel auf die Haut, da es freie Radikale abfängt und den Transport von **Melanin** an die Oberfläche bremst und auf diese Weise unschönen Pigmentflecken vorbeugt. Vitamin C **verbessert** die Fähigkeit der Hornzellen, Feuchtigkeit zu binden, und stimuliert die Neubildung von kollagenen Fasern.

Ideal für Frauen ab 30 Jahren, die ersten Alterserscheinungen vorbeugen wollen und/oder zu Pigmentstörungen neigen.

Coenzym Q10 aktiviert die Regeneration und Zellteilung der Hautzellen. Als Antioxidans fängt es freie Radikale ab und beschützt so die Zellen vor Schäden.

Ideal für einen vorbeugenden Schutz vor Hautalterung und Mimikfältchenbildung für die Haut ab 30 Jahren.

Biotin aktiviert den Aufbau des schützenden Hydrolipidfilms, unseres natürlichen Säureschutzmantels. Weil die Haut dadurch widerstandsfähiger gegen Einwirkungen von außen wird, reagiert sie auch weniger gereizt und sensibel.

Ideal für Nachtcremes, denn Biotin reguliert den notwendigen Feuchtigkeits- und Fettgehalt gerade der reifen Haut.

Ginseng steigert die Mikrozirkulation der Haut und ihre Versorgung mit Nährstoffen. Im Vordergrund steht zudem die Feuchtigkeitsversorgung.

Ideal für junge Frauen, die mit Ginseng-Cremes als Einstiegsprodukten ihre Haut mit viel Feuchtigkeit versorgen wollen.

EXPERTENTIPP

Optimal ist es, wenn Sie Ihre Kosmetikprodukte bei einer Beraterin Ihres Vertrauens kaufen, von der Sie genau wissen, dass sie professionell geschult ist. Das kann die Verkäuferin in der Parfümerie oder in der Apotheke sein und auch die Kosmetikerin in Ihrem Institut. Sie wird im Lauf der Zeit zu Ihrem persönlichen Coach. Und: Sie kann Ihnen auch sagen, welche Marken sich über die Qualität der Produkte hinaus profilieren, z. B. indem sie fair trade betreiben, bei der Gewinnung ihrer Wirkstoffe respektvoll mit Menschen, Resourcen und Natur umgehen und sich karitativ engagieren.

Die richtige Pflege

Zugegeben: Haut und Haare verändern sich deutlich im Lauf der Zeit. Dennoch sind Attraktivität und ein gepflegtes Aussehen niemals eine Frage des Alters. Wer von Kopf bis Fuß auf sich achtet, sich pflegt und verwöhnt, wird sich auch in fortgeschrittenem Alter „wohl in seiner Haut fühlen".

Unsere schützende Hülle ist ständig gefährdet: UV-Strahlen, Umweltschadstoffe, Zigarettenrauch, Reinigungsmittel, falsche Ernährungsweise, Entzündungsprozesse und nicht zuletzt eine falsche oder übertriebene Pflege setzen ihr rund um die Uhr zu. Sie zerstören ihre natürliche **Barrierefunktion** und damit ihre frische Ausstrahlung.

Auch ein Gesicht mit vielen Falten bleibt attraktiv. Der persönliche Stil zählt.

Die Visitenkarte des Körpers

Kaum ein anderes Organ spiegelt unseren Gesundheitszustand und unsere momentane Verfassung deutlicher wider als die **Haut**. Sie ist Aushängeschild und Visitenkarte, entscheidet über den ersten Eindruck. Ebenso wie der **Augenausdruck** ist sie das Zeichen der individuellen Persönlichkeit und Spiegelbild unserer **Seele**.

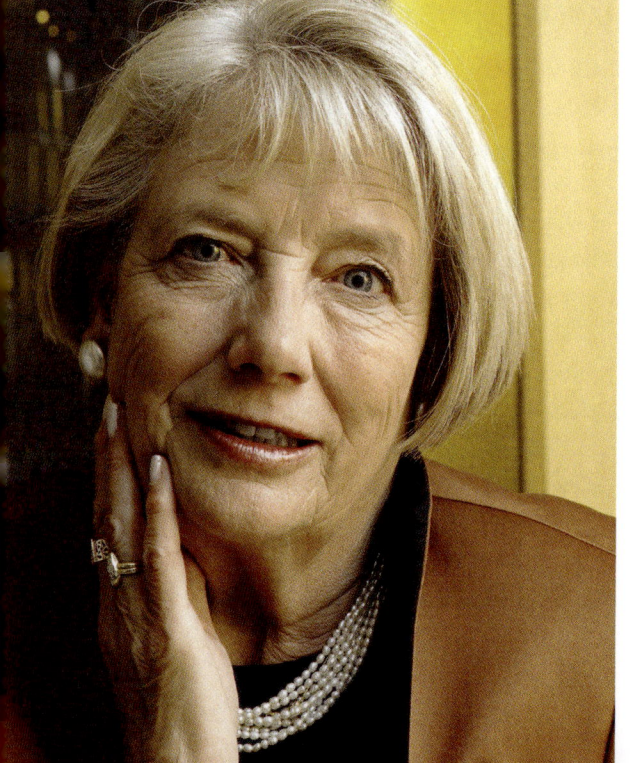

Störungen der empfindlichen **Seelenbalance** spiegeln sich nicht zuletzt auch unmittelbar auf unserer Oberfläche wider. Das kennt jeder von uns gut. Wenn wir uns wohlfühlen, strahlt die Haut, die **Augen glänzen** und das Haar schimmert seidig. Das Gegenteil trifft leider ebenfalls zu: Matter Teint, Ringe unter den Augen, ein glanzloser Blick sowie **Haare ohne Schwung** zeigen deutlich an, wenn wir

Probleme zu bewältigen haben oder uns nicht gesund fühlen. Und dabei verwenden wir auch in diesen Phasen dieselbe **Sorgfalt** auf die Pflege.

Unsere Haut und das filigrane Nervensystem haben entwicklungsgeschichtlich den gleichen **Ursprung**. Die Nervenendigungen (Synapsen) ragen bis in die obersten Hautschichten hinein, schütten dort **Botenstoffe** aus und stehen im direkten Kontakt zu den Abwehrzellen unseres Immunsystems.

So lässt sich auch erklären, warum sich in **Stresssituationen** oft Hauterkrankungen einstellen. Ebenso spiegeln sich auch Hormonschwankungen und eine falsche Ernährungsweise auf unserer Körperoberfläche wider. Nahrungsmittelunverträglichkeiten, aber auch fette und **süße Speisen** verursachen Mikroentzündungen der Haut und beschleunigen auf diese Weise den Prozess der Hautalterung.

Mit einer **ausgewogenen Kost** schaffen Sie auch die gesunde Grundlage für eine natürliche, frische Haut. Am besten erreicht man die Haut aber immer noch **von außen**. Schon mit einer gründlichen Reinigung und einer Pflege, die auf Ihren Hauttyp abgestimmt ist, kann Ihre Haut in kürzester Zeit glatter und frischer aussehen.

> **Mein persönlicher TIPP FÜR SIE**
>
>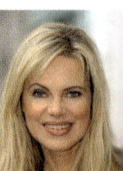
>
> **Auf die Einstellung kommt es an**
> Neben einem gesunden Lebenswandel ist vor allem eine **positive** Lebenseinstellung wichtig. Wer dankbar jede Sekunde genießt, dem spürt man diese Freude an. Statt ausschließlich ein jugendliches **Idealbild** anzustreben, sollte man versuchen, seinem Alter entsprechend gut und gepflegt auszusehen. Attraktivität ist nicht nur eine Frage des Alters, sondern auch des **Selbstwertgefühls**. Wichtiger als ein faltenfreies Gesicht ist eine selbstbewusste Ausstrahlung.

Das ABC der Hautpflege

Von Augencreme bis Tagespflege – mit geeigneten Kosmetikprodukten, regelmäßiger Reinigung und den richtigen Aufbauprodukten halten Sie Ihre Haut langfristig **jugendfrisch** und gesund. Wenn Sie es nicht sowieso schon tun, gewöhnen Sie es sich jetzt an. Machen Sie morgens und abends ein **Ritual** aus Ihrer Gesichtspflege. Wenn Sie sich nicht wirklich sicher sind, welche der vielen Cremes für Ihren **Hauttyp** die richtigen sind, lassen Sie sich in einem Fachgeschäft oder bei einer Kosmetikerin beraten. Ansonsten hilft Ihnen die Tabelle auf S. 184 bei der Orientierung.

Ihr persönliches Pflegeprogramm

Bezeichnung	Anwendung	Wirkstoff	Wirkung
Reinigung	Abends: Entfernung der **Make-up-Reste** mit sanfter Reinigungspflege. Der Begriff „abschminken" führt leicht in die Irre, denn auch wer sich **nicht geschminkt** hat, sollte sich das Gesicht gründlich reinigen.	Reinigungslotionen enthalten meist eine Öl-in-Wasser-Emulsion, die die Schmutzpartikelchen aufnimmt. Für fettige **Haut** eignen sich Waschgels, für trockene Haut Reinigungsmilch oder **Cremes**.	Talkablagerungen, Schmutzpartikel und **Hornschüppchen** lagern sich tagsüber an. Die Folge: Poren verstopfen. Die Reinigung **entfernt** diese Ablagerungen.
Gesichtswasser/Tonique/Toner	Nach der Reinigung tränken Sie einen **Wattebausch** mit der Flüssigkeit und entfernen die Reinigungsreste durch einfaches Abwischen.	Bei trockener, sensibler Haut empfiehlt sich alkoholfreies Gesichtswasser oder **Thermalwasserspray**.	Gesichtswasser klärt die Haut und beschleunigt den Wiederaufbau des hauteigenen **Hydrolipidfilms**.
Peeling	Peelen Sie **normale** oder fettige Haut zwei- bis dreimal, sensible nur einmal wöchentlich, um die Haut von Hornschüppchen und abgestorbenen Hautzellen zu **befreien**.	Bei einem Peeling wirken winzige, abgerundete Mikropartikelchen wie ultrafeines **Sandpapier**. Alternativ für empfindliche Haut: milde Fruchtenzyme.	Ein Peeling **entfernt** die abgestorbenen Hautschuppen und regt die Durchblutung der oberen Hautzellen an.
Augencreme	Zur Augenpflege gehört eine **gründliche** Reinigung von Make-up und Wimperntuscheresten. Klopfen Sie anschließend Ihre Augenpflege leicht mit den Fingerspitzen ein.	**Koffein** und grüner Tee reduzieren Schwellungen. Ab Mitte 30 braucht die empfindliche Haut **reichhaltigere** Augencreme mit Retinol oder Polypeptiden.	Cremes ohne Kriechfette glätten Fältchen und **lindern** Schwellungen sowie dunkle Augenringe, indem sie die Zellerneuerung anregen und die **Haut straffen**.
Tagespflege	Nach der Reinigung und vor dem Make-up. Die Tagespflege ist **optimal** für Sie, wenn Sie auch nach **drei Stunden** noch nicht das Gefühl haben, sich „nachcremen" zu müssen.	**Ab 20** braucht die Haut Feuchtigkeit und Lichtschutz, ab 30 zusätzlich Antioxidantien, ab 40 kollagenbildende Produkte, ab der Menopause sind Phytohormone **sinnvoll**.	Die Tagespflege schützt die Haut vor **Umwelteinflüssen** und vor der schädlichen UV-A-Strahlung.
Nachtpflege	Nach der Reinigung auftragen. Fettiger und **Mischhaut** genügt eine fettfreie Feuchtigkeitscreme, da sie nachts selbst ausreichende Mengen an schützenden Ölen produziert.	**Stoffe**, die die Zellerneuerung und Regeneration anregen, wirken jetzt besonders gut. Vitamin A und **Retinol**, aber auch Enzyme und Polypeptide verleihen den extra **Frischekick**.	Nachts geht es um **Erneuerung** und die Regeneration. Zellschäden werden repariert, die Durchblutung und damit die **Versorgung** mit Nährstoffen steigt.

Ölbad: Entspannt genießen

Ein entspannendes, ausgedehntes Bad ist eine Wohltat für Körper und Seele. Gerade am Abend können Sie sich mit einem beruhigenden **Lavendelbad** auf die angenehme Bettruhe einstimmen. Am besten sind rückfettende Ölbäder, denn sie bilden einen **schützenden Fettfilm** auf der Haut, der sie vor Austrocknung durch das warme Wasser bewahrt. Die pflegenden Pflanzenöle können Sie mit angenehm duftenden ätherischen Ölen ergänzen. Die **Duftöle** entfalten ihre volle Wirkung beim Baden und können, je nach Substanz, anregen oder beruhigen. Wenn Sie ein Schaumbad nehmen möchten, geben Sie auf jeden Fall einen Schuss Olivenöl oder Sahne mit ins Wasser, damit die Haut nicht austrocknet.

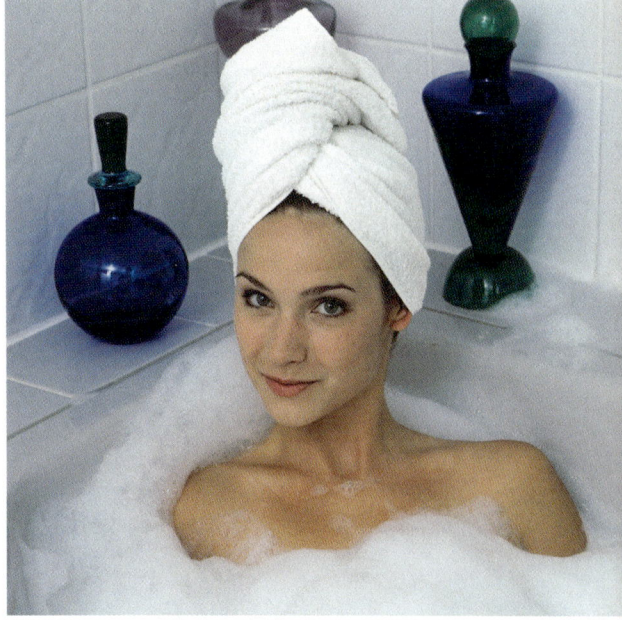

Nehmen Sie **für ein Ölbad** einfach 1 EL **Olivenöl** und einige Tropfen eines Duftöls. Das Olivenöl macht Ihre Haut herrlich **geschmeidig**, allerdings sollten Sie sich hinterher nur leicht trockentupfen und nicht rubbeln, um den Ölfilm nicht abzuwischen. Eincremen ist natürlich nicht mehr notwendig. Ziehen Sie auch lieber einen **alten Schlafanzug** an, falls Ölreste in der Kleidung zurückbleiben.

Nach dem „**normalen**" **Baden** oder Duschen braucht Ihre Haut jedoch eine auf Ihren **Hauttyp** abgestimmte Pflege, die sie mit Fett und Feuchtigkeit versorgt und den „abgewaschenen" **Säureschutzmantel** schnell und effektiv wieder aufbaut.

Egal in welchem Alter: Eine Auszeit in der Badewanne ist gut für Körper und Geist.

Zelebrieren Sie Ihr Entspannungsbad mit angenehmer Musik und Kerzenlicht. Duftkerzen vermitteln ein Gefühl von Geborgenheit. Den Raum vorher **anheizen**, damit das Aussteigen aus der Wanne nicht so schwerfällt und man sich in Ruhe nach dem Abtrocknen eincremen kann.

Geheimtipp: Stecken Sie doch Ihren flauschigen Bademantel noch vorher schnell in den **Trockner** und heizen ihn dadurch kurz ein wenig auf. In so einem warmen Bademantel kuschelt es sich gleich noch viel besser.

Sensible Körperpartien

Manche Körperpartien altern schneller als andere. Meist ist die Sonne mit ihren Strahlen schuld, dass die dem **Licht** besonders stark ausgesetzten Körperteile wie Gesicht, Dekolleté, **Hände und Hals** als Erste die verräterischen Zeichen der Zeit tragen. Doch wir brauchen diese Veränderung **nicht** einfach so **hinzunehmen**. Sie können den Zustand ewiger Jugend nicht konservieren, aber Sie können die Spuren verwischen und sich biologisch locker **10 Jahre** jünger mogeln.

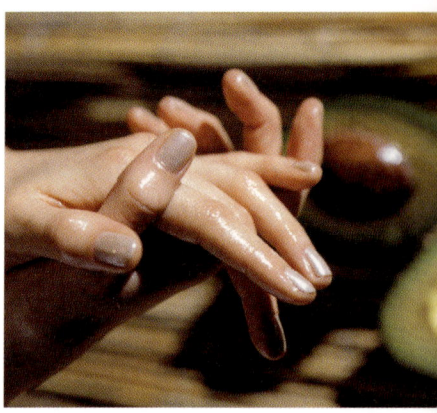

Hände

Hände brauchen in erster Linie Schutz vor den Belastungen, denen sie rund um die Uhr bei der Arbeit in Beruf, Haushalt oder Garten ausgesetzt sind. Ihre **natürlichen** Feinde sind nicht nur Chemikalien und Waschlaugen, sondern vor allem auch UV-Strahlen. Diese führen zum Abbau von kollagenen und elastischen Fasern und zu Zellschädigungen. Denn die Haut auf dem **Handrücken** ist im Verhältnis zur Handinnenseite besonders dünn und empfindlich. Pigmentstörungen, Altersflecken und Runzeln graben sich auf dieser „**Sonnenterrasse**" besonders deutlich ein. Verwenden Sie daher immer eine Handcreme mit Lichtschutzfaktor, und zwar **nicht nur im Sommer**. Ein weiteres Problem ist, dass mit der Zeit das Unterhautfettgewebe abnimmt. Ohne diese **Polster** treten Adern und Knochen noch deutlicher hervor.

Haare

Nicht nur Männer verlieren im Lauf der Zeit ihre **Haarpracht**. Mit zunehmendem Alter reduziert die Haarwur-

---

Pflege für Hände und Füße

Zutaten: 1 reife Avocado, 1 Eigelb
Zubereitung: Die reife Avocado schälen, entsteinen, mit einer Gabel zerdrücken und ein Eigelb unterrühren. Die Avocado-Ei-Masse auf die Hand- und/oder Fußrücken auftragen und **20 Minuten** einwirken lassen. Anschließend einfach mit warmem Wasser abspülen.
Wirkung: Avocados enthalten eine große Menge Vitamin A und E. Das Eigelb enthält Cholesterin, das die pflegenden Öle aus der Avocado in der Haut bindet. Macht herrlich zarte und **geschmeidige** Haut.

zel durch Verminderung der aktiven Melanozyten ihre Farbpigmentbildung. **Gleichzeitig** verändert sich auch die Haarstruktur. Die Haare werden dicker und weniger elastisch. Dies fällt besonders bei der Gesichtsbehaarung auf, die borstig wird. Mit der Zeit vermindert die **Haarwurzel** ihre Arbeit immer mehr und stellt sie schließlich ganz ein. Die Folge: Haarausfall, Geheimratsecken und Glatzenbildung. Zudem stören die nachlassende Östrogenversorgung und die zunehmende Produktion von Androgenen die Haarwurzel in ihrem **Aufbau** und bewirken, dass die Kopfhaut dünner und empfindlicher wird. Die ältere Haut kann daher mit **Juckreiz** und Rötung auf das gewohnte Shampoo reagieren. Spezielle Haarpflegeprodukte für reifes Haar sind auf diese Veränderungen abgestimmt und lindern Juckreiz und Rötungen.

Lippen: Zum Küssen schön

Die zarte Haut unseres wohl sinnlichsten Organs ist ein echtes **Sensibelchen**. Denn den Lippen fehlen hauteigene Pflegestoffe (Lipide) und farbige Pigmente (Melanin), die sie vor Sonnenstrahlung, Wind und **Wetter** schützen. Die rote Färbung der Lippen wird durch die durchschimmernden Adern erzeugt. Daher werden die Lippen bei Sauerstoffmangel aufgrund von Kälte oder Herzproblemen bläulich.

Nicht nur Quasseltanten bewegen ihre Lippen fast **15 000-mal** am Tag. Kleine Angewohnheiten – auf die Lippe beißen oder ständig eine Schnute ziehen – prägen sich langfristig in Form von Mimikfältchen am **Lippenrand** ebenso ein wie Lachfältchen am Auge. Bei Raucherinnen entstehen häufig kleine senkrechte Fältchen um den Mund herum, die sie vom Zusammenziehen und Saugen des Mundes beim Rauchen bekommen.

Schnelle Hilfe gegen spröde Lippen bringt das Auftragen von **Honig**. Einfach 10 Minuten auf den Lippen lassen und dann ablecken. Vorbeugend schützt auch die regelmäßige **Pflege** mit Lippenbalsam: Das glättet, spendet Fett und hält die Feuchtigkeit. Inzwischen gibt es **spezielle Lippenstifte,** die ganz ohne Skalpell die Kollagenproduktion steigern und die Lippen wieder mit **Volumen füllen**.

Augen: Waffen der Frau

Die Haut ist um die Augen dreimal dünner als im übrigen Gesicht. Kein Wunder, dass diese **empfindliche** Partie besonders

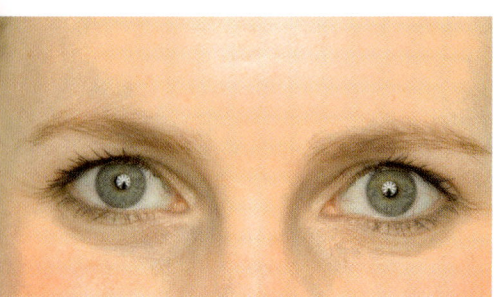

Ganz besonders intensiver Pflege bedarf die Haut um Ihre Augen.

anfällig für kleine Mimikfältchen ist. Das Hautgewebe ist hier **sehr zart**, und die Bindegewebsfasern sind besonders locker vernetzt. Das macht die Haut **elastisch** und ermöglicht uns so unser ausdrucksstarkes **Mienenspiel**. Nachteil: Die rund 10 000 Gesichtsbewegungen hinterlassen mit der Zeit ihre Spuren. Zudem verfügt die Haut um das Auge herum über besonders wenige **Talgdrüsen** und kann sich daher nicht selbst mit schützenden Fetten versorgen. Die Folge: Die Haut ist hier meist sehr trocken. **Spezielle Cremes** stärken die Hautstruktur und stimulieren die Kollagenproduktion und können so kleine Fältchen glätten. Schädliche UV-Strahlung belastet zudem diese empfindliche Partie. Schützen Sie daher gerade die zarte Haut um die Augen herum mit einer speziellen **Sonnenschutzcreme** und einer Sonnenbrille, um Mimikfältchen durch Licht zu verhindern.

Hals und Dekolleté

„Der Hals lügt nie" lautet der Titel eines unterhaltsamen Buches, das den **Rollkragenpullover** als absolutes Muss der Generation 40 plus propagiert. Mit der richtigen Pflege können Sie Ihren Rollkragenpullover aber getrost noch ein wenig im Schrank liegen lassen. Der größte Feind für ein schönes, frisches und faltenfreies Dekolleté ist die **Sonne**. Denn neben den Handrücken gehört auch dieses Areal zu den sogenannten Sonnenterrassen unseres Körpers. Durch die Strahlung hervorgerufene Radikale beschleunigen die Zellalterung der **zarten Haut**. Spezielle Pflegecremes mit Silizium und Algenpräparaten kurbeln die Bildung von elastischen und kollagenen Fasern wieder an. Für ein schönes Dekolleté sollten Sie auf dem **Rücken schlafen**, da die Bauch- oder Seitenlage die Haut nachts in Falten legt. Aber am besten ist es, die Schlafposition oft zu wechseln.

Oberschenkel und Po

Auf manche „typisch weiblichen" Eigenschaften könnte man als Frau wirklich verzichten: auf Orangenhaut (Zellulitis) beispielsweise. Warum muss ausgerechnet das weibliche **Bindegewebe** schwächeln und hässliche Dellen in Oberschenkel und Gesäß schaffen? Entwicklungsgeschichtlich haben die Dellen jedoch ihre **Berechtigung**, denn unter den kleinen Unebenheiten stecken prall gefüllte Fettzellen. Sie sind die **Notfallreserven** des Körpers, die Frauen in kraftraubenden Zeiten wie Schwangerschaft oder **Stillzeit** genügend Energie liefern sollen.

Leider weiß unser Körper nicht, dass wir gern auf dieses Depot verzichten würden, und lagert fleißig für schlechte Zeiten ein. Hinzu kommt, dass die weibliche Haut **dünner** als die des Mannes und das Bindegewebe zudem durch den höheren Östrogengehalt lockerer ist. Die Fettzellen lösen sich aus dem Unterhautgewebe und „schwimmen" an die Oberhaut. Optisch kann man diese **Entwicklung** als Dellen wahrnehmen. Zudem drücken die prall gefüllten Fettzellen auf die filigranen Lymphgefäße und stauen dadurch zusätzlich noch **Lymphflüssigkeit**. Die schlechte Nachricht lautet also: Zellulitis ist genetisch vorprogrammiert. Und die **gute Nachricht**: Wir können sie trotzdem positiv beeinflussen:

- Je mehr Fettpolster, desto mehr Dellen. Daher gilt: Wer sich regelmäßig **bewegt** und sich ausgewogen ernährt, tut nicht nur etwas für die Gesundheit, sondern auch gegen seine Orangenhaut.
- Vermeiden Sie starke Gewichtsschwankungen.
- Auch Cremes, Gele und Salben können die Straffung unterstützen. Hilfreich sind Wirkstoffe wie **Algenextrakte**, Salze oder Liposomen-Cremes mit Koffein.

> **TIPP**
>
> **Massieren Sie sich straff**
> Wechselduschen, Bürsten- und Zupfmassagen machen die Haut geschmeidiger und steigern die Durchblutung. Ein wenig Haut zwischen Zeigefinger und Daumen fassen und leicht zupfen. Oder Sie massieren mit Luffahandschuh oder Massageroller Oberschenkel und Po.

Füße

Unsere Füße tragen uns **ein Leben lang**. Sie erdulden enge Schuhe, hohe Absätze und stundenlanges Stehen. Doch mit der Zeit reagieren die Füße immer sensibler auf diese schädlichen Faktoren. Druckstellen, Hornhaut, Hühneraugen, Hammerzehen und Deformationen sind die Folgen einer jahrelangen Fehlbelastung und starken Nutzung. **Verwöhnen Sie** Ihre Füße, indem Sie diese pflegen; sie haben es verdient und werden es mit einem Wohlfühlgefühl für den ganzen Körper belohnen. Denn unsere hochsensiblen **Fußsohlen** stehen über 70 000 Nervenbahnen mit unserem gesamten Körper **in ständigem Kontakt**. Jede Stimulation der Fußsohlen wirkt sich daher auf unseren

Organismus aus. Eine Fußmassage **stimuliert** den gesamten Organismus, wirkt durchblutungsfördernd und aktiviert den Stoffwechsel. Aus diesem Grund läuft man nach einer **Fußpflege** mit anschließender Fußmassage wie auf Wolken.

EXPERTENTIPP

Froschzehenübung

Hallux valgus, dem sogenannten Zehenschiefstand, können Sie mit Zehenyoga vorbeugen, wenn die Entwicklung noch nicht zu weit fortgeschritten ist:
Setzen Sie sich aufrecht auf einen Stuhl, stellen Sie Ihre Füße dicht nebeneinander fest auf den (warmen) Boden. Heben Sie kraftvoll alle Zehen so hoch es geht. Dann führen Sie die großen Zehen in der Luft zusammen und drücken sie aneinander. Wenn das nicht gelingt, können sie gerne mit den Händen nachhelfen. Dann die geschlossenen Zehen zum Boden bringen und fest in den Boden pressen. Das machen Sie 10 Mal jeden Tag morgens und abends.

Auch Füße werden älter

Im Lauf der Zeit verändern sich auch Ihre Füße: Die Durchblutung nimmt ab, es bilden sich Besenreiser und Krampfadern, und der Fuß „**dehnt**" sich aus.
Tragen Sie dieser Entwicklung Rechnung, und beharren Sie nicht auf Ihrer gewohnten Schuhgröße aus jungen Jahren. Geben Sie lieber beim **Schuhkauf** eine halbe oder ganze Nummer dazu. Zu enge Schuhe blockieren zudem zusätzlich die ohnehin geringere Durchblutung und Versorgung der Füße.

Fußbäder bringen Sie wieder auf Trab

Entfernen Sie vor dem Bad mit einer Fußfeile oder während des Bades mit einem **Bimsstein** überschüssige Hornhaut, und tauchen Sie dann Ihre Füße in das warme Fußbad. Sie können dem Fußbad verschiedene Duftöle zugeben. Menthol, Latschenkiefer und Pfirsich **revitalisieren** und erfrischen müde Beine, Kochsalz verhindert Schweißbildung. Müde und geschwollene Füße kommen in einem Bad mit energiespendender **Rosskastanie** wieder zu Kräften. Zum Abschluss rundet eine Kurzmassage mit pflegendem Öl oder Emulsionen das **Wohlfühlprogramm** ab und regt zudem die Durchblutung der feinen Blutgefäße an.

Wie die Haut sich im Alter verändert

Mit zunehmendem Alter verändern sich das Erscheinungsbild und die Struktur der Haut. Bei **jungen Menschen** ist die Oberhaut reich an Zellen und Feuchtigkeit und deshalb dick und glatt. Die Lederhaut enthält ein dichtes, gleichmäßig aufgebautes Geflecht aus Kollagen- und Elastinfasern, das der Haut Elastizität und **Festigkeit** verleiht. Durch den zunehmenden Abbau kollagenen Bindegewebes wird die Haut im Lauf der Zeit immer **dünner** und verliert ihre Elastizität. Einerseits erhöht oxidativer Stress durch freie Radikale die Aktivität von Kollagen abbauenden Enzymen, andererseits lässt die **Neuproduktion** von Kollagen in den Bindegewebszellen mit der Zeit schließlich immer mehr nach. Das Kollagennetz verliert daher an Dichte und Straffheit, die einzelnen Fasern werden brüchig und verlieren ihre Netzstruktur. Die Oberhaut wird zunehmend dünner, da sie immer weniger **Feuchtigkeit** binden kann. Der schützende, leicht saure Hydrolipidfilm der Hautoberfläche nimmt deshalb an Effektivität ab und baut sich nach dem **Waschen** nicht so schnell wieder auf.

Männer an den (Creme-)Topf

Allein für ihre Hautpflegemittel geben die deutschen Verbraucher jährlich gut 2,8 Mrd. Euro aus.

Von der **Sehnsucht** nach jugendlich straffer und makelloser Haut lebt daher ein ganzer Industriezweig, der jetzt eine neue **Zielgruppe** entdeckt hat: den Mann.

So ist es ganz und gar nicht verwunderlich, dass im Zuge von Beckham und Co. die Männer zunehmend **ihre Scheu** vor Tiegeln und Tuben **verlieren**. Kein Wunder, dass das Geschäft mit Herrenkosmetik boomt! Aber welche **Hautpflegeprodukte** braucht der Mann von heute wirklich?

Fakt ist: Männliche Haut ist bis zu 30 % dicker als weibliche und wirkt deshalb schon von Natur aus straffer. Sie neigt aber dafür auch stärker zu Unreinheiten. Die Pflegeprodukte für den Mann sollten deshalb **mehr Feuchtigkeit** als Fett zuführen. Fettcremes sind kontraproduktiv, da die männliche Haut sowieso mehr Talg produziert. Eine gründliche **Reinigung** sowie wöchentlich ein erfrischendes **Peeling** lassen auch raue Männerhaut babyglatt werden. Durch die tägliche **Rasur** wird die Haut besonders

EXPERTENTIPP

Nicht selten verursachen Pflegeprodukte auch selbst Probleme. Die meisten Nebenwirkungen von Kosmetika sind aber nicht allergischer, sondern irritativer Natur und hängen nicht mit dem Produkt selbst zusammen, sondern mit unsachgemäßer oder übertriebener **Anwendung**. So stören zu häufig aufgetragene Feuchtigkeitscremes die Hautbarriere und **trocknen** die Haut sogar eher aus. Damit trockene Haut nicht noch mehr Feuchtigkeit verliert, sollten Pflegeprodukte dem Hautzustand entsprechen und nur morgens und abends aufgetragen werden. Zudem haben auch Cremes ein **Haltbarkeitsdatum** und sollten nicht länger als ungefähr 1 Jahr geöffnet aufbewahrt werden.

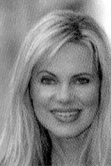

Mogeln Sie 10 Jahre einfach weg. Hier die Jungbrunnen-Zaubertricks:

1. Make-up: Massieren Sie als Make-up-Grundlage Ihre Tagescreme ein, decken Sie Augenringe, erweiterte Äderchen und Hautunreinheiten mit **Camouflage** ab. Augenfältchen jedoch nicht überschminken, da diese durch Puder und Grundierung betont werden. **Leicht glänzende** Haut sieht frisch aus. Verwenden Sie keine mattierende Foundation, sondern ein pflegendes Creme-Make-up.

2. Kussmund: Im Alter verschwimmen durch die zarte Fältchenbildung am Mund leicht die Lippenkonturen. Vorsicht: **Lippenstiftfarbe** kann in diese Fältchen reinkriechen und sie umso stärker betonen. Tragen Sie deshalb mit einem Wattestäbchen losen **Transparentpuder** auf die Haut rund um den Mund auf. Dann mit einem Konturenstift den Rand fixieren. **Lipgloss** plustert die Lippen optisch auf und lässt sie voller wirken. Die Lippen kommen durch Lipgloss der Nuance **Rosenholz**, die jedem Teint schmeichelt, gut zur Geltung.

3. Stirnfalten: Ein abgeschrägter Pony wirkt wie ein Weichzeichner und verbirgt die Mimikfalten unauffällig.

4. Augenbrauen: Schön gezupfte Augenbrauen geben einen perfekten **Rahmen** für gelungene „Augenblicke". Da die Haare hier mit der Zeit immer dicker und borstiger werden, sollten Sie diese immer unbedingt selbst **in Form** bringen oder beim Friseur- oder Kosmetikbesuch professionell zupfen lassen.

5. Perlmuttfarbener Nagellack setzt blasse oder pigmentierte Hände optimal und elegant in Szene.

6. Graue Haare kann man mit einer sogenannten Silberspülung beim Friseur zum **Glänzen** bringen. Elegant wirken auch Deckhaartsträhnchen in der ursprünglichen Haarfarbe auf dem inzwischen ergrauten Haar. **Blondtöne** machen meist jünger und eignen sich zudem gut als Highlights in brünettem Haar.

7. Rouge kann man im leicht fortgeschrittenen Alter gern großflächiger auftragen. Achten Sie unbedingt auf weiche Übergänge und vermeiden Sie Apfelbäckchen. Diese betonen die Nasolabialfalte zusätzlich. Rosenholzfarbenes Rouge unter den Augen lässt die Wangen voller erscheinen und lenkt zudem von dunklen Augenringen ab.

beansprucht und neigt dadurch zu Entzündungen des Haarbalgs und **Reizungen**. Dies lässt sich durch das Auftragen einer Aftershave-Lotion vermeiden. Die Haut wird dadurch leicht desinfiziert und beruhigt. Bei sensibler Männerhaut pflegt ein **Aftershave-Balm** zusätzlich die gereizte Haut.

Bei reifer Haut gilt: Weniger ist mehr

Der Teint wird zunehmend heller, da man nicht mehr so schnell bräunt wie in jungen Jahren. **Lippen und Lider** brauchen daher sanfte Farbtöne. Abends kann man etwas dicker auftragen. Kerzenlicht schluckt Farbe und Fältchen. Den meisten Frauen steht nun dunkelbraunes Maskara besser als schwarzes. Zudem bilden gerade erdfarbene **Brauntöne** eine sanfte Symbiose mit grauen Haaren. Die Augenbrauen mit einem Pinsel ein wenig auffüllen, indem Sie Lidschatten oder Augenbrauenpuder nehmen und mit Ministrichen in Wuchsrichtung nachzeichnen.

Warum unsere Großmütter Hüte trugen

Noch zu Großmutters Zeiten galt eine **gewisse Blässe** als vornehm. Man schützte seine Haare, Augen und Haut vor der sengenden Sonne mit Hut, Sonnenschirm und **dunkler Kleidung**. Dann kam die sportliche Generation mit dem neuen Ideal einer nahtlosen Bräune. **Sonnenbaden** gehört jedoch zu den stärksten Hautalterungsbeschleunigern.

Gesunde Bräune gibt es nicht

Wissenschaftler gehen davon aus, dass beim Sonnenbaden **Endorphine** freigesetzt werden. Die Produktion dieser glücklichmachenden Botenstoffe könnte erklären, warum sich alljährlich Millionen von Sonnenhungrigen gegen besseres Wissen der Sonne aussetzen. Dabei predigen Hautärzte seit Jahrzehnten, dass es keine gesunde Bräune gibt. Denn: Wer braun werden will, muss Schäden am Erbgut seiner **Hautzellen** und eine daraus resultierende Beschleunigung der Hautalterung in Kauf nehmen. Die UV-Schäden summieren sich im Lauf eines Lebens, bis die Zellen im schlimmsten Fall anfangen, unkontrolliert zu wuchern. Alarmierend: **Jedes Jahr** erkranken rund 120 000 Deutsche an Hautkrebs. Allerdings sollten wir jeden Tag eine halbe Stunde an der frischen Luft sein, um für eine ausreichende Vitamin-D-Produktion zu sorgen, da dies Osteoporose vorbeugt.

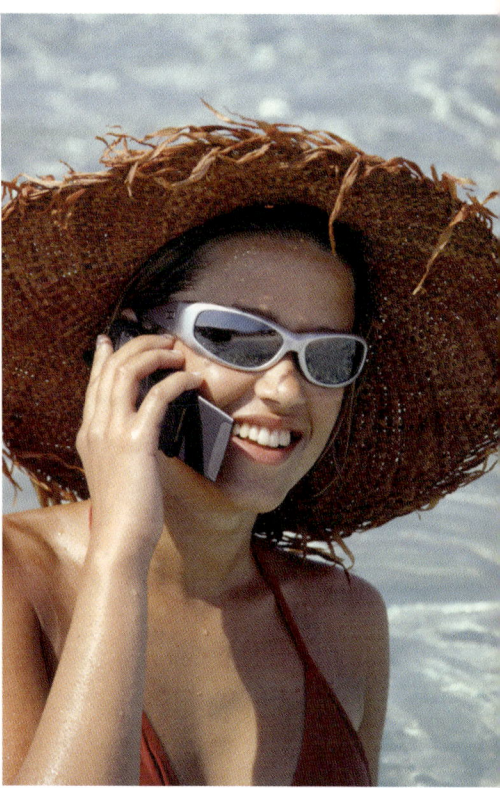

Richtiger Sonnenschutz sorgt dafür, dass wir lange Freude an leichter Bräune haben.

Immer im Blickpunkt: Unsere Zähne

Nicht nur dieser Werbespruch ist bei uns im Kopf hängengeblieben, sondern auch die Notwendigkeit einer gründlichen

5 goldene Sonnenschutz-Regeln

- Benutzen Sie täglich eine Tagespflege mit einem Lichtschutzfaktor der Stärke **LSF 15** für das Gesicht, Hände und Dekolleté sowie für den Hals.
- Schützen Sie auch Ihre **Lippen** vor den zellschädigenden Strahlen. Knallfarbene Lippenstifte spannen mit ihren Farbpigmenten einen **physikalischen Sonnenschirm** über die empfindlichen Lippenzellen. Bei Lipgloss oder farblosen Pflegestiften gibt es unzählige Produkte mit einem chemischen Lichtschutz.
- Auch unter einem Sonnenschirm am Strand erreichen durch die **Reflexion des Sandes** 20 % der Strahlen die Haut, daher auch hier einen Lichtschutz verwenden, wenn auch nicht ganz so hoch. Bei der Gartenarbeit oder längeren Aufenthalten in der direkten Sonne sollten Sie neben der Creme mit Lichtschutzfaktor eine **Kopfbedeckung** und Sonnenbrille nicht vergessen.
- Mindestens eine **halbe Stunde** vor dem Sonnen eincremen, damit sich ein Schutz aufbauen kann. Bei langem Aufenthalt in der Sonne müssen Sie den Schutz stündlich **erneuern,** da er durch Abrieb oder Schwitzen nachlässt.
- Sonnencreme nicht länger als eine **Saison** aufbewahren, sie verliert bereits danach ihre **Schutzfunktion**. Sie können sie aber ohne Bedenken innerhalb eines Jahres als **Hautpflegecreme** aufbrauchen.

Zahnhygiene. Um die Zahngesundheit ist es in Deutschland **gut bestellt.** So lautet die gute Nachricht: Mit zunehmendem Alter nimmt die Kariesgefahr für die Zähne ab. Aber natürlich gibt es auch eine schlechte: Wo **mehr Zähne** sind, da sind auch mehr Angriffsflächen. Das heißt: Die Attacke der Bakterien findet zunehmend nicht mehr auf den Kauflächen, sondern einige Millimeter tiefer, im Zahnfleisch und am Zahnhals statt.

Mit zunehmendem Alter steigt die Gefahr, an einer chronischen Entzündung des Zahnfleisches und der Kieferknochen zu erkranken. Fast **jeder zweite** Ältere leidet unter einer mittelschweren Entzündung (Parodontitis) des Zahnhalteapparates. Langfristig drohen durch diesen entzündlichen Prozess Zahnverlust und Knochenabbau.

Zudem bedrohen Bakterienangriffe an den empfindlichen, freiliegenden Zahnhälsen und **Wurzeln** die Existenz der Zähne. Druckstellen durch schlecht sitzende „Dritte", **Mundtrockenheit** oder überempfindliche Zahnhälse sind weitere mögliche Probleme, mit denen man im Alter konfrontiert werden kann. Verwenden Sie bei der **täglichen** Mundhygiene morgens und abends unbedingt **Zahnseide** und eine antibakterielle **Mundspülung**. Mithilfe des elastischen Fadens können Sie die Bildung von Zahntaschen und Zahnstein, die wiederum Entzündungen auslösen, verhindern. Die regelmäßige **Mundspülung** schafft ein bakterienfeindliches Milieu und schützt so über mehrere Stunden jeweils vor erneutem Angriff der fiesen (Mund-)Höhlenbewohner. Planen Sie halbjährlich eine **professionelle Zahnreinigung** bei Ihrem Zahnarzt ein.

Hilfreich und sinnvoll ist es auch, morgens mit der Zahnbürste sanft die Zunge zu massieren, um Gifte zu entfernen. Und für schöne Lippen sorgt eine vorsichtige Massage durch ihre elektrische Zahnbürste.

Und auch wer seine **Dritten** im Mund hat, muss diese täglich genauso gründlich wie seine echten Zähne hegen und pflegen, da sonst unangenehme Gerüche und Entzündungen entstehen.

Für **herausnehmbaren** Zahnersatz gibt es spezielle Prothesenbürsten, mit denen man das Ersatzgebiss morgens und abends unter fließendem Wasser gründlich reinigen kann. Sprudelnde **Gebissreinigertabletten**, wie wir sie täglich in der Werbung sehen, helfen zudem, die **Ablagerungen** zu entfernen, die der Bürste entgangen sind.

Gegen gereizte oder wunde Druckstellen gibt es in der Apotheke **wohltuende** Tinkturen oder Mundgele zu kaufen. Sie enthalten pflanzliche Bestandteile aus **Kamille**, Salbei, Nelke oder Myrrhe, die die Schmerzen lindern und die Entzündungen eindämmen, da sie eine örtlich **betäubende** wie auch eine desinfizierende Wirkung haben. Leisten Sie sich diese Investition, wenn Sie unter **wunden Stellen** leiden – es lohnt sich.

EXPERTENTIPP von Dr. Knobloch

Eine wirksame Methode zur Pflege von Mundhöhle und Zähnen ist die morgendliche „Mundwäsche" mithilfe eines dünnflüssigen Öls, wie etwa **Sonnenblumenöl**. Über Nacht bilden sich in Mundhöhle und Zahntaschen nämlich zahlreiche krankmachende Keime. Diese Fremdkörper – Bakterien, Pilze und Streptokokken – lassen sich mithilfe des Öls einfach „herauskauen".

Nehmen Sie dazu **1 EL** voll Speiseöl direkt nach dem Aufstehen in den Mund und „spülen, kauen und saugen" Sie die Flüssigkeit durch die Zähne. Die Partikelchen werden von der sich aus Speichel und Öl bildenden Emulsion **gebunden**. Versuchen Sie, diese „Sahne" etwa 10 – 20 Minuten zu bearbeiten, und spucken Sie sie dann **gründlich** aus. Spülen Sie den Mund mit warmem Wasser nach und spucken Sie auch dies aus – **nicht hinunterschlucken!** Der Inhalt ist im wahrsten Sinne des Wortes giftig geworden.

Nach der **Ayurvedischen Lehre** nimmt das Öl die Giftstoffe auf, die unser Körper nachts über die Mundschleimhaut abbaut. Auf diese Weise können Sie Ihre Mundhöhle **ganz natürlich** und gründlich von kleinen Fremdkörpern reinigen und die Entgiftung beschleunigen. Die Mundwäsche können Sie auch gerade in der **Erkältungszeit** gut zur Prophylaxe von Hals- und Rachenentzündungen anwenden.

Ganz im Einklang:

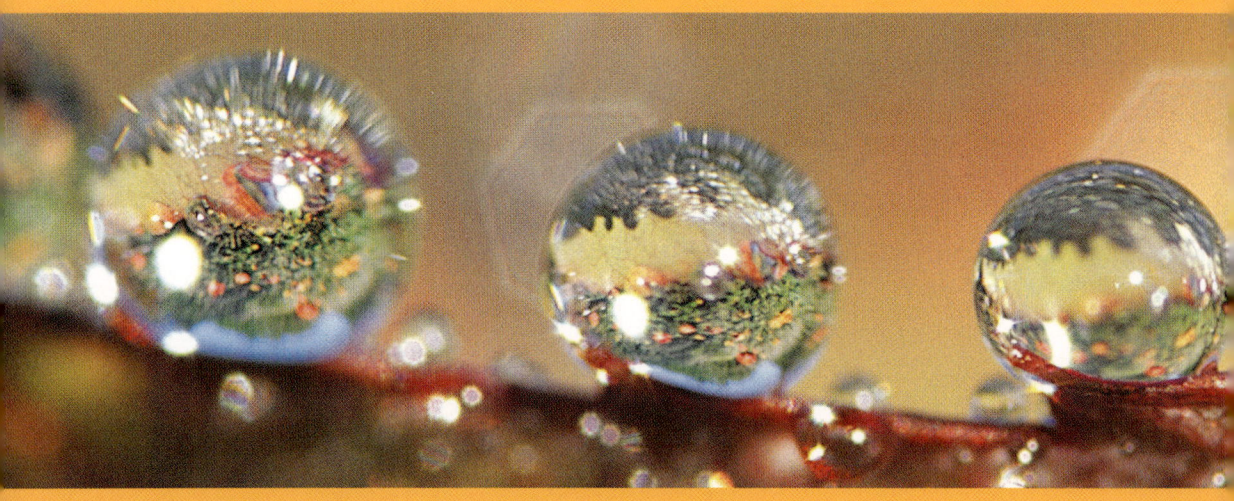

Körper, Geist und Seele

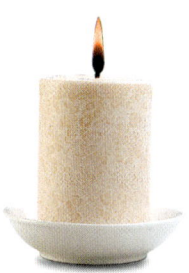

99 Wenn unsere Seele, unser Körper und unser Geist im Einklang miteinander stehen, erfahren wir Glück. Das Empfinden von Glück ist eine der wichtigsten Voraussetzungen für ein langes und erfülltes Leben. Dabei lautet die oberste Devise nicht Glück haben, sondern glücklich sein. Schon Buddha hat diese Weisheit seinen Zuhörern mit auf den Weg gegeben: „Es gibt keinen Weg zum Glück. Glücklichsein ist der Weg." Nutzen Sie die Chance, um zu lernen, wie Sie die Sonne des Lebens in Ihr Herz lassen können, und betrachten Sie Ihre Lebenssituation positiv. 66

Denken Sie sich jung und glücklich

Ein Sprichwort sagt zu Recht, dass Glück keine Frage des Habens ist, sondern eine Sache des Seins. Deshalb ist es sinnvoll, auf eine Entdeckungsreise in das eigene Sein zu gehen und das Glück dort zu finden. Was nehmen wir bislang als selbstverständlich hin, während es in Wirklichkeit ein Glücksfaktor ist? Sieh, das Gute liegt so nah!

Die Formel für ein langes, zufriedenes Leben lässt sich auf ein Wort reduzieren: „Glück". Wir alle wollen im Leben „Glück" haben, doch mit den Jahren wächst die Erkenntnis, dass nicht das passive, vom **Schicksal** gesteuerte Glück *haben* ein tiefes, berührendes Gefühl in unserer Seele hinterlässt, sondern das gewonnene oder geschenkte Glück oft einen fahlen Nachgeschmack im **Herzen** zurücklässt.

Mit den Jahren wächst daher das Ziel, glücklich zu *sein,* zur obersten Lebensaufgabe heran. Glücklich*sein* ist ein tief empfundenes **Gefühl**, das Spuren in der Seele hinterlässt und in schwierigen Zeiten tiefen Trost birgt. Denn Glücklichsein und die **Erinnerung** an eigene Glücksmomente sind die Grundpfeiler im Streben nach einem langen und erfüllten Leben. Wir wollen nicht einfach nur lange jung bleiben, sondern wir wollen glücklich altern.

Gesund und geborgen im Kreis der Familie bedeutet Glück.

„Ich bin glücklich" kann ein Mensch sagen, wenn er sich vom Zufallsglück und den Zielvorgaben der Konsumindustrie unabhängig macht. Glücklich ist, wer erkennt, dass das Glück nur in ihm selbst liegt und nicht in seinem **Schicksal** oder dem Rausch materieller Dinge.

Glücksempfinden und Glücksfähigkeit kann man lernen, indem man den Fokus auf sich selbst und die kleinen **Alltagsdinge** lenkt, sich von zu großen Erwar-

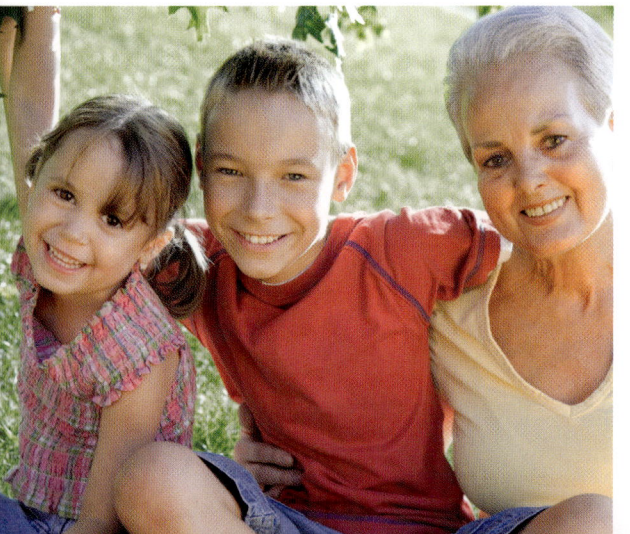

tungen befreit, Zwänge durchbricht und sich auf **soziale Kontakte**, auf Freundschaft einlässt. Glücklichsein lässt sich lernen. Lassen Sie mithilfe der Jungbrunnen-Glücksanleitung die **Lebenssonne** in Ihr Herz. „Happiness is a daily decision"– Glück ist eine tägliche Entscheidung.

Seelenhygiene

Befreien Sie Ihre Psyche von Ballast, der alt und krank macht. Wir waschen jeden Tag unseren Körper, pflegen und hegen ihn. Aber **verwöhnen** Sie auch Ihre Seele so?

Der Begriff „Hygiene" leitet sich aus dem **griechischen Wort** für „heilsam", „gesund", „kräftig" ab. Nehmen Sie den Begriff also ruhig wörtlich, und heilen und kräftigen Sie Ihre Seele, indem Sie seelischen Müll einfach **abwerfen** und Ihr Inneres vor schlechten Gedanken und negativen Gefühlen beschützen.

Vergessen und loslassen – das sind die wichtigsten Strategien für eine „Entgiftung" der Seele. Die nachfolgenden Tipps können Ihnen dabei **helfen**, mit sich selbst **ins Reine** zu kommen, ohne Geschehenes einfach zu verdrängen, sondern im Gegenteil daraus zu lernen und Ballast endgültig loszulassen.

Übung: 5 Minuten für Ihre Gesundheit

Zur Vorbereitung nehmen Sie sich ein paar Minuten Zeit und legen sich in einer angenehmen Position auf den Rücken. Arme und Beine **entspannt** auf der Unterlage ausstrecken.

Werden Sie nun zum passiven Beobachter und spüren Ihren **Atemrhythmus**, ohne ihn zu beeinflussen. Einfach nur fühlen, wie sich die Bauchdecke hebt und senkt und wie Sie gleichmäßig ein- und ausatmen. Der Atemfluss **reduziert** sich dabei von 11–15 Zügen in der Minute auf 7 oder weniger.

Versuchen Sie nun, ganz bewusst auszuatmen. Lassen Sie die Luft so lange wie möglich **ausfließen**. Das darf man ruhig laut hören. Der Atemreflex führt dazu, dass Sie **von selbst** wieder einatmen. Sie selbst atmen nur aktiv aus, Ihr Körper passiv wieder ein. Versuchen Sie, diese aktive Ausatmung ein paar Minuten durchzuhalten; danach wieder ruhig liegen und den **Atemfluss** ganz gelassen beobachten.

Diese Methode können Sie auch gut vor dem Schlafen anwenden – danach **schlafen** Sie entspannt ein. Atmen Sie aber auch im Alltag bei stressigen Situationen aktiv aus. Das hilft **Stress abzubauen** und entgiftet.

Ballast abwerfen

Engel können fliegen, weil sie sich leicht nehmen. Zur Befreiung Ihrer Seele gehört die **Entrümpelung** Ihres Lebens. Nutzen Sie die Chance, sich auch von überflüssigen Dingen zu befreien. Reduzieren Sie sich auf das Wesentliche. Alles, was wir zusätzlich mit uns schleppen, kann zur Belastung werden. Mit dem **Sofort-Programm** werden Sie eine ganze Weile beschäftigt sein. Aber der Aufwand **lohnt** sich, denn jede unerledigte Aufgabe

So reinigen Sie täglich Ihre Seele

• **Sehen Sie sich keine grausamen Filme an.** Das Betrachten von Brutalität härtet nicht ab, sondern schürt im Gegenteil bestehende Ängste und verstärkt sie noch. Versuchen Sie stattdessen lieber, ein **faszinierendes Buch** zu lesen oder mit Ihrem Partner ein interessantes Gespräch zu führen, oder lösen Sie **Sudoku** oder Kreuzworträtsel – so bleiben Sie auch geistig aktiv.

• **Wenn Sie stundenlang über einem Problem** grübeln, wird sich meist keine Lösung finden. Gehen Sie lieber hinaus in die Natur, und **genießen Sie** die Farben des Waldes und seine vielfältigen Gerüche. Lassen Sie Ihre Gedanken los, und geben Sie sich ganz der Umgebung hin. Meist finden sich dann von selbst **Lösungen,** und Probleme verlieren ihre übermächtige Last. Auch große Probleme wie Krankheiten oder Trauer verlieren in der Zeitlosigkeit der Natur durchaus ihre erdrückenden Dimensionen.

• **Gerade wenn wir vom Alltag** erschöpft und ausgelaugt sind, neigen wir dazu, uns mit vollkommen sinnlosen Dingen abzulenken. Man starrt auf den **Bildschirm** und verfolgt merkwürdige Sendungen, ohne wirklich mit Interesse hinzusehen, oder zappt sich durch das gesamte Programm. Diese Art von sinnloser Zeitverschwendung **belastet unsere Seele** leider noch zusätzlich. Durchbrechen Sie diesen Trott! Viel dankbarer ist die Seele, wenn Sie statt des Fernsehers **klassische Musik** einschalten und bei einem Glas Rotwein entspannen. Lassen Sie Ihre Gedanken ruhig fließen. So kann sich die Seele **erholen** und damit der gesamte Organismus. Sie werden sehen, dass Sie so auch besser ein- und ruhiger durchschlafen werden.

• **Halten Sie sich von Mitmenschen fern,** die immer unzufrieden, zynisch und missgünstig sind! Umgeben Sie sich lieber mit **positiven,** aktiven Menschen, die Sie in ihrer Begeisterung mitreißen. Denn unser Leben ist viel zu **kostbar,** um es mit Negativem zu verplempern. Konzentrieren Sie sich stattdessen auf das Positive, das es zu bieten hat.

• **Suchen Sie sich kleine Glücksmomente im Leben,** und konzentrieren Sie sich voll darauf. Wenn Sie beispielsweise duschen, dann konzentrieren Sie sich nur aufs Duschen. Spüren Sie ganz bewusst, wie das **warme Wasser** an Ihrem Körper herunterrinnt, wie sich das Geräusch verändert, wenn das Wasser über den Kopf läuft. Schließen Sie dabei **die Augen,** und hören Sie einfach nur in sich hinein, lassen alle Gedanken und Sorgen los und nehmen mit allen Sinnen wahr: den Duft des Duschgels, das Wasser auf der Haut, die Wärme, das Geräusch. Nach so einem kurzen Moment des **Abtauchens** offenbart sich die Welt neu.

• **Atmen Sie Sorgen und Stress einfach weg.** Meistens atmen wir im Lauf des Tages viel mehr ein als aus. Unser **Körper** reguliert dies, indem er den pH-Wert anhebt. Das wiederum hat zur Folge, dass der Kalziumspiegel im Blut sinkt. Die **Gefäße** verengen sich, und das Nervenkostüm reagiert sensibler. Unruhe, Kopfschmerzen, Schlafstörungen und sogar Herzstechen lassen sich oft auf diesen Prozess zurückführen. Dabei lassen sich diese Probleme ganz einfach lösen, indem man tief ausatmet und damit den pH-Wert wieder reguliert. Atmen Sie deshalb gerade in Phasen mit großer Anspannung ganz **bewusst** aus. Körper und Seele werden es Ihnen danken!

verstopft unsere Seele und beschäftigt unser Unterbewusstsein. Alles, was erledigt ist, können wir getrost vergessen.

Frühlingsputz für Ihre Seele

Damit wir entspannt und glücklich leben können, brauchen wir ein **geordnetes** Umfeld. Das fängt im Kopf an und hört in der Wohnung auf. Starten Sie mit diesem Seelen-Frühlingsputz, und Sie werden merken, wie jeder abgearbeitete Punkt Ihnen wieder mehr Freiheit und Raum zum Atmen lässt.

Auch wenn's schwerfällt: **Entrümpeln** Sie Ihre Wohnung! Trennen Sie sich von allem, was Sie nicht wirklich ständig brauchen. Wenn Sie erst mal begonnen haben, fällt es Ihnen zunehmend leichter, sich von einigen Dingen zu **trennen**. Fangen Sie daher mit dem „einfachen" Überflüssigen an: Zeitschriften, die man aufbewahrt, weil man noch den einen oder anderen Artikel lesen will? Weg damit – liest man eh nicht. **Urlaubskataloge**, weil man vielleicht mal irgendwohin möchte? Weg damit – holt man dann sowieso neu. Wenn Sie merken, wie **befreiend** dieses Entrümpeln ist, können Sie sich auch an Schränke und Schubladen machen.

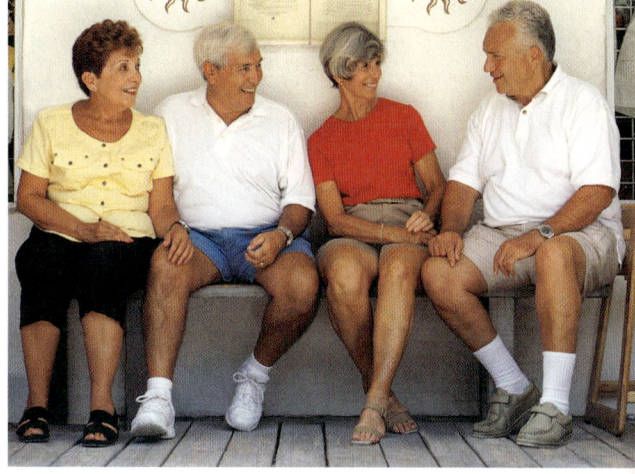

Inspizieren Sie Ihren **Kleiderschrank**. Legen Sie alle Kleidungsstücke, die Sie selten tragen, auf einen Stapel; wenn dieselben Kleidungsstücke nach einem Jahr immer noch auf diesem Stapel liegen, können Sie sie **getrost beseitigen**. Probieren Sie sämtliche Kleidungsstücke an, oft passen viele Teile längst nicht mehr, sind bei näherer Betrachtung verfilzt oder unansehnlich oder beim Waschen eingegangen. Alles, was Sie nicht mehr brauchen, können Sie im Internet **versteigern**, auf dem Flohmarkt oder im Secondhandshop verkaufen oder spenden.

Wertvolle Freundschaften halten oft ein ganzes Leben.

Schauen Sie sich Verträge, Sparbücher, **Versicherungen**, Mitgliedschaften, Abonnements einmal gründlich an. Sind die wirklich alle noch aktuell? Oder könnte man das eine oder andere kündigen?

„Sortieren" Sie auch Ihren Bekanntenkreis. Trennen Sie sich **rigoros** von Personen, die Sie ausnutzen oder anstrengen. Konzentrieren Sie sich lieber auf diejenigen Menschen, die

Ihnen Gutes wollen und bei denen Sie sich **wohlfühlen**. Verschwenden Sie nicht Ihre Zeit mit Menschen, die Ihnen Energie „abzapfen".

Lernen Sie, „Nein" zu sagen und sich nichts unfreiwillig von anderen aufbürden zu lassen. Oft übernehmen wir Dinge für andere, weil wir helfen wollen, weil wir hoffen, dass uns auch mal geholfen wird, und weil wir höflich erzogen wurden. Das ist alles sehr schön, solange die Freundschaft auf **Gegenseitigkeit** beruht. Füreinander da zu sein ist die **wunderbare** Eigenschaft einer echten Freundschaft. Doch leider wird unsere Hilfsbereitschaft gern auch ausgenutzt. Sagen Sie bei diesen Personen deutlich: „**Nein, stopp!** Bis hierhin und nicht weiter!" Wenn Sie trotz besseren Wissens helfen, wird ein schales Gefühl zurückbleiben: das Gefühl, sich **ausnutzen** zu lassen, gepaart mit dem Vorwurf an sich selbst, sich nicht gewehrt zu haben. Dieses Gefühl „beschmutzt" Ihre Seele und zerstört das erfüllende Glücksgefühl, das sich sonst beim Helfen einstellt. Ein, wenn angebracht, deutliches „Nein" lässt Sie dagegen **innerlich wachsen**.

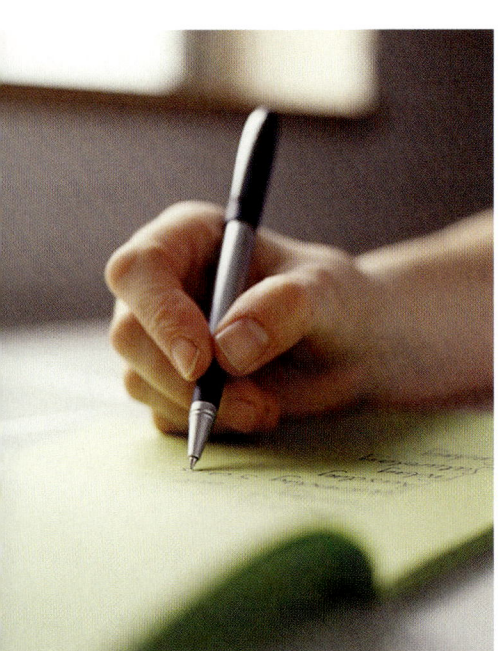

Schicken Sie Ihrer besten Freundin mal wieder einen handgeschriebenen Brief.

Schreiben Sie sich Ihren Frust von der Seele. Aber steigern Sie sich dabei nicht in Jammern und Wehklagen, sondern versuchen Sie, aktiv **Lösungen** zu finden. Schreiben Sie an sich selbst wie an einen guten Freund, dem Sie alles **anvertrauen** können. Allein das Aufschreiben von Problemen kann wie ein therapeutisches Gespräch wirken und die Seele von aufgestautem Kummer befreien. Wenn Sie den Brief dann nach ein paar Tagen wieder lesen, werden sich vielleicht schon einige Dinge eingerenkt oder zum Besseren verändert haben. Sinnvoll ist auch das **Tagebuch**. Beim Schreiben werden Sie sich über die tieferen Ursachen von Problemen klar – und damit lösen sie sich von selbst. **Licht und Schatten** gehören eben zum Leben.

Holen Sie die Erinnerung an glückliche Momente wie einen **wertvollen Schatz** immer wieder an die Oberfläche, betrachten sie und schließen ihn wieder weg. Denken Sie nicht mit Wehmut an diesen Moment, sondern mit der Dankbarkeit, dass Ihnen dieser **kostbare Moment** geschenkt wurde. Und denken Sie daran, dass das Glück wiederkommen wird, wenn Sie sich bereitwillig öffnen und es zulassen.

Raus aus der Opferrolle – stolz sein auf Bewältigtes!

Wir wissen es alle: Das Leben ist nicht immer gerecht. Deshalb ist es klüger, die Dinge so zu nehmen, wie sie kommen, und zu versuchen, das Bestmögliche daraus zu machen. Es geschieht auch häufig, dass wir an Veränderungen, die zunächst nur unangenehm aussehen, nach einiger Zeit die guten Seiten entdecken. Alles hat seinen Sinn.

Manche Menschen müssen mehr **Schicksalsschläge** hinnehmen als andere. Sich dagegen zu wehren, macht wenig Sinn. Nehmen Sie daher unabänderliche Fakten in Ihrem Leben an, wie sie sind. Versuchen Sie, auch in schweren Prüfungen **etwas Positives** zu sehen.

Sein Schicksal anzunehmen heißt auch, ganz aktiv loszulassen, und zwar die Vorstellung, dass es anderen Menschen **besser geht** als Ihnen oder dass das Schicksal es mit Ihnen ganz besonders schlecht gemeint hat. Wir dürfen auf keinen Fall mit uns und unserem Leben hadern und uns in die **Opferrolle** verkriechen. Einen Menschen zu verlieren tut schrecklich weh, und trotzdem kann man wieder Freude und Glück erfahren. **Die Welt** dreht sich weiter, auch wenn wir für eine längere Zeit der Trauer die Freude am Leben verloren haben. Lassen Sie sich nicht in die Opferrolle drängen. Vergessen Sie Sprüche wie „Warum ich?", und versuchen Sie, Ihr Leben wieder **aktiv** in den Griff zu bekommen.

Seien Sie stolz auf Ihre Erfolge.

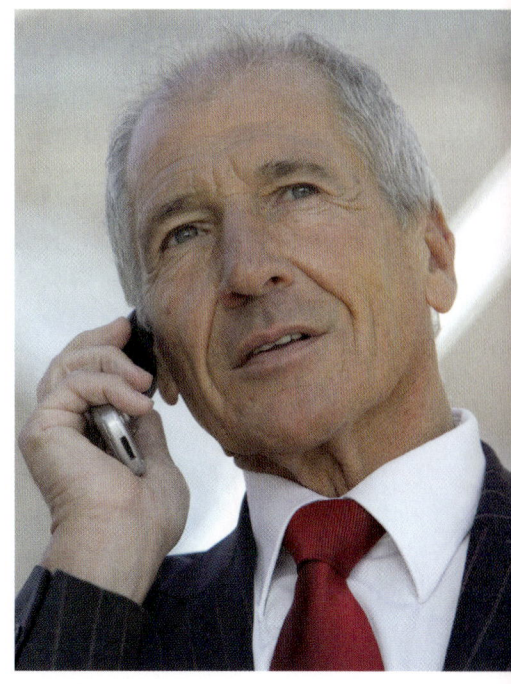

Vermeiden Sie Selbstmitleid und das Gefühl, dass sich die Welt und das Schicksal gegen Sie verschworen hätten. Denn oft verschulden wir kleine Probleme selbst. Wenn jemand beispielsweise **jedes Telefongespräch** mit den Worten „Ach, meldest du dich auch mal wieder" beginnt und damit den Anrufer gleich in Erklärungsnot drängt, macht das gewiss wenig Lust, noch einmal anzurufen. Beginnen Sie daher den Anruf, indem Sie Ihre **Freude** darüber ausdrücken, dass sich jemand nach längerer Zeit wieder meldet. Sofort bleibt ein **warmes Gefühl** zurück, und das nächste Gespräch wird gewiss nicht mehr lange auf sich warten lassen. Betrachten Sie sich niemals als vom Schicksal gebeutelt.

    Wahres Glück kann sich nur durch Sie selbst entwickeln, es liegt in Ihrer Hand. Nehmen Sie Ihr Leben an, und machen Sie das Beste daraus. Sie sind Ihres Glückes Schmied!

Sie wollen Ihr Leben neu gestalten? Tun Sie's!

Wenn man etwas Neues wagen will, muss man alte Bindungen lösen. Manche Gewohnheiten und Einstellungen, aber auch Beziehungen zu Menschen müssen hinterfragt und überdacht werden, und zwar nicht nur **äußerlich**, sondern auch innerlich. Jeder von uns schleppt solche unerledigten Probleme mit sich herum und belastet damit sein Leben, oft ohne es bewusst zu bemerken. Räumen Sie auch in diesem Teil Ihres Unterbewusstseins auf. Diese **Strategien** können Ihnen helfen:

- Halten Sie sich nicht an Ihrer alten Identität fest. Sie werden nie mehr der junge Hüpfer sein, der Sie einmal waren. Lassen Sie die Veränderungen zu, die Ihr Körper mit den Jahren durchläuft. Und akzeptieren Sie den **Reifeprozess**, den Sie erleben. Erkennen Sie die Schwächen, aber auch die Stärken, die diese Veränderungen mit sich führen.

Eine glückliche Beziehung ist etwas äußerst Wertvolles.

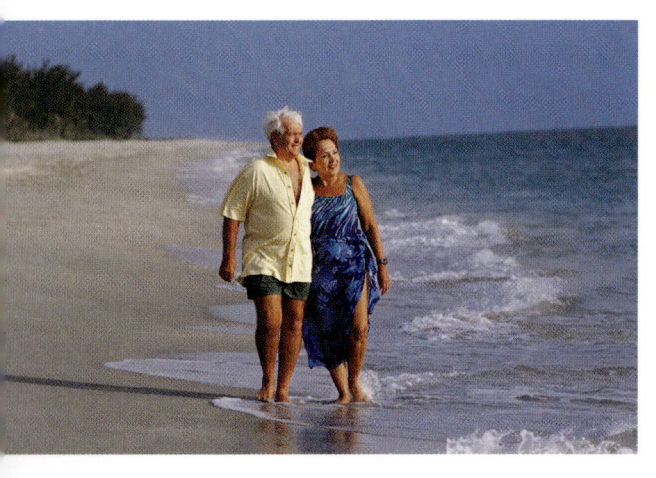

- **Verabschieden Sie sich** von dem Gefühl der Unverletzbarkeit. Viele Menschen neigen dazu, sich durch kleine oder große Lebenslügen das Leben zu vereinfachen. Doch je älter wir werden, desto mehr erfahren wir, dass wir **verletzlich** sind, dass Schicksalsschläge vorkommen und dass wir demgegenüber machtlos sind. Wir sind verletzbar, aber wir müssen lernen, aus dieser Erkenntnis die **Kraft fürs Leben** zu schöpfen. Wer aus Enttäuschungen und Erschütterungen nichts lernt, bleibt

Die Spinne Iktumi

„Iktumi" ist in der Sprache der indianischen Lakota die Bezeichnung für eine hinterlistige Spinne, die den Menschen acht Lügen (acht Beine) einflüstert, um sie vom **wahren Glück** abzulenken und zu täuschen. Die Spinne bringt uns dazu, zu glauben, dass wir nur glücklich werden können, wenn wir bestimmte Dinge erreicht haben. Ihre Verführung artikuliert sich folgendermaßen: Wenn ich nur dies oder das hätte (z. B. Reichtum, Schönheit oder ein größeres **Auto**), dann wäre ich glücklich. Doch die Erfüllung von Wünschen und das Erreichen von Zielen macht nicht von allein glücklich, wenn das Glück nicht von innen heraus wachsen darf. In der **Erzählung** der Lakota fängt der Adler, als Sinnbild für die Wahrheit, schließlich die Spinne und frisst sie auf. Wenn wir zum **Adler** werden und uns von den Lügen der Spinne befreien, erkennen wir, dass unser Glück nicht von diesen Dingen abhängt, und es wird uns leichter fallen, glücklich zu werden.

gekränkt, verbittert und zynisch auf der Stelle stehen. Nutzen Sie die sogenannten Reifungskrisen also für sich, um Ihren Lebensweg **neu zu gestalten**.

- Betrachten Sie die Steine, die Ihnen in den Weg rollen, nicht als Hindernisse, die Sie mühsam umgehen müssen, sondern versuchen Sie, sich aus diesen Steinen **eine Treppe** zu bauen und diese für sich zu nutzen.
- Übernehmen Sie bewusst die **Verantwortung** für sich und Ihr Leben. Es liegt in Ihrer Hand, Ihrem Glück den Weg zu bereiten – warten Sie nicht darauf, dass es Ihnen jemand vor die Füße legt.
- Strahlen Sie Ihr **inneres Wesen** auch nach außen aus. Zeigen Sie Ihrer Umgebung, wie Sie sind, was Sie gerade fühlen und denken. Verstecken Sie nicht Ihre Schwächen vor den anderen, sondern zeigen Sie diese ebenso wie Ihre Stärken. Niemand ist perfekt, und außerdem ist Perfektionismus alles andere als **sympathisch**. Zeigen Sie Ihre Schwächen, und trauen Sie sich, Hilfe anzunehmen, wenn sie Ihnen angeboten wird.
- Carpe diem – nutze den Tag! Seien Sie für die **kleinen Wunder** empfänglich, die jeder Tag zu bieten hat. Das kann ein nettes Gespräch an der Kasse sein, ein erfreulicher Anruf oder das Vogelgezwitscher im Garten. Genießen Sie die Magie des Augenblicks, denn meistens sind es die kleinen Dinge, die uns ein **Lächeln** schenken. Warten Sie nicht auf das eine große Glück, sondern entdecken Sie die vielen Glücksmosaiksteinchen, die überall um uns herum verstreut liegen.

Setzen Sie sich neue Ziele und finden Sie Ihr Glück

Der amerikanische Psychologe mit dem nahezu unaussprechlichen Namen Mihaly Csikszentmihalyi führte 2002 den Begriff des Flow für einen Glückszustand ein, der sich selbst verstärkt. Unter der Bezeichnung „Flow" versteht man das vollständige Aufgehen in einer Aufgabe, das absolute Abtauchen in eine Tätigkeit.

Im Zustand des Flow versinkt man in der absoluten Konzentration. Diesen Zustand der völligen Selbstvergessenheit, bei dem Zeit und Raum stillzustehen scheinen, kann man oft bei Kindern beobachten, die völlig in ihrem **Spiel** versunken sind. Sich auf ein solches Erlebnis einzulassen, setzt ungeahnte **positive Kräfte** frei, die Sie von Stress und Sorgen befreien und in einen Zustand des Glücks versetzen können.

Die eigenen Stärken erkennen

Anspruchsvolle Arbeit erzeugt am leichtesten das Flow-Gefühl.

Auf der Suche nach Ihrem persönlichen Flow beginnen Sie am besten mit Ihren individuellen Stärken und Fähigkeiten. Einen Flow **erlangen Sie**, wenn Sie sich Ziele stecken, deren Erreichen Befriedigung und Lust auf mehr auslöst. Das kann eine Wanderung zu einem bestimmten Zielpunkt sein, dessen **Gipfelsturm** schon die Lust nach dem nächsten Berg schürt.

Einen Flow erreicht man mit der **richtigen Dosis** zwischen Unterforderung und Überforderung. Überforderung erzeugt Stress, Unterforderung Langeweile. Dies gilt für die Arbeit genauso wie für die **Freizeit**. So hat der Glücksforscher Mihaly Csikszentmihalyi in Tests an berufstätigen

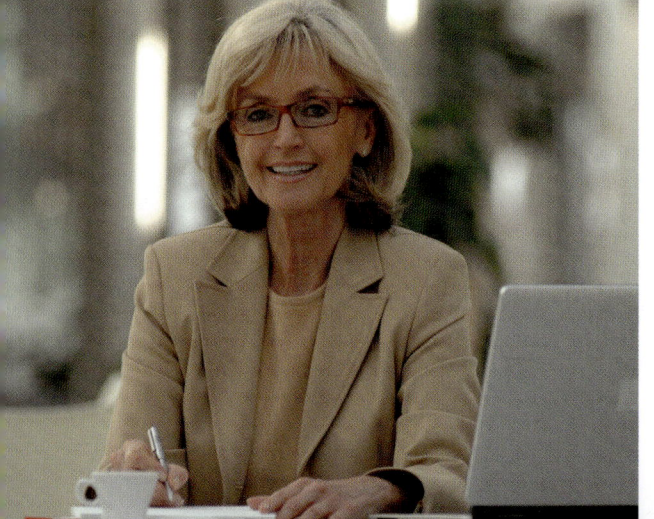

Probanden herausgefunden, dass über 50 % ihr Glücksgefühl bei der **Arbeit** erlebten und nur 18 % in der Freizeit. Durch Routine unterforderte Fließbandarbeiter zeigten sich allerdings deutlich weniger motiviert als abwechslungsreich arbeitende Angestellte.

Langeweile und chronische Unterforderung stellen nicht nur im Berufsleben ein Problem dar, sondern auch in unserer Freizeit. Viele Menschen können in der schwierigen Zeit des Eintritts in das **Rentenalter** nichts Sinnvolles mit ihrer Freizeit anfangen. Begeben Sie sich daher umgehend auf die Suche nach Ihren persönlichen **Glücksmomenten**. Suchen Sie Ihr Glück in einer neuen Aufgabe, wenn Sie sie nicht schon gefunden haben.

Dem Glück eine Chance geben

Sie stehen in den **Startlöchern**, aber Sie wissen noch nicht, welche Aufgabe Sie reizen würde? Rechts eine Liste der effektivsten Flow-Lieferanten **auf einen Blick**. Die Liste ist beliebig erweiterbar, werden Sie kreativ und suchen Sie sich Ihren ganz persönlichen Flow.

Mit Kreativität zum Flow

Intensivieren Sie Ihr Hobby oder suchen Sie sich eine neue Herausforderung, eine berufliche Tätigkeit im Alter, erlernen Sie eine neue Sprache oder widmen Sie sich kreativen Beschäftigungen wie:

Musikalisch:
- ein neues Instrument erlernen
- in einem Chor singen
- Tanzkurse besuchen

Künstlerisch:
- Aquarelle malen
- Töpfern, Modellieren
- Modellbau

Erfüllung finden

Machen Sie Ihren Beruf zur Berufung. Denn Sie verbringen immerhin einen großen Teil Ihres **Lebens** bei der Arbeit. Wenn Sie sich überfordert fühlen, lernen Sie, „Nein" zu sagen und nicht die Arbeit von Kollegen mit zu übernehmen. Fühlen Sie sich dagegen gelangweilt und unterfordert, scheuen Sie sich nicht, eine Veränderung einzufordern, oder übernehmen Sie zusätzliche Aufgaben, die Ihnen **Freude** bereiten. Jede Arbeit kann ausfüllen. Zufriedenheit motiviert und weckt Bärenkräfte.

Konzentrieren Sie sich immer auf die Tätigkeit, die Sie gerade durchführen, und denken Sie dabei nicht schon an die nächsten Aufgaben, die warten. So können Sie selbst bei eigentlich

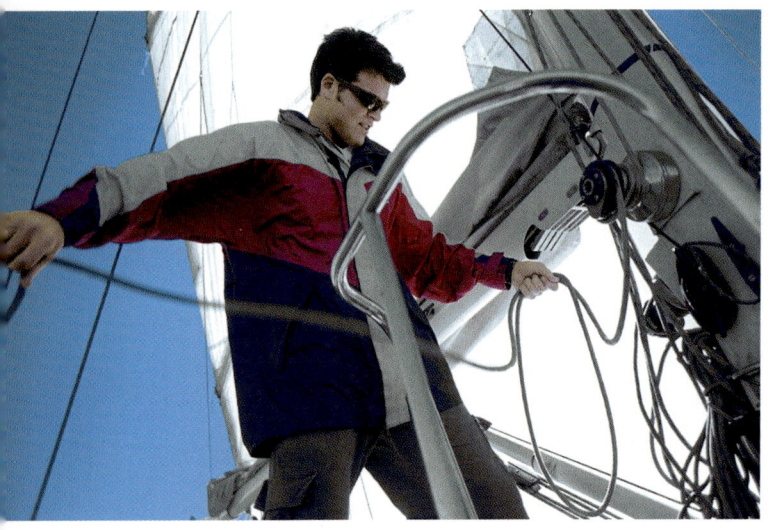

Sport in Kombination mit Wasser und Sonne ist ein echter Glücksgarant.

drögen Tätigkeiten wie dem Geschirrspülen in einen **meditativen Zustand** geraten, der Sie erfüllt, statt zu nerven.

Suchen Sie auch im Urlaub eine sinnvolle Beschäftigung. Nutzen Sie die Zeit, um zu lesen, eine neue Sprache zu erlernen oder zu malen. Bleiben Sie im Urlaub unbedingt auch körperlich aktiv: Eine Segeltour, Windsurfen oder eine Wanderung ist der beste Garant für das Erleben erfüllender **Glücksmomente**. Teilen Sie sich Ihre Kräfte ein, und packen Sie das Programm nicht zu voll. Lernen oder Sport zu treiben soll Ihnen **Spaß machen** und nicht in einen anstrengenden und womöglich stressigen Intensivkurs ausarten.

Durch sportliche Aktivitäten, bei denen man sich verausgaben kann – wie Joggen, Radfahren, Bergsteigen oder auch Reiten –, erleben viele einen Flow. Besonders empfehlenswert ist das **Golfen**. Durch seine spezielle Kombination aus Konzentration und Koordination, gepaart mit moderater Bewegung, erzeugt dieser Sport bei den meisten Menschen, die ihn ausüben, wunderbare Glücksmomente.

Auch in Haus und Garten lassen sich durch Konzentration auf die jeweilige Tätigkeit Glücksmomente erleben. Der Frühjahrsputz, gepaart mit intensivem Aufräumen und einem entschiedenen **Entrümpeln** alter Sachen, kann richtig Spaß machen. Zum einen taucht man in Erinnerungen ab, und zum anderen schließt man auch mit bestimmten Dingen ab, wenn man sich vornimmt, sich von ihnen zu trennen. Nehmen Sie sich **eine Woche** dafür Zeit, und misten Sie **Ihr Zuhause** so richtig aus. Sie werden sehen, dass Sie daraus „runderneuert" hervorgehen.

Gartenarbeit ist ein erfüllendes Hobby und anstrengende körperliche Arbeit zugleich. Wenn Sie selbst keinen Garten haben, fragen Sie Freunde und Bekannte, ob sie in der **Erntezeit** oder im Herbst Ihre Hilfe gebrauchen können. Oder überlegen Sie, ob Sie sich nicht einen Schrebergarten oder ein Grundstück anmieten möchten, in dem Sie **nach Herzenslust** Ihrer Gärtnerleidenschaft frönen können. Wichtig ist, dass Sie sich bei der Arbeit nicht überanstrengen. Halten Sie Haus und Garten auf der Größe, die Sie gut bewältigen können. Wenn das **Hobby** zur Belastung wird, macht es natürlich Sinn, die Größe des Grundstücks zu reduzieren.

Achten Sie gerade bei der Gartenarbeit immer auf den **Sicherheitsaspekt**. Es ist nicht zielführend, wenn Sie von einer Leiter stürzen, nur weil Sie den Vögeln die wunderbar roten Kirschen in der Krone Ihres Baumes nicht gönnen. Holen Sie sich in der Erntezeit Hilfe. Ihre **Nachbarn** und vor allem Ihre Kinder freuen sich sicher, wenn sie mit einem Korb voll **frischem Obst** dafür belohnt werden, dass sie Sie bei der anstrengenden Arbeit unterstützt haben.

Übernehmen Sie Ehrenämter, oder gründen Sie eine Nachbarschaftshilfe. Wenn Sie sich für andere einsetzen, werden Sie dafür mit sozialen **Kontakten** und Ansehen belohnt. Ganz abgesehen davon erzeugt der Einsatz für andere besonders viele Glücksgefühle – für Sie selbst und bei denen, für die Sie sich eingesetzt haben.

Das sind nur einige Beispiele für Tätigkeiten, die glücklich und zufrieden machen können, wenn sie mit „Herzblut" ausgeführt werden. Probieren Sie doch auch einmal eine ganz neue Herausforderung aus. Führen Sie ganz **alltägliche Dinge** mit absoluter **Hingabe** durch. Konzentrieren Sie sich wirklich voll und ganz auf das, was Sie gerade tun. Sie werden erleben, dass Sie sogar beim Wäschewaschen ein Liedchen pfeifen.

Älter werden ist ein Weg zu uns selbst. Natürlich lassen wir dabei die Attribute der **Jugend** hinter uns, aber dafür werden wir mit einem neuen **Selbstbewusstsein**, einer zufriedenen **Gelassenheit**, einem in uns ruhenden Feuer belohnt. Die Welt kann immer noch von uns erobert werden, und zwar mit der **Sicherheit** eines erfüllten Lebens im Gepäck, das uns den nötigen Halt gibt.

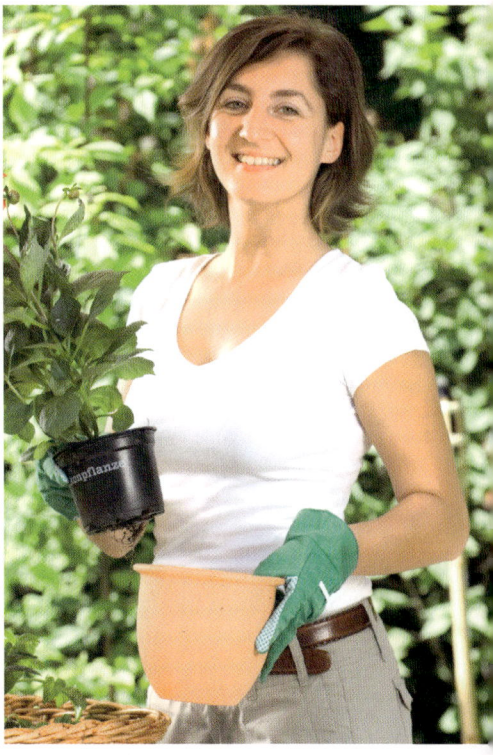

Sich mit Hingabe seiner Gartenarbeit zu widmen, macht ganz einfach glücklich!

Gereifte Sexualität

In der Werbung sind Sex und Sexualität meistens eng mit den Attributen der Jugend verbunden. Die Medien vermitteln dabei den Eindruck, dass Sexualität ausschließlich etwas für junge Menschen sei. So entsteht fast die Meinung, dass Sexualität im Alter gar nicht mehr existiert. Doch weit gefehlt!

Der Wunsch nach körperlicher Zärtlichkeit und **die Lust** an der eigenen Lust begleiten uns Menschen unverändert bis ins hohe Alter. Die meisten können die körperliche Liebe sogar erst so richtig mit fortgeschrittenem Alter genießen, wenn der Leistungsdruck und der Drang nach Selbstbestätigung nachlassen. Der **Liebesakt** verliert seinen „technischen", sportlichen Aspekt und kommt mit neuer zärtlicher **Verschmelzung** daher.

Tribut an die Schwerkraft

Erfüllte Erotik hat sehr viel mit Erfahrung zu tun.

Altersabhängige Veränderungen des Körpers beeinflussen aber natürlich auch den Geschlechtsakt. Während **Männer** unter zunehmenden Erektionsstörungen leiden, kann es bei Frauen im

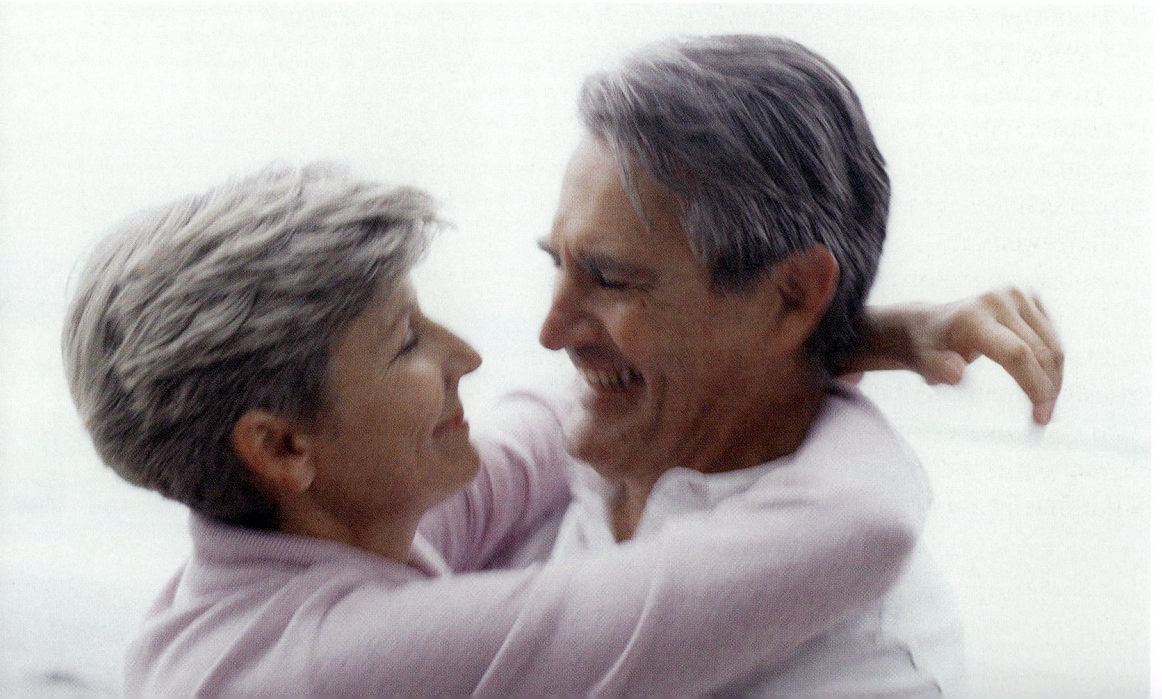

Alter zu Schmerzen beim Geschlechtsverkehr kommen. Zudem spielt sich **viel im Kopf** ab. Männer haben Angst, zu versagen und ihre Potenz zu verlieren. Frauen betrachten dagegen ihren Körper mit wachsender Selbstkritik. Der Busen hängt etwas, der einst knackige Po ist nicht mehr ganz so stramm.

Doch nicht bei allen Frauen lässt **die Freude** am eigenen Körper nach und damit verbunden auch das Selbstbewusstsein. Es ist im Gegenteil zu beobachten, dass viele Frauen ab der Lebensmitte **selbstbewusster** werden und Äußerlichkeiten nicht mehr so stark für ihr Selbstwertgefühl brauchen. Ganz sicher sind diese Frauen wesentlich glücklicher und strahlen damit auch eine deutlich **verführerische Erotik** aus. Sollten Sie an den Veränderungen durch das Alter leiden, durchbrechen Sie diesen Teufelskreis. Fühlen Sie sich schön. Ihr Partner **liebt Sie** genauso, wie Sie sind. Die „kleinen Schönheitsfehler", die Frauen so oft an ihrem eigenen Körper stören, sehen Männer meist überhaupt nicht.

Der weibliche Körper produziert in den Wechseljahren stetig weniger Östrogene, dadurch verschiebt sich das **hormonelle Gleichgewicht** hin zum Testosteron, das nach wie vor von den Eierstöcken produziert wird. Mit dem Ergebnis, dass die Lust bei der Frau tatsächlich zunimmt. Dass sie dagegen subjektiv bei vielen Frauen nachlässt, liegt überwiegend an der eigenen Gedankenwelt im Kopf, die die **Entfaltung** der Sexualität hemmen kann. **Sport** ist in dieser Zeit ein ausgezeichnetes Mittel, um das körperliche **Selbstbewusstsein** zu stärken und damit die psychischen Schatten der Wechseljahre zu verscheuchen.

Ein weiterer Aspekt der Östrogenreduzierung, der vielen Frauen Sorge bereitet, ist die Tatsache, dass die Vaginalschleimhaut weniger **durchblutet** wird. Dies führt dazu, dass die Scheide trockener wird und es zu Schmerzen und kleinen Verletzungen beim Geschlechtsverkehr kommen kann. Hier ist **Abhilfe** leicht: Lokal angewendete hormonelle Präparate oder Gleitcremes können – ganz ohne Nebenwirkungen – die Schleimhaut wieder stabilisieren und befeuchten.

Auch hier gilt es also, den körperlichen Veränderungen **wohlwollend** gegenüberzustehen und sich auf die veränderte Situation ganz vorurteilsfrei **einzulassen**. Dann steht einem erfüllten Sexualleben und damit einer harmonischen Partnerschaft bis ins hohe Alter nichts im Wege.

Kraft schöpfen aus der Lebenserfahrung

Etwa mit Mitte 40 beginnen wir, das Älterwerden zu spüren. Die Männer erleben ihre sogenannte Midlife-Crisis, bei den Frauen bezeichnet man diesen Umbruch eher uncharmant als „Wechseljahre".

Erste graue Haare lassen sich nur noch vom Friseur verstecken, die Haut entwickelt sichtbare Falten. In diesem „Zwischenbereich", in dem das echte „Alter" noch weit weg zu sein scheint, die Jugend aber auch schon vorbei ist, begegnen die meisten Menschen in ihrem Leben einem **Wendepunkt**. Einem Punkt, an dem sie ihr Leben Revue passieren lassen, an dem sie sich fragen, ob alle getroffenen Entscheidungen wirklich **richtig** waren und ob alle Ziele erreicht wurden.

Innere Reife

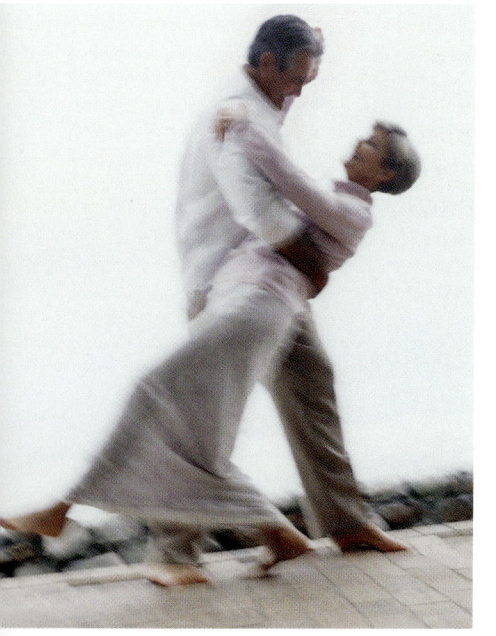

Auch die Partnerschaft kann durch Lebenserfahrung harmonischer werden.

Wenn wir in der Mitte unseres Lebens angelangt sind, haben wir meist auch schon viel im Leben erreicht. Doch sind wir auch mit dem **zufrieden**, was wir erreicht haben? Entsprechen wir selbst dem Ideal, das wir uns von uns geschaffen haben? Sind wir dort, wo wir hinwollten? Können wir Fotos von Kind, Haus, Sportwagen, Luxus und Karriere auf den Tisch knallen? **Erwarten wir** nicht zu viel von uns, wenn wir alle Lebensbereiche wie in einem Werbeprospekt betrachten und kritisch abhaken oder eben nicht? Aus der eigentlich sinnvollen **Frage** „Was habe ich alles geschafft?" kann dann leicht der zermürbende Selbstzweifel „Was habe ich denn alles nicht erreicht?" werden.

Diese schwierige Zeit hat nur wenig mit den **Hormonschwankungen des Körpers** zu tun, aber sehr viel mit der Erkenntnis, dass die Strecke, die noch vor uns liegt, kürzer und beschwerlicher ist als die schon hinter uns liegende. Auslöser für diese **Selbstbefragung** sind die körperlichen Veränderungen, die sich anbahnen. Die ersten Falten müssen verkraftet werden, ebenso die nachlassende **Kondition** und körperliche Fitness. Zudem nehmen Beschwerden zu, und die Figur verändert sich.

Lassen Sie Ihr Ich wachsen

Der Wendepunkt in der Lebensmitte ist auch ein Wendepunkt in Ihrer Wahrnehmung. Während das Äußere, Oberflächliche zunehmend an Wert verliert, nehmen die **inneren Werte** immer mehr an Bedeutung zu. Ihr Beruf und Ihre Umwelt verlangen nicht mehr so viel von Ihnen. Der Erfolgsdruck lässt nach. Sie können sich jetzt vermehrt sich selbst und Ihrer Familie zuwenden. Dabei ändert sich in dieser Zeit häufig auch die Rolle der **Eltern**. Sie geben keinen Schutz mehr, sondern brauchen im Gegenteil selbst die Zuneigung, Fürsorge und Pflege ihrer **Familie**. In dieser Zeit des Wandels legen Sie die Samen für die Entwicklung Ihres weiteren Lebens. Ziehen Sie ein Resümee Ihrer Vergangenheit, aber hadern Sie nicht mit getroffenen Entscheidungen. Lassen Sie die Dinge los, die Sie nicht rückgängig machen können, und schöpfen Sie **Kraft** aus Ihrer **Lebenserfahrung**. Dann schaffen Sie es mit Leichtigkeit, den Generationswechsel vorzunehmen und sich in den nächsten Lebensabschnitt einzuordnen und **wohlzufühlen**.

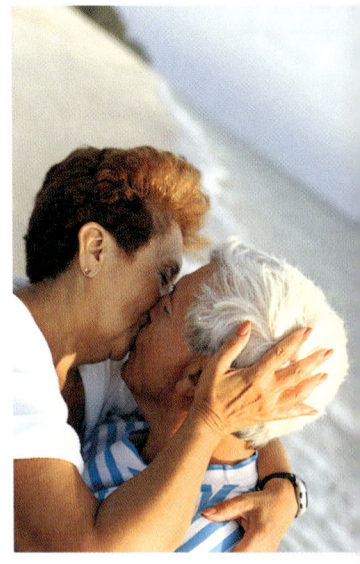

Das Glück genießen zu können ist eine Fähigkeit, die man erst ab der Lebensmitte lernt.

Akzeptieren Sie den Lauf des Lebens

Dieser Reifeprozess belohnt Sie mit einem Mehr an Gelassenheit und **innerer Ruhe**. Seien Sie stolz auf Erreichtes und auf bewältigte Schicksalsschläge. Sie ruhen jetzt mehr in sich selbst. Äußerlichkeiten verlieren an Bedeutung. Sie können Ihr Leben mit dieser neuen Freiheit noch mehr genießen, ohne sich ständig über Ihre Figur Gedanken zu machen oder über Ihre Karriere. Die große Frage nach dem **Sinn des Lebens**, die uns früher angetrieben hat, erfährt hier ihre ganz eigene Bedeutung. Der Sinn des Lebens liegt im alltäglichen Glück: im Duft einer Blüte, im Klang einer Melodie, **im Kuss** eines lieben Menschen.

Soziale Einbettung: Kontakte pflegen

Der Aufbau von sinnvollen Freizeitaktivitäten gewinnt vor allem im mittleren Lebensabschnitt an Bedeutung, damit der Wechsel vom aktiven Berufsleben in den Ruhestand besser verarbeitet werden kann. Eine große Rolle spielt dabei die Pflege von sozialen Kontakten. Wer gute Freunde hat, fühlt sich deutlich glücklicher.

Partnerschaft, Familie und Freunde brauchen aktive Pflege und Aufmerksamkeit. Menschen mit einer hohen sozialen Kompetenz sind meistens auch mit ihrer Gesamtsituation **zufriedener**. Unglückliche Menschen verkriechen sich dagegen in ihren eigenen vier Wänden und steigern dadurch noch ihre Einsamkeit und Unzufriedenheit. **Soziale Einbettung** ist unabdingbar für die eigene Glücksvermehrung. Glück auch wirklich zuzulassen, ist erlernbar. Wenn Sie offen für die glücklichen Momente sind, positiv an jede Situation herantreten und Ihre Aufmerksamkeit auf den Augenblick fokussieren, kommt das Glück ganz von selbst zu Ihnen. **Glücksvermehrung** ist die Grundvoraussetzung für körperliche und geistige Gesundheit und damit ein Jungbrunnen-Training erster Güte.

Liebe ist geben und nehmen

Menschen, die sich in die Gemeinschaft eingebettet fühlen, sind nicht nur glücklicher, sondern auch **gesünder** – das ist inzwischen wissenschaftlich bewiesen. Diese **Geborgenheit** können Sie beim Partner, in der Familie, im Freundeskreis erleben, aber auch in der Kirche oder in Vereinen. Soziale Kontakte brauchen wir genauso wie Essen oder Trinken. Der Mensch ist nun einmal nicht für die Einsamkeit geschaffen. Doch Freunde fallen nicht vom Himmel. **Werden Sie aktiv** und beginnen Sie damit, Ihren Bekanntenkreis zu hegen und pflegen.

Aus Bekannten Freunde machen

Viele Menschen beklagen sich, dass sie keine „echten" **Freunde** haben, sondern nur oberflächliche Bekanntschaften. Was diese Menschen oft nicht wissen, ist, dass man Freundschaften selbst **wachsen** lassen kann und dass aus Bekannten innige Freunde werden können.

- Freunde sind keine Investition und kein Tauschgeschäft. **Verschenken** Sie Ihre Freundschaft, ohne dafür eine Gegenleistung zu erwarten. Sollte dies jemand ausnutzen, sollten Sie sich von diesem Bekannten lieber trennen, da er nicht zum echten Freund taugt.
- Warten Sie nicht auf den **ersten Schritt** des Anderen, werden Sie selbst aktiv. Wenn Ihnen jemand begegnet, bei dem Sie gleich eine **Seelenverwandtschaft** spüren, zögern Sie nicht, dies demjenigen auch zu sagen und sich wieder zu verabreden.
- Graben Sie alte Freundschaften wieder aus, die durch den Beruf verschütt gegangen sind. Freundschaften, die ein Teil Ihrer **Biografie** sind und die Sie schon sehr lange in Ihrem Leben begleiten, stabilisieren Ihr Leben.
- Soziale Kontakte aufzubauen und zu pflegen gehört zu den wichtigsten „Investitionen" in Ihre **Gesundheit**. Einsamkeit verkürzt nach einer Studie der Harvard-Universität das Leben im Schnitt um 5 Jahre.
- Wenn Ihnen jemand sympathisch ist, **schenken** Sie ihm eine Kleinigkeit und bedanken sich für das nette Gespräch, das Sie so fröhlich gemacht hat. Machen Sie ehrliche **Komplimente** und sprechen Sie Gefühle aus.
- Binden Sie die Freunde in **Ihr Leben** mit ein, und lassen Sie sie an Sorgen und Glück gleichermaßen teilhaben.
- **Gute Freunde** können zur Familie werden, wenn Sie dies zulassen.
- Bieten Sie Ihre **Hilfe** an, wenn sie gebraucht wird.
- Werden Sie zum **aktiven** Gesprächspartner, der nicht nur lebendig erzählen, sondern auch gut **zuhören** und mitfühlen kann.

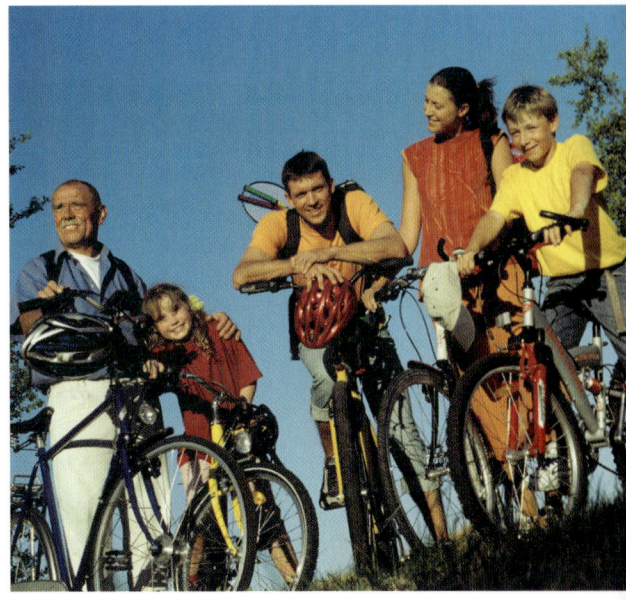

Eine gemeinsame Fahrradtour mit Familie und Freunden macht allen Spaß.

Glücksdroge Helfen

Helfen kann im positiven Sinne süchtig machen, denn aktiv mitzuhelfen und sich um die **Bedürfnisse** anderer Menschen zu kümmern, löst eine ungeheure Menge Glücksgefühle aus. Wer anderen uneigennützig hilft, wird dafür mit sozialer Anerkennung und einem Lächeln belohnt. Dabei müssen Sie nicht gleich zur Mutter Theresa werden. Allein das Einhalten von Höflichkeitsregeln, wie die Tür aufzuhalten, jemanden, beim Beladen seines Autos zu helfen oder spontan zuzupacken, wenn Hilfe benötigt wird, zeigt **Anteilnahme**, die anderen eine Freude macht. Selbst diese kleinen Aktionen lassen unserer Seele **Flügel wachsen** und vermehren das Glücksgefühl auf beiden Seiten.

Ein Lächeln bringt Licht ins Leben

Wenn wir **Freude** schenken, bekommen wir diese auch zurückgespiegelt. Sie haben diese Erfahrung sicher auch gemacht: Sie gehen eine Straße entlang, und zwei von drei Passanten schauen finster zu Boden, während einer Sie **freundlich** anlächelt. Meist lächeln wir dann ganz automatisch zurück, und gleichzeitig hellt sich unsere Stimmung auf. Das können wir auch aktiv tun. Versuchen Sie einfach, auf der Straße ein **freundliches Gesicht** zu machen und den anderen Menschen nett zu begegnen.

Gehen Sie daher mit offenen Augen durch die Welt und bieten Ihre Hilfe großzügig an. Gerade in der **Nachbarschaft** finden sich garantiert Menschen, denen man durch diese Art der Hilfsbereitschaft eine Freude machen kann.

Gründen Sie **Einkaufsgemeinschaften** und versorgen die Menschen, denen es schwerfällt, selbst einkaufen zu gehen.

Verteilen Sie die abonnierten Zeitungen und Zeitschriften in der Nachbarschaft, nachdem Sie sie gelesen haben, es finden sich bestimmt begeisterte Abnehmer. Oder gründen Sie einen **Lesezirkel**, in dem jeder eine andere Zeitschrift bestellt und diese verschiedenen Zeitungen und Zeitschriften dann rotieren.

Sie verzweifeln über den **Löwenzahn** in Ihrem Garten, der so mühsam zu entfernen ist? Beglücken Sie doch die Kinder in der Nachbarschaft, die ein Kaninchen haben, damit, dass sie bei Ihnen den Löwenzahn pflücken dürfen, und versüßen Sie ihnen die Arbeit noch mit einer kleinen Aufmerksamkeit.

Wenn Sie zu viele **Früchte im Garten** haben, fragen Sie einfach, ob jemand Ihnen beim Einmachen oder Marmeladekochen hilft, und verteilen dann die Gläser.

Bieten Sie sich an, Nachbars Hund auszuführen – so kommen Sie an die frische Luft, und vielleicht finden Sie ja sogar Gefallen an einem eigenen **Haustier**.

Tiere: Mehr als nur ein Kuschelspaß

Haben Sie schon mit dem Gedanken gespielt, sich ein Haustier anzuschaffen? Einen langgehegten Kindertraum irgendwann im Leben wahrzumachen und sich einen Hund oder eine Katze zuzulegen? Wer sich ein Tier ins Haus holt, muss sich auf alle Eventualitäten einrichten, vor allen Dingen auf viel Liebe.

Der Schritt, sich ein Tier anzuschaffen, will gut überlegt sein. Wie viel Zeit beansprucht der haarige **Hausfreund** täglich für Fellpflege und Gassigehen? Welche Kosten fallen zusätzlich zum Anschaffungspreis monatlich an, etwa für Futter und Streu, **Impfungen**, Steuern und Versicherungen? Was passiert, wenn Sie für einige Zeit ins Krankenhaus müssen oder verreisen wollen? Haben Sie jemanden, der dann kurzfristig für Sie einspringt und Ihren vierbeinigen Mitbewohner in liebevolle **Pflege** nimmt?

Alles Wesentliche rund um die **Anschaffung** eines Haustieres erfahren Sie bei Zuchtvereinen, Tierärzten und im Tierheim. Und alle restlichen Fragen können Sie im Freundeskreis klären. Was auch zu bedenken ist: Wenn Sie erst einen Hund haben, lernen Sie auch andere **Hundebesitzer** kennen, die Ihnen im Austausch gern bei der Betreuung Ihres Tieres unter die Arme greifen.

Die genügsame Variante: Katzen sind sehr selbständige Mitbewohner.

Auf den Hund gekommen

Wenn Sie alle **Für und Wider** gründlich durchdacht und sich für die Pflege eines Haustieres entschieden haben, bringen Sie mit einem Tier ein Stück pure **Lebensfreude** zu sich nach Hause. Ein wuscheliges Tier

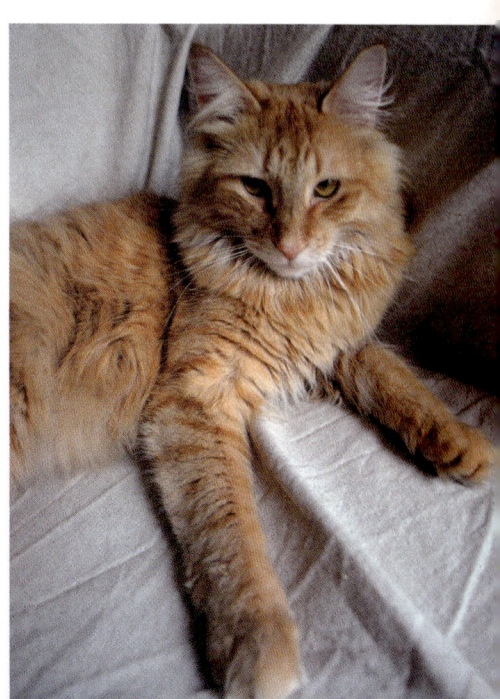

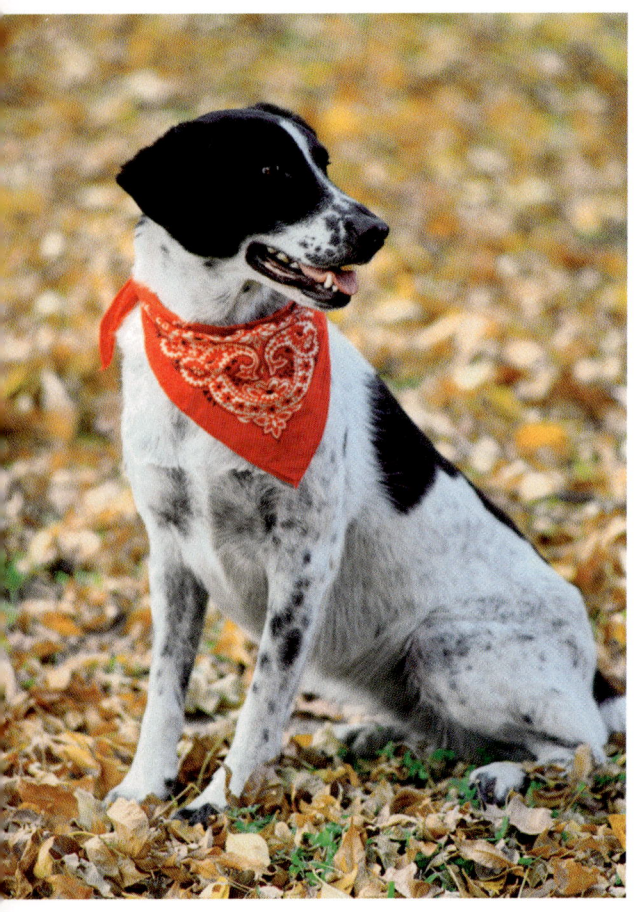

harmonisiert unsere psychische Balance – allein schon durch sein beruhigendes **Schnurren** und seine einfache Anwesenheit. Nichts verströmt ähnlich viel Geborgenheit und Wärme wie eine Katze, die schnurrt, oder ein Hund, der schnarcht.

Haustiere sind oft die **beste Medizin** für Alt und Jung. Sie können natürlich keinen Partner ersetzen, aber bei Menschen, die allein leben, die Einsamkeit mildern. Tierbesitzer sind oft aktiver, **selbstbewusster** und kommunikativer als andere Menschen und haben geringere gesundheitliche Risiken. Und schon seit längerem ist bekannt: Tierbesitzer erkranken seltener an Herz-Kreislauf-Erkrankungen und sind meist insgesamt **zufriedener** mit sich und ihrem Leben. Denn Tiere geben uns die **Zärtlichkeit** und Liebe zurück, die wir ihnen schenken. Wenn Sie unsicher bei der Anschaffung sind, lassen Sie sich ausführlich beraten, welches Tier am besten zu Ihnen passt.

Das garantierte Sportprogramm für jedes Wetter: Ihr Hund sorgt für Ihre Gesundheit.

Wenn Sie sich für die Anschaffung entschieden haben, sollten Sie überlegen, ob Sie nicht einem Tier **aus dem Tierheim** ein neues Zuhause schenken wollen. 50 % aller Welpen landen nach kurzer Zeit im Tierheim. Wenn Sie diesen **dankbaren** Geschöpfen ein **neues Zuhause** geben, tun Sie ein wirklich gutes Werk. Denn ein Tier aus dem Tierheim zu holen, hat zwei Vorteile: Zum einen geben Sie dem kleinen Lebewesen ein neues Heim, und zum anderen kennen die Pfleger ihre jungen **Schützlinge** meist schon ganz genau und können Sie so direkt mit deren Charakterzügen vertraut machen.

Doch es spricht auch nichts dagegen, sich ein Tier vom **Züchter** zu holen. Sie müssen nur bedenken, dass dies etwas teurer sein und Sie auch mehr beanspruchen wird. Welpen sind zwar süß und putzig, brauchen aber eine **konsequente** Erziehung. Meist dauert es einige Monate, bis sie wirklich stubenrein sind und auf Sie hören. Wenn Sie die Zeit dazu haben und sich gern intensiv mit dem Tier beschäftigen, dann haben Sie eine wundervolle Zeit vor sich. Und das unbedingte **Vertrauen**, das Ihr Hund zu Ihnen entwickeln wird, ist mit nichts auf der Welt zu vergleichen. Wenn Sie es aber lieber bequemer haben und auch nicht mehr fünfmal in der Nacht aufstehen wollen, dann sind Sie mit einem erwachsenen Tier aus dem Heim sicher besser beraten. **Welpen** brauchen deutlich mehr Auslauf und Aufmerksamkeit als ausgewachsene Tiere. Fehlt diese Erziehung, kann sich das kleine Kuschelfellchen auch ganz schnell zum Tyrannen entwickeln. **Ältere Tiere** dagegen ruhen meist schon in sich und nehmen ihr neues Heim dankbar an.

Hundewetter gibt es nicht

Unsere kleinen Vierbeiner interessiert es wenig, ob das Wetter für uns ungemütlich ist. Hunde müssen raus, ob Herrchen will oder nicht. Und auch wenn die ersten Minuten **im Regen** vielleicht wirklich frustrierend sind, verlässt uns dieser Frust meist ganz schnell, und eigentlich ist man dann doch sehr froh, kurz an der **frischen Luft** gewesen zu sein. Das härtet ab und zwingt zur Bewegung. Wenn Sie jeden Tag eine Stunde mit Ihrem Hund bei Wind und Wetter rausgehen, brauchen Sie sich keine Gedanken mehr über ein **Sportprogramm** zu machen, sondern sind bereits topfit. Zudem sind gerade Hunde echte Kommunikationswunder. Man lernt schnell andere Hundebesitzer kennen und kommt so unverbindlich zu vielen Bekanntschaften, aus denen sich leicht **Freundschaften** oder Spaziergemeinschaften entwickeln können.

Wenn Sie die Pflichten und Verantwortung jedoch scheuen, aber trotzdem gern ein Tier hätten, bieten Tierheime **Patenschaften** an. Wer eine Futterpatenschaft übernimmt, darf sicher sein, dass sein „Patenhund" zum Spazierengehen schon auf ihn wartet. Und Hundefreunde, die selbst keinen Hund halten können, sind im Tierheim willkommene Gassi-Geher. Sie können sich auch für die **Urlaubsunterbringung** in Ihrer Nachbarschaft anbieten. Helfer werden immer benötigt.

Welcher Hund passt zu mir?

Bevor Sie sich einen Hund anschaffen, informieren Sie sich unbedingt über **Wesenszüge** der einzelnen Rassen. Schätzen Sie sich selbst realistisch ein. Möchten Sie eher einen ruhigen Hund oder einen lebhaften? Und: Sind Sie sicher, dass Sie sich gern auf die **Bedürfnisse** des Tieres einstellen und diese erfüllen können?

Stress, lass nach

Auch wenn für unser Gehirn kreativer Stress und neue Herausforderungen positiv sind, wird doch unser Körper von permanentem Stress geschädigt. Beim Stressmanagement geht es daher darum, negativen Stress in positiven Stress umzuwandeln. Weg von dem Gefühl des Müssens hin zu dem Begriff des Wollens.

Interessante Herausforderungen im Beruf erzeugen auch positiven Stress.

Den äußeren Stress, die **Herausforderungen**, die an uns gestellt werden, können wir oft nur minimal beeinflussen. Wir sollten also nicht versuchen, Stress zu verhindern. In der **Realität** ist das meist sowieso nicht möglich, deswegen geht es darum, den Stress positiv **umzuwandeln**. Stressmanagement bedeutet einen positiven Umgang mit dem, was wir immer wieder als Stress empfinden, entwickeln zu können.

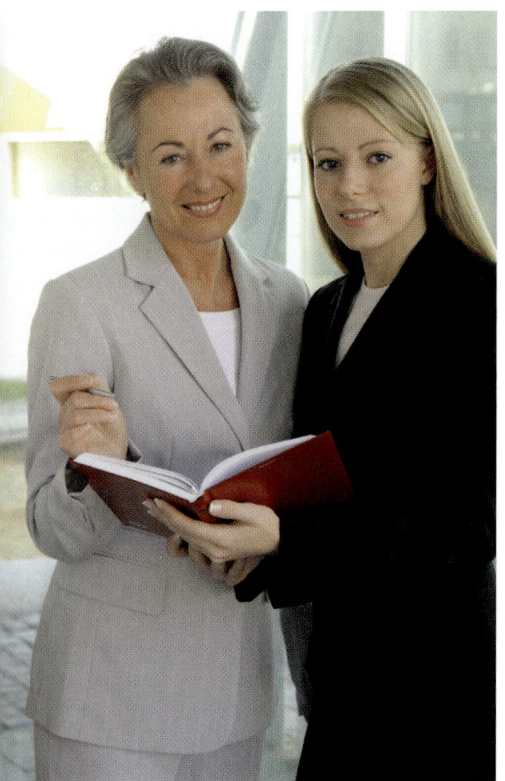

Als Stress bezeichnet man im Allgemeinen den Zustand einer akuten oder chronischen Überforderung. Das Wort „Stress" hat sich jedoch schleichend zu einem regelrechten **Modewort** gemausert. So sprechen selbst Kinder schon vom Stress, den sie im Kindergarten haben, weil sie z. B. so viel basteln müssen. Natürlich spiegeln dabei die Kleinen nur den Umgang von uns **Erwachsenen** mit unserem Stress wider. Und der ist meist negativ.

Die Weltgesundheitsorganisation (WHO) hat Stress mit seinen körperlichen und psychischen Auswirkungen zu einem der allergrößten **Gesundheitsrisiken** des 21. Jahrhunderts erklärt.

Stress ist nicht gleich Stress

Unser Körper reagiert auf ständige Überforderungen mit ganz unterschiedlichen **Symptomen** und Beschwerden: mit Schlafstörungen, Ohrgeräuschen, Rücken- oder Kopfschmerzen, Schwindel oder einem

Reizdarm beispielsweise. Wer dauerhaft diese Signale ignoriert, riskiert chronische Erkrankungen. Zudem lässt Stress uns schneller „alt" aussehen. Extremer Stress wirkt sich unmittelbar auf das **Erscheinungsbild** der Haut aus. Denn in Phasen akuter Belastung verringert sich die Konzentration von Antioxidantien in der Haut. Die Kollagen- und Elastinfasern, die unserer **Haut** ihre Elastizität und **Spannkraft** verleihen, werden von den aggressiven freien Radikalen angegriffen und zerstört. Die Faltentiefe nimmt dadurch rasch zu.

Als Stress bezeichnet man im medizinischen Sinne unsere psychische und körperliche Reaktion auf eine stressauslösende Situation. Die **Auslöser** für diese Reaktion nennt man Stressoren. Stress ist uns also nicht von außen aufgebürdet, sondern beschreibt unsere ganz persönliche Art des Umgangs damit. Wie wir auf bestimmte Situationen reagieren, beeinflusst die Reaktion unseres Körpers und auch unserer Seele. So kann eine stressige Situation den einen total **erschöpfen**, während der andere sie als Herausforderung ansieht und durch einen kreativen Umgang damit – Stressmanagement – sogar richtige **Flow-Erlebnisse** entwickelt.

Stress ist also **die Summe** unserer ganz persönlichen Empfindungen anlässlich eines inneren oder äußeren Reizes. Ob uns eine Herausforderung überlastet oder beflügelt, liegt ganz erheblich an uns selbst. Für unseren **Körper** macht es einen deutlichen Unterschied, ob er freiwillig eine Aufgabe erledigt oder sich dazu gezwungen fühlt. Man unterscheidet dabei den „negativen Stress", der aus chronischer Überforderung entsteht und krank machen kann, vom „positiven Stress", der uns zu Höchstleistungen anspornt und dadurch Unmengen von **Glücksgefühlen** ausschüttet. Lernen Sie, mit Herausforderungen umzugehen und den negativen in **positiven Stress** umzuwandeln.

Ein wichtiger Weg dahin ist, ein **gesundes Maß** zwischen Ruhephasen und Aktivität zu finden. Als probates Mittel im Kampf gegen negative Auswirkungen von stressigen Lebensphasen hat sich **Sport** erwiesen. Bei sportlicher Betätigung werden vom Körper nämlich aktiv die gesundheitsschädlichen Stresshormone abgebaut. Die danach nötige **Erholung** verschafft dann genügend Ruhe und Entspannung.

Schlafen und entspannen: Der Gesundbrunnen

Phasen aktiver und aufregender Zeiten gehören zu unserem Leben dazu. Umso wichtiger ist es aber gerade in diesen Situationen, dass Sie nach den Phasen der Anspannung und Höchstleistung Ihrem Körper auch wieder eine Zeit der Entspannung und Erholung gönnen. Nichts regeneriert Sie so wie eine geruhsame Nacht.

Mit der nötigen **Ruhe** sowie mithilfe von effektiven Enspannungsübungen können Sie Ihrem Körper seine natürliche Balance **jederzeit** zurückgeben.

Ein gesunder **Schlaf** ist die Grundlage für unser **seelisches** und **körperliches Gleichgewicht** und unser Wohlbefinden. Schlaf ist – ganz anders, als man meist meint – ein äußerst aktiver Zustand, in dem eine Vielzahl von Prozessen abläuft. Dabei besteht ein ursächlicher Zusammenhang zwischen der Hormonproduktion und der **Schlaftiefe**. Schlafentzug verändert die Hormonproduktion, und eine Schwankung des Hormonhaushaltes beeinflusst ihrerseits die Schlafqualität.

Der gesunde, tiefe Schlaf führt zu einer **Regeneration** des gesamten Körpers und des Gehirns. Im Gehirn werden „liegengebliebene" **Tageserlebnisse** auf ihre Wichtigkeit hin überprüft und dann nachts in den Papierkorb verschoben oder gespeichert. Der Körper befindet sich sozusagen im Standby-Modus. Er arbeitet nur noch auf **Sparflamme**, Pulsfrequenz und Herzschlag verringern sich, Blutdruck und Körpertemperatur sinken, und die Muskulatur entspannt.

Schlafen Sie sich jung

Nicht nur kleine Kinder können in Sekunden in diesen tiefen Schlaf fallen, auch junge Erwachsene zeigen bald nach dem

Einschlafen die größte Menge an **Tiefschlaf**. Gleichzeitig werden in dieser Zeit vermehrt die sogenannten Wachstumshormone ausgeschüttet, während der Spiegel des Stresshormons Kortisol deutlich sinkt. In der zweiten Nachthälfte reduziert sich dann die Schlaftiefe, die Produktion des Wachstumshormons sinkt, und es treten vermehrt REM-Phasen (Rapid Eye Movement) auf, die u. a. durch **Augenbewegungen** und lebhaftes Träumen gekennzeichnet sind. Gegen Morgen steigt der Kortisolspiegel wieder an, und wir wachen auf.

Mit zunehmendem Alter verändert sich dieses Schlafmuster. Daran ist beispielsweise auch die nachlassende **Aktivität** und Mobilität im Alter schuld – man ist einfach körperlich noch nicht **müde**. Zudem leidet die Schlafqualität. Nachlassende Schlaftiefe und häufige Unterbrechungen verringern den Erholungswert.

Andererseits haben die zunehmenden Wachphasen auch einen Sinn. So benötigen die **Bandscheiben** nachts Bewegung, um sich zu regenerieren. Wenn Sie die ganze Nacht nur ruhig auf dem Rücken liegen würden, kämen Sie vor Schmerzen morgens gar nicht mehr aus dem Bett. Wenn der Schlaf weniger tief ist oder wir sogar aufwachen, bringt das **Bewegung** in den Rücken, die uns letztendlich guttut.

Wenn Sie aufwachen und nicht wieder einschlafen können, stehen Sie ruhig auf und drehen eine Runde durch die Wohnung; trinken Sie vielleicht noch ein **Glas Wasser**, bevor Sie sich wieder hinlegen. Meist schläft man nach so einem nächtlichen

Wenn der Partner schnarcht, ist die beste Lösung, allein zu schlafen.

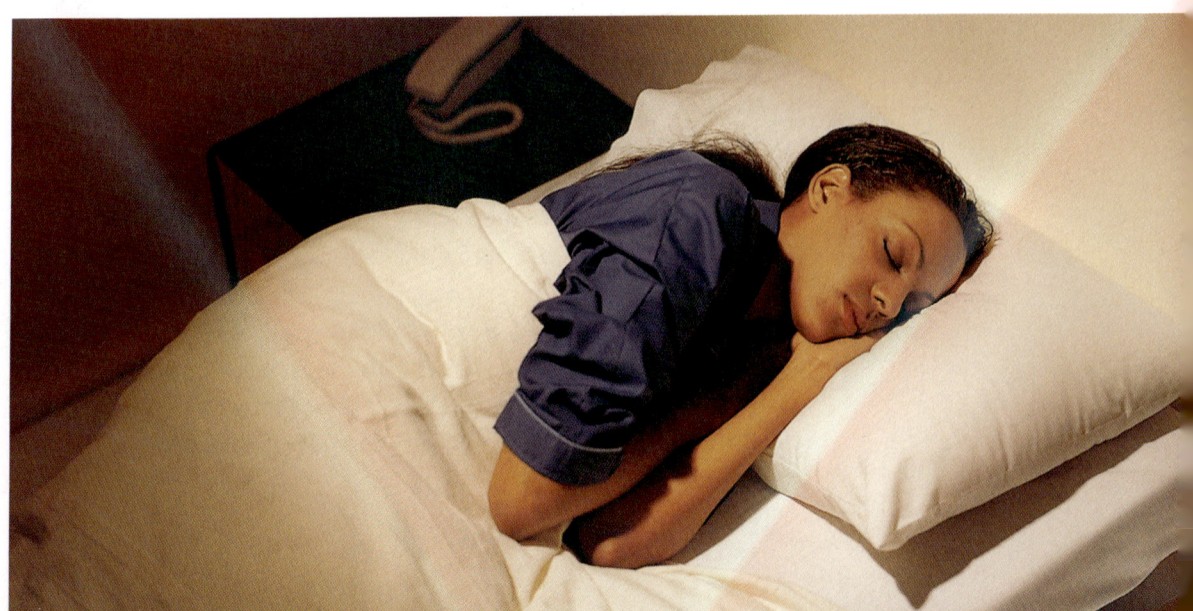

Spaziergang anschließend viel besser wieder ein, als wenn man im Bett liegenbleibt und zu grübeln beginnt.

Die zunehmenden Veränderungen des Schlafrhythmus sind hauptsächlich auf den schwankenden **Hormonhaushalt** zurückzuführen. So steigt bei Frauen in den Wechseljahren beispiels-

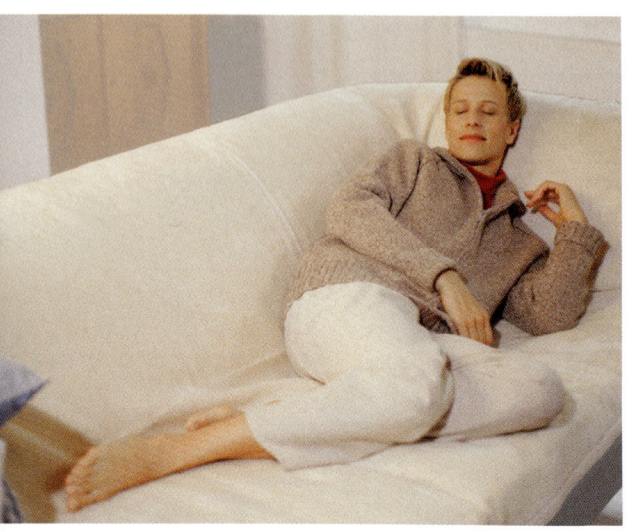

weise schon viel früher **am Morgen** der Kortison- und der Adrenalinspiegel an. Das führt dazu, dass diese Frauen dann auch viel früher aufwachen.

Hitzewallungen und Schweißausbrüche verhindern zudem einen entspannten Schlaf. Wie fast immer hilft **Sport**, die Wechseljahresbeschwerden zu lindern und besser entspannen zu können. Denn Sport versorgt Ihren Körper mit ausreichend **Sauerstoff**, baut Stress ab und lässt Sie durch die Endorphinausschüttung einfach glücklicher und **zufriedener** sein. Abgesehen davon macht er eben auch müde und schläfrig.

Der Nachmittags-schlaf entspannt, geht aber auch von der Nachtruhe ab.

Gesund schlafen

Gesundes Einschlafen kann man **trainieren**, wenn nicht eine organische Ursache für die Schlafstörungen vorliegt. Aber in den meisten Fällen steckt hinter Schlafstörungen eine ganz **einfache Ursache**, die man schnell ausmerzen kann.

Eine solche Ursache kann in manchen Fällen auch der geliebte **Mensch** auf der anderen Seite des Bettes sein. Wenn Ihr Partner laut schnarcht oder durch häufiges Umdrehen Ihre eigene Bettruhe gefährdet, sollten Sie mit ihm darüber sprechen, vielleicht getrennt zu schlafen. **Frauen** sind diesen Vorschlägen gegenüber meist sehr aufgeschlossen. Doch Männer sträuben sich oft, das Schlafzimmer zu verlassen, wenn ihr Schnarchen ihre Frau beim Schlafen stört.

Greifen Sie nicht gleich zu Schlaftabletten, wenn Sie Probleme mit dem Schlafen haben. Versuchen Sie lieber, mit **natürlichen Mitteln** wie Hopfen- oder Baldrianpräparaten und probaten Entspannungsübungen in einen erholsamen Schlaf zu sinken.

Top 10 aus Sandmännchens Kiste

1 Lassen Sie den Tag mit angenehmem Nichtstun ausklingen. Nutzen Sie die Zeit vor dem Schlafengehen, um Ihren Gedanken freien Lauf zu lassen, oder hören Sie noch ein wenig **klassische Musik** – sie hat einen hohen Anteil an beruhigenden Alphatönen. Lassen Sie Ihre Gedanken mit der Melodie aufsteigen und treiben. Spannende Bücher und Filme sollten Sie lieber auf die früheren Abendstunden verlegen. Versuchen Sie, in der Zeit vor dem Einschlafen „aktives Nichtstun" zu betreiben.

2 Gehen Sie nur zum **Schlafen** ins Bett, nicht zum Fernsehen oder Lesen.

3 Untersuchen Sie Ihr Bett, ob es auch ideal zum Einschlafen ist. Die **Matratze** sollte nicht älter als etwa 8 – 10 Jahre und elastisch, aber fest sein. Schlafen Sie noch unter einer schweren, dicken **Daunendecke**? Dann könnte das der Grund für Ihre Schlafprobleme sein. Idealer sind die modernen, leichten und pflegeleichten Bettdecken aus **Mikrofaser**, die Ihre Körpertemperatur optimieren, sodass Sie weder schwitzen noch frieren.

4 Entfernen Sie alle Störquellen – etwa Elektrogeräte und tickende **Uhren** – aus Ihrem Schlafzimmer. Zudem sollte man wegen der **Lichtreflexe** auf glatte, spiegelnde Flächen, z. B. von Spiegeln oder dem Bildschirm, besser verzichten.

5 **Lüften** Sie das Schlafzimmer gründlich, bevor Sie schlafen gehen. **Beschleunigen** Sie den Luftwechsel aktiv, indem Sie sich vor das offene Fenster stellen und ein Handtuch wie einen Deckenventilator im Kreis wirbeln.

6 Dunkeln Sie den Raum so gut wie möglich ab, damit vorbeifahrende Autos kein **Lichtspiel** an der Wand erzeugen. Lichtundurchlässige Rollos oder **Vorhänge** schlucken einen großen Teil des Lichtes. So können Sie auch in **Vollmondnächten** sanft durchschlafen.

7 Nehmen Sie abends nur ein **leichtes Mahl** zu sich, und verzehren Sie es unbedingt vor **19 Uhr.** Danach belastet jede Nahrung unseren Magen-Darm-Trakt und hält uns wach. Grüne Salate und **Rohkost** sind am Abend absolut tabu, wenn Sie Schlafprobleme haben.

8 Ein langer **Abendspaziergang** wirkt Wunder, wenn man abschalten und sich körperlich „müdelaufen" möchte. Betrachten Sie bei wolkenlosem **Nachthimmel** die Sterne, und lassen Sie Ihre Sorgen zu Ihnen aufsteigen. Danach werden Sie schlafen wie ein **Baby**.

9 Jedes **Nickerchen** und Mittagsschläfchen müssen Sie von Ihrer Gesamtschlafenszeit abziehen. Wenn Sie mittags 2 Stunden schlafen, fehlt Ihnen diese Zeit natürlich in der **Nacht**. Überlegen Sie, ob Sie in dieser Zeit nicht lieber wach bleiben sollten, um dafür die Nacht besser durchschlafen zu können. Wenn Sie trotzdem nicht auf ein kleines Nickerchen verzichten möchten, hilft folgender Tipp:

• Trinken Sie vor dem Schläfchen eine Tasse **Kaffee** und legen sich dann direkt schlafen. Der Kaffee braucht etwa 20 – 30 Minuten, um Ihren **Kreislauf** wieder anzuregen, sodass Sie nach dieser Zeit von selbst frisch und munter wieder aufwachen. Diese 20 Minuten wirken sich nicht merklich auf Ihre Gesamtschlafbilanz aus.

10 Schaffen Sie sich **Einschlafrituale**. Ein warmes (koffein- und alkoholfreies) Getränk, ein entspannendes Vollbad mit ätherischen Düften, klassische Musik, **Entspannungsübungen** oder Yoga helfen Ihnen, sanft in Morpheus' Arme zu sinken.

Entspannung beginnt im Kopf

Entspannungsübungen kann man in jedem Alter lernen. Wenn Sie erst einmal eine der zahlreichen Entspannungstechniken beherrschen, werden Sie selbst im größten Trubel noch die Ruhe bewahren und sich von äußerer Hektik nicht stressen lassen. Gerade in unserer schnelllebigen Zeit ist es wichtig, immer wieder zur Ruhe zu finden.

Beim Meditieren lernen Sie, Ihren Atem positiv zu steuern.

Es gibt eine ganze Reihe von Techniken, die das Ziel haben, **Körper und Geist** auszugleichen und in Harmonie zu bringen. Für welche dieser Techniken Sie sich letztendlich entscheiden, bleibt ganz Ihren persönlichen **Vorlieben** überlassen. Denn auch wenn Sie Ihr Ziel auf verschiedenen Wegen erreichen können – alle verbindet der gleiche Effekt: Körper und Geist werden in Einklang gebracht. Sie werden mit den hier vorgestellten Praktiken zu mehr **Ruhe** und Ausgeglichenheit finden und Stress und Ängste abbauen lernen.

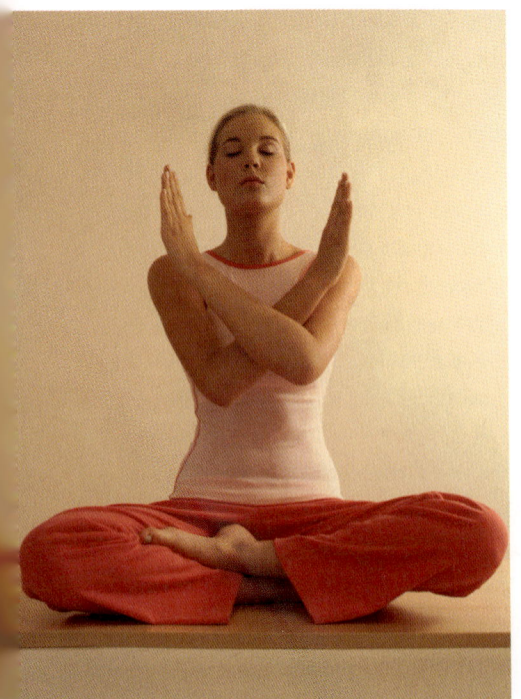

Yoga

Yoga ist mehr als perfekte Körperbeherrschung. Mit Yogaübungen schult man nicht nur seinen Körper, sondern auch seinen **Geist** mit einem Mehr an Koordination und Konzentration.

Die Atmung steht dabei im Vordergrund. Über eine aktive Ausatmung befreit sich der Körper von Ballast. Die ruhigen Bewegungsabläufe der Yogaübungen lockern verspannte Muskelpartien und verstärken die **Durchblutung** des gesamten Körpers. Gezielte Atemübungen können die Stresshormone im Gehirn senken (siehe dazu auch Kapitel Yoga, S. 166). Außerdem wird die körperliche Fitness gezielt gestärkt.

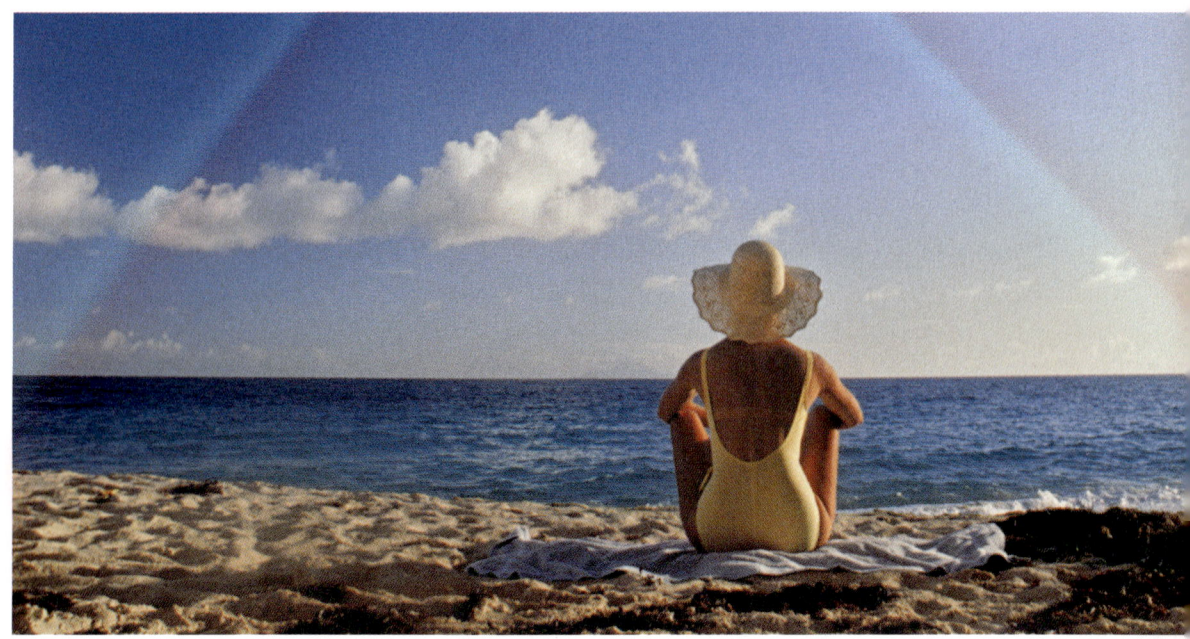

Meditation

Es gibt verschiedene Formen der Meditation. Die bekannteste Art ist die **Verschmelzung** mit einem Wort, dem sogenannten Mantra, das durch ständiges Wiederholen den Geist in einen meditativen Zustand versetzt. Eigentlich sinnfreie, **einsilbige Wörter** wie beispielsweise das bekannte „Om" eignen sich dafür ausgezeichnet.

Dabei nimmt man eine **angenehme Haltung** ein, schließt die Augen, atmet ruhig und versucht das Wort möglichst lange „auszusprechen" oder zu halten. Zum einen wird dadurch die **Atemfrequenz** gesenkt, zum anderen atmet man viel intensiver aus. Gleichzeitig stellt sich bei diesem Ton eine Art Schwingung im Brustkorb ein, die einen positiven Effekt, ähnlich den Alphatönen in der **klassischen Musik**, auf unseren Körper haben soll.

Andere Meditationen beschäftigen sich mit dem Visualisieren bestimmter Gegenstände. Die für uns einfachste Meditation ist das **Gebet**, bei dem man sich selbstvergessen auf einen Text konzentriert, ohne sich dabei von anderen Gedanken ablenken zu lassen. Der Kopf wird dadurch **klarer**, entspannt sich und überträgt die Ruhe, die so entsteht, auf den gesamten Körper.

Wir meditieren oft, ganz ohne darüber nachzudenken, wenn wir uns entspannen.

Der Herzschlag verlangsamt sich, und die Atmung wird tiefer und gleichmäßiger.

Bei der Meditation begeben wir uns auf eine **Reise** zu unserer Körpermitte, zu unserem Ich. Probleme lassen sich durch diesen Perspektivwechsel mit **Abstand** betrachten und können dadurch leichter angenommen oder gelöst werden.

Progressive Muskelentspannung nach Jacobson

Diese Art der Entspannung wurde in **Amerika** Anfang der 30er Jahre des vergangenen Jahrhunderts von dem Arzt und Physiologen Dr. Edmund Jacobson entwickelt. Er beobachtete, dass sich die Muskeln bei innerer Anspannung, wie etwa Stress oder Problemen, **unwillkürlich** zusammenziehen. Durch diese ständige, meist unbewusste „innere Verkrampfung" können Beschwerden wie Kopf- und Nackenschmerzen, Nervosität und Einschlafstörungen ausgelöst werden. Zudem erkannte er, dass kurz nach einer intensiven Anspannung der Muskel anschließend angenehm **locker** und entspannt ist, man also den Muskel durch *An*-spannen *ent*-spannen kann.

Damit auch wirklich der erwünschte Entspannungszustand eintritt, ist es wichtig, die Muskelgruppen, die verspannt sind, zu **lokalisieren** und nach einer Anspannung aktiv wieder zu entspannen.

Das Grundverfahren umfasst 16 Muskelgruppen, die nacheinander aktiv angespannt und anschließend wieder gelöst werden. Dabei „wandert" man durch seinen Körper, konzentriert sich auf die jeweilige **Muskelgruppe**, spannt diese so stark wie möglich an, hält die Spannung eine Weile und lässt dann aktiv wieder los. Anschließend geht man zur nächsten Muskelgruppe weiter und spannt nun auch diese bewusst an, um sie dann aktiv zu lösen. So „arbeitet" man sich einmal durch den ganzen Körper hindurch. **Arme, Beine,** aber auch Kiefer, Stirn und Gesichtsmuskulatur werden einzeln angespannt und dann wieder entspannt. Diese Methode – die progressive Muskelentspannung – wirkt besonders gut bei **chronischen Verspannungen** gerade der Schulter- und Nackenmuskulatur sowie in Stresssituationen und bei Schlafstörungen.

Autogenes Training

Das autogene Training wurde bereits in den **30er Jahren** des vergangenen Jahrhunderts von dem Berliner Nervenarzt Johannes Heinrich Schultz entwickelt. Es basiert auf der Idee der Autosuggestion.

Beim autogenen Training versetzt man sich durch intensive **Wiederholung** bestimmter Sätze, die man im Geiste zu sich selbst spricht, und durch Konzentration auf einzelne Körperteile in einen Zustand tiefer **Entspannung**. Dabei arbeitet nur das Gehirn. Arme und Beine und der ganze Körper werden nicht bewegt, sondern liegen entspannt auf einer angenehmen, warmen Unterlage.

Bei autogenem Taining handelt sich um eine dem **Yoga** verwandte Methode, die man im Lauf von mehreren Übungswochen erlernen kann, wie man als Kind **das Radfahren** übte und ein ganzes Leben lang nicht mehr vergisst. Die Erfahrung hat gezeigt, dass man nicht versuchen sollte, das autogene Training ohne Anleitung durch einen **Lehrer** zu erlernen, da man sonst Gefahr läuft, Fehler einzuüben, die man später schlecht wieder ablegen kann. Autogenes Training hilft gegen Nervosität, Schlaf-

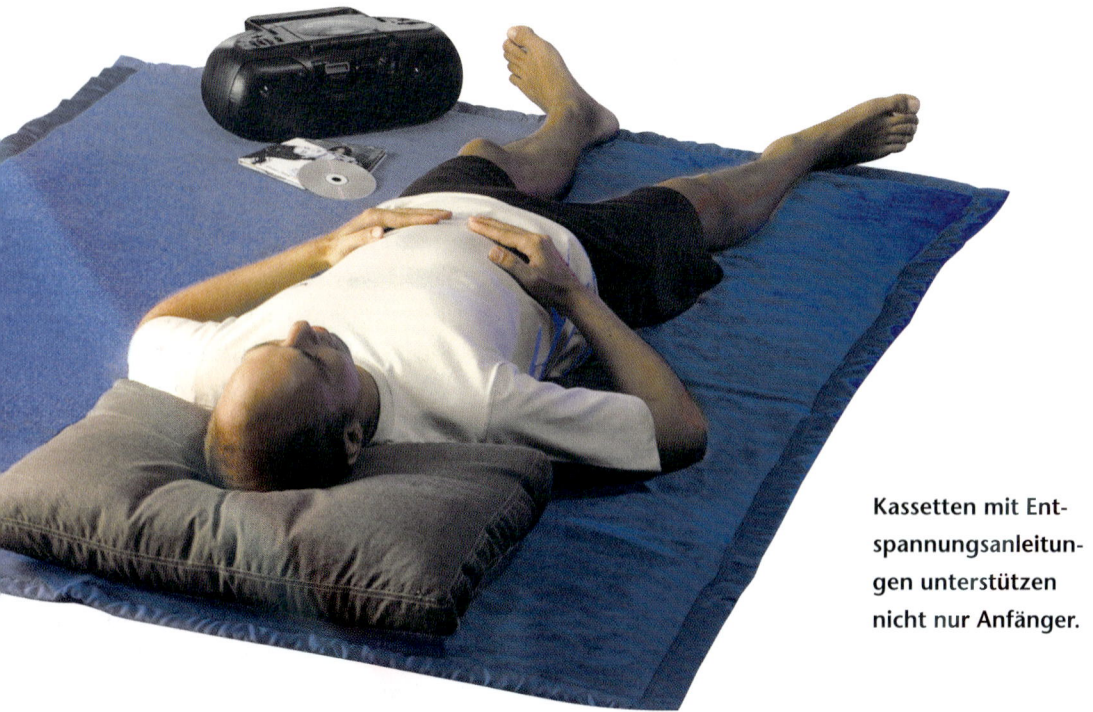

Kassetten mit Entspannungsanleitungen unterstützen nicht nur Anfänger.

Droschkenkutscherhaltung

- Setzen Sie sich mit dem **Gesäß** auf die vordere Hälfte eines Stuhles.
- **Grätschen** Sie Ihre Knie leicht. Setzen Sie die Füße mit der ganzen Sohle fest auf den Boden auf.
- Richten Sie sich **im Sitzen** richtig auf und sacken Sie dann in der Wirbelsäule zusammen, indem Sie sich mit den Unterarmen gut auf den **Oberschenkeln** abstützen. Die Hände lassen Sie ganz locker zwischen den Knien hängen.
- Achten Sie darauf, dass Sie den **Bauch** nicht zu sehr einquetschen – also nicht zu weit nach vorn **überbeugen**.
- Lassen Sie den Kopf entspannt auf die Brust sinken, und **schließen Sie die Augen**.

- Diese Haltung können Sie immer und überall einnehmen, wenn Sie sich für ein paar Minuten **entspannen** wollen. Selbst auf dem „stillen Örtchen" oder im Wartezimmer können Sie sich so ein paar Minuten **Energietanken** gönnen.

  In dieser Position lässt sich mit etwas Übung sogar ein kleiner Entspannungstiefschlaf durchführen, nach dem Sie innerhalb **kurzer Zeit** wieder frisch und gestärkt aufwachen. Gerade auch für „Schreibtischtäter" eignet sich diese **Entspannung** von oberer Nackenmuskulatur und Halswirbelsäule nach einem langen **Bürotag** oder mal zwischendurch, um schnell wieder Kraft zu tanken und geistige Frische zurückzuerhalten.

probleme, Krampfneigungen, Konzentrationsstörungen und die Folgen von Stressbelastung. **Geübte** Menschen bringen es so weit, auf Wunsch nach wenigen Minuten einschlafen und entsprechend der Einstellung ihrer **inneren Uhr** auch wieder aufwachen zu können.

Training kommt von trainieren

Auch wenn man von außen diese Art von innerer Gymnastik kaum **wahrnehmen** kann, so kann man sie doch als effektives Entspannungstraining bezeichnen, das ebenso wie jedes andere körperliche Training konsequent und vor allem regelmäßig durchgeführt werden muss. Die am besten geeignete **Zeit** für das **tägliche** Training ist die Zeit abends vor dem Einschlafen – so kann man gleich entspannt in einen tiefen und erholsamen Schlaf fallen.

Aber auch die Minuten vor dem Aufstehen eignen sich ausgezeichnet für Übungen, mit denen man seine Seele reinigen, sich Selbstbewusstsein und **Mut zusprechen** und dadurch frisch und erholt aufstehen kann. Meist nehmen die Trainingseinheiten nur einige Minuten Zeit in Anspruch und können daher wirklich **von jedem** in seinen Tagesplan eingebaut werden.

Nur 10 Minuten reichen

Die Trainingseinheiten des autogenen Trainings beginnen mit etwa 2 Minuten der inneren Konzentration und **steigern** sich dann bis zu einer Länge von etwa 10 Minuten. Therapeutisches Training, das eine **heilende Wirkung** auf den Körper hat, muss in der Regel mindestens dreimal täglich geübt werden. Um die verbesserte Situation zu erhalten, reicht es dann meist aus, die Übungen einmal täglich durchzuführen.

Schaffen Sie sich für Ihr Training ein **angenehmes Klima**. Optimal ist ein Raum mit abgedunkelten, geschlossenen Fenstern, damit Sie nicht von eindringendem Licht, Lärm oder auch einem **Windhauch** abgelenkt werden. Nehmen Sie eine für sich angenehme Haltung ein, das kann auch gern Ihre persönliche Einschlafhaltung sein. Wichtig für das Training ist, immer dieselbe Lage einzunehmen und nicht ständig zu wechseln. Als für die meisten optimal hat sich die **Rückenlage** herausgestellt.

Legen Sie sich also entspannt auf den Rücken mit einem kleinen **Kopfkissen** unter Kopf und Nacken. Bei Rückenschmerzen können Sie sich auch ein **Handtuch** zusammenrollen und unter die Knie legen. Lassen Sie die Arme locker neben den Körper sinken. Die Hände können Sie ganz entspannt auf die Oberschenkel auflegen. Lassen Sie **die Füße** leicht nach außen abkippen, und versuchen Sie, die Unterlage bewusst zu spüren. Übungen für spezielle Beschwerden, bei denen Sie nicht gleichzeitig auch einschlafen wollen, können Sie auch im **Sitzen** durchführen. Dabei können Sie die auf Seite 230 beschriebene sogenannte Droschkenkutscherhaltung einnehmen.

Die Einstimmung

Jede Trainingsstunde beginnt mit einer **Ruhephase**, einem „Ankommen" im eigenen Körper. Legen Sie sich dazu in eine angenehme Stellung oder nehmen Sie die Kutscherhaltung ein, und versuchen Sie, Störgeräusche und **Gedanken** auszuschalten. Dämpfen Sie umherrasende Gedankensplitter oder Geräusche Ihrer Umwelt, indem Sie ruhig und gleichmäßig einatmen und sich dabei drei- bis viermal **folgende Formel** im Geist vorsagen:
    „Ich bin ganz ruhig."
Oder – wenn Sie bei Übungsbeginn besonders nervös sind – die Formulierung:
    „Ich bin vollkommen ruhig und gelassen."
Vermeiden Sie dabei Worte mit einer verneinenden Vorsilbe und

einem Hauptwort, das einen **Zustand** benennt, den Sie vermeiden bzw. beseitigen wollen. Ein solches Wort wäre beispielsweise „ent-spannt". Spannung wollen Sie ja nicht, und im Unbewussten löst **dieses Wort** eventuell eine nicht erwünschte Reaktion aus. Das Gleiche gilt für „ent-krampfen" usw.

Auch wenn Sie nicht ruhig sind, müssen Sie sich diesen Satz sagen und so **eindrücklich** wie möglich empfinden. Und selbst wenn es merkwürdig klingt: Die Sätze müssen im Präsenz formuliert werden. „Ich werde ruhig werden" bringt nicht denselben Erfolg wie der Satz „Ich bin ganz ruhig". **Glauben Sie** an das, was Sie sagen, lassen Sie sich auf Ihre eigenen Worte ein, und beobachten Sie nicht den Erfolg Ihrer Worte, sondern lassen Sie sich quasi **nach innen** fallen. Atmen Sie ruhig und tief ein und aus. Ein Teil des **Geheimnisses** der Wirkung von autogenem Training besteht sicherlich in einer Vertiefung der Atmung durch diese formelhaften Sätze. Denn dadurch atmen wir automatisch länger und tiefer aus – ähnlich wie beim Rosenkranzbeten oder **Meditieren**.

Die Leichtigkeit der Schwere

Die bekannteste Übung des autogenen Trainings ist die sogenannte Schwereübung. Sie hat das Ziel, die angespannte Muskulatur durch Entspannung zu lockern und damit auch innere Spannungen abzubauen. Die **Schwereübung** ist die wichtigste und bekannteste Übung des autogenen Trainings und lässt sich auch schon **bei Kindern**, die dadurch besser einschlafen, mit großem Erfolg anwenden.

Nehmen Sie für diese Übung eine entspannte Position ein. Beginnen Sie mit der oben beschriebenen Ruhefindung, und lassen Sie Ihre **Atmung** dabei ruhig und gleichmäßig fließen.

Sie werden merken, dass Ihr Atem nach einiger Zeit tiefer und gleichmäßiger fließt, dass sich **Ihr Puls** verlangsamt und Sie in sich „hineinsacken".

Konzentrieren Sie sich nun auf den rechten Arm (Linkshänder auf den linken), und sagen Sie sich im Geist die Formel:

„Mein Arm ist ganz schwer."

Diese Worte stellen Sie sich ganz intensiv vor. Beim tiefen, langsamen Einatmen sollten Sie den kühlenden **Luftstrom** durch Ihre Stirn streichen fühlen, und beim Ausatmen schicken Sie den **warmen Atem** bis in die Fingerspitzen in Ihren rechten Arm. Sie spüren, wie Ihr Arm immer **schwerer** und schwerer wird, wie er langsam in die Unterlage absinkt. Versuchen Sie nun, Ihren Geist nur mit diesem einen Satz zu füllen. Wenn Ihre **Gedanken** abschweifen und kreisend Ihr Interesse zu erregen versuchen, bleiben Sie **ganz ruhig**. Lassen Sie sie weiterziehen, und versuchen Sie, sich wieder auf die Formel zu konzentrieren. Sagen Sie sich ungefähr sechsmal die Worte des Satzes langsam und **eindringlich** vor. Dann schieben Sie den Satz

„Ich bin ganz ruhig"

ein und sagen sich danach wieder etwa sechsmal vor, dass Ihr Arm **ganz schwer** ist. Danach wieder den Einschub einfügen und anschließend den Arm wieder schwer werden lassen.

Wenn Sie diese Übung häufig durchführen und die körpereigene **Sensibilität** entwickeln, werden Sie die Schwere im Arm wirklich spüren oder sogar auch ein **Wärmegefühl**, das sich angenehm im Arm entwickelt.

Wenn sich bei Ihnen dieses Gefühl für die Schwere des Armes eingestellt hat, sind Sie meist **in der Lage**, sich von der Fixierung auf nur einen Körperteil zu lösen, und können sich bei der **Schwereübung** auf beide Arme konzentrieren.

Die Schwereübung für Fortgeschrittene lautet dann:

„Ich bin ganz ruhig und gelassen.

Meine Arme sind ganz schwer, ganz schwer, ganz schwer.
(2 x)

Ich bin ganz ruhig und gelassen.

Meine Arme sind ganz schwer, ganz schwer, ganz schwer.
(2 x)

Ich bin ganz ruhig und gelassen.

Meine Arme sind ganz schwer, ganz schwer, ganz schwer.
(2 x)

Die Schwereübung verhilft zu tiefer Entspannung.

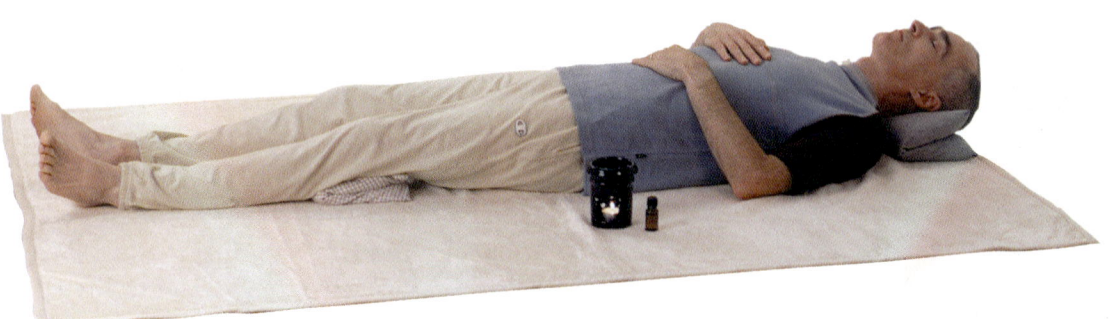

Ich bin ganz ruhig und gelassen.

Meine Arme sind ganz schwer, ganz schwer, ganz schwer.
(2 x)

Mein ganzer Körper ist ruhig und schwer.

Mein Körper ist ganz, ganz schwer."

Es kann sein, dass Sie bis hierher gar nicht mehr kommen, weil Sie vorher eingeschlafen sind. Lassen Sie sich **einfach treiben,** und hängen Sie diesen angenehmen Worten nach. Wiederholen Sie die Worte, solange Sie sich **erholen** wollen. Wenn Sie aus dem „schweren Zustand" wieder aufstehen wollen, können Sie die Autosuggestion jederzeit beenden. Schließen Sie die Wiederholung ab, und „**wecken**" Sie sich selbst mit dem Befehl „Tief einatmen und Augen auf".

Die Schwereübung eignet sich vor allem für Menschen mit Ein- oder Durchschlafproblemen. Sie ist effektiver als Schäfchenzählen, wiegt uns **sanft** in den Schlaf und kann uns so manche Schlaftablette ersparen. Doch autogenes Training kann noch viel mehr. Durch die entspannende Wirkung auf die **Muskulatur** kann man mit seiner Hilfe Nackenverspannungen und Migräne

Die Übungen des Tai-Chi sind oftmals der Natur abgeschaut.

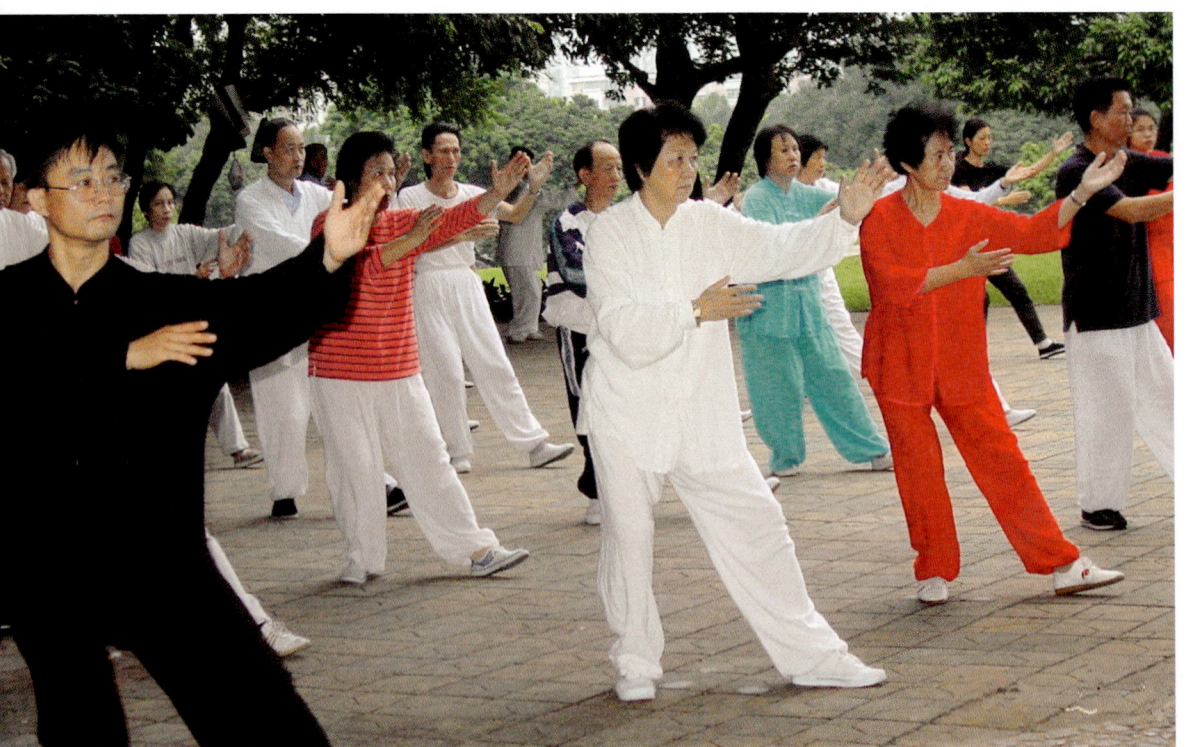

lindern. Denn bei der Schwereübung entspannt sich die Armmuskulatur. Dies führt dazu, dass die kapillaren Blutgefäße sich weiten und die **Blutzirkulation** in den **Armen** verbessert wird. Mit autogenem Training lassen sich außerdem bestimmte Beschwerden gezielt positiv beeinflussen – etwa **Heuschnupfen** und Magen-Darm-Störungen.

Wissenschaftler konnten in Versuchen nachweisen, dass bei **autogen trainierten Personen** mit dem Erzeugen des Schweregefühls tatsächlich körperliche Veränderungen einhergehen. So verändert sich allein durch die Autosuggestion der inneren Schwere – messbar! – das Gewicht eines auf einer Waage aufliegenden Armes. Erklärt wird das mit der vermehrten **Blutzufuhr** durch die Gefäßerweiterung, die durch die Entspannung der Muskulatur erfolgt. Zudem lässt sich eine Temperaturzunahme von bis zu **2 °C** beobachten. Es handelt sich also nicht einfach bloß um Einbildung, sondern um eine messbare körperliche Reaktion auf die **geistige Ansprache**.

Tai-Chi

Die etwa 1000 Jahre alte chinesische Bewegungsfolge des Tai-Chi hilft Ihnen, Ihre innere Balance zu finden und zu erhalten. Die sanften, fließenden Bewegungen unterstützen Sie dabei, Stress abzubauen und stattdessen Ihre **Lebensenergie** wieder kraftvoll fließen zu lassen.

Tai-Chi ist die körperliche Umsetzung des Yin-Yang-Prinzips: der beiden Pole, die ineinander übergehen, sich ergänzen und miteinander **ein Ganzes** bilden. Auf jedes Heben folgt ein Senken, auf eine Linksdrehung eine Drehung nach rechts.

Die Übungen lehnen sich an **Naturbeobachtungen** an: Mit der Übung „Der Fischer schiebt das Boot ins Wasser" ahmt man beispielsweise in **fließenden**, zeitlupenartigen Bewegungen nach, was man beobachtet hat. Tai-Chi hilft, Stress abzubauen, stärkt das Immunsystem, optimiert das Gleichgewicht und die Koordination.

Mit Tai-Chi finden Sie zu Ihrer **inneren Mitte** zurück und lernen, Ihre persönlichen Stärken und Fähigkeiten so einzusetzen, dass Sie mit dem **geringsten Aufwand** an Energie das Optimum aus Ihren Kräften herausholen, das Sie für den alltäglichen „Lebenskampf" benötigen.

Die Kraft der Ruhe und Spiritualität

Auch wenn Sie nicht an Gott glauben, können Gebete Ihre Gesundheit verbessern. Beim lateinischen Rosenkranzbeten verlangsamt sich die Atmung ebenso wie beim meditativen Sprechen eines Mantras. Das Absenken der Atemfrequenz führt zur Entspannung des Organismus und senkt den Blutdruck.

Interessant ist in diesem Zusammenhang, dass zwei scheinbar völlig verschiedene Praktiken mit unterschiedlichem religiösem Hintergrund zu den gleichen **positiven Auswirkungen** auf die Gesundheit führen. Man nimmt daher an, dass das Beten des Rosenkranzes und das Sprechen eines Mantras einen ähnlichen kulturellen **Ursprung** haben könnten. Der Rosenkranz wurde von den Kreuzrittern eingeführt, die wahrscheinlich ähnliche Techniken bei den Arabern abgeschaut hatten. Und die Araber wiederum lernten ihre Entspannungsübungen von indischen und tibetischen Yogameistern.

Die Kraft der Spiritualität

Menschen, die an etwas Großes glauben, etwas, das dem Menschen übergeordnet ist, fällt es leichter, einen Sinn in ihrem Leben zu finden. Menschen, die fest an etwas glauben, denen etwas **heilig** ist, sind auf diese Weise selbst in diese größere Macht eingebunden und kommen mental mit einer großen Gemeinschaft in **Berührung**, die an dasselbe glaubt. Diese Einbindung gibt den einzelnen „Mitgliedern" Kraft, **Geborgenheit** und einen festen Halt im Leben. Ob diese höhere Macht die Schöpfung, Gott, Buddha oder Allah ist, steht dabei gar nicht einmal im Vordergrund. **Gläubige** Menschen sind in einer Gemeinschaft mit ihrem Gott und den anderen Gläubigen und daher niemals allein. Diese Geborgenheit wirkt sich natürlich auch auf alle Bereiche ihres Lebens aus. Sie fühlen sich wohler, und entsprechend sind sie gesünder und **ausgeglichener**. Und das ist die beste Voraussetzung, um auch in hohem Alter noch gesund, **vital** und leistungsfähig zu sein.

Der Glaube in der Wissenschaft

Der Glaube an die Existenz einer höheren Macht hat neben den Glaubensinstitutionen schon immer auch die Gedanken der **Künstler** und Wissenschaftler beflügelt. Besonders die Wechselwirkung zwischen Glauben, Gesundheit und ganzheitlichem Wohlbefinden beschäftigt die Forscher auf der ganzen Welt. Die **Psychologen** konnten dabei eine ganze Reihe von Zusammenhängen beobachten:

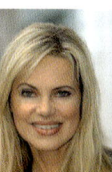

Mein persönlicher TIPP FÜR SIE

Die Kraft des Wortes
Einfache Worte können unsere Seele beflügeln und uns zu den Sternen tragen. Mit guten Ratschlägen und lieben Worten kann man einem Menschen ein Lächeln für den ganzen Tag **schenken**. Verschenken Sie dieses Lächeln, indem Sie mit netten Worten oder Gesten z. B. Ihrem **Nachbarn,** Ihren Freunden, der Kassiererin oder dem Postboten den Tag versüßen. Gerade einfache Worte können so viel Liebe, Hoffnung und **Zuneigung** transportieren. Allein die Worte „Alles wird gut" haben etwas ungemein Fürsorgliches, Tröstendes. Eine ganz eigene Magie, die uns Zuversicht und Hoffnung gibt. Geben Sie Ihrem Leben einen **größeren Rahmen**, indem Sie sich auf die Spiritualität des Lebens einlassen.

- Der Glaube **fördert** Bewältigungsmechanismen: Gläubige werden besser mit Lebenskrisen fertig und kommen mit Problemen leichter zurecht.
- Gläubige erkranken weniger an psychosomatischen Krankheiten und stressbedingten Erkrankungen.
- Wer glaubt, beschleunigt die **Selbstheilungskräfte** seines Körpers.
- Der Glaube mäßigt den **Lebensstil**. Gläubige trinken und rauchen seltener und achten mehr auf ihre gesunde Ernährung.
- Gläubige altern gelassener. Denn Gläubige haben das Sterben in ihr Glaubenskonzept mit eingeplant und erleben die letzte Lebensphase meist weniger ängstlich und verzweifelt, da ihr Glaube ihrem Leben und auch dem Sterben **einen Sinn** gibt. Dabei spielt auch die Art der **Religion** eine große Rolle. Der Glaube an einen milden, gütigen Gott wirkt sich positiv auf die Gesundheit aus. Dieser Effekt besteht aus einer Kombination von meditativer Wirkung des Gebetes und der Andacht,

der sozialen **Unterstützung** der Glaubensgemeinschaft, dem im Glauben verankerten Lebenssinn und dem Gefühl, von einer höheren Macht **behütet** zu sein. Ein Glaube, der dagegen Angst und Schrecken verbreitet, kann mit zunehmendem Alter zu Panikattacken, Depressionen sowie zu psychosomatischen Störungen führen.

Der Glaube versetzt Berge

Indem wir uns auf ein höheres Wesen, auf Gott, auf eine Macht, eine Kraft oder wie man es auch bezeichnen mag, **einlassen**, verschmelzen wir gleichzeitig mit dieser Macht und mit der Gemeinschaft der Gläubigen. Spiritualität und Glaube geben uns die **Kraft**, einen Sinn in unserem Leben zu erkennen, die Kraft der Liebe und **des Verzeihens**, der Toleranz und auch des Mitleids.

Der Glaube hilft uns, persönliche Sorgen und Probleme in einem **neuen Licht** zu betrachten. Denn das Verschmelzen mit einer **großen Gruppe** verteilt auch unsere Sorgen auf einem breiteren Rücken. Durch die Erkenntnis, dass persönliche Probleme für die große Gemeinschaft und das **Fortbestehen der Welt** keinerlei Rolle spielen, bewertet man seine eigenen Probleme vielleicht auch ganz neu. Viele Sorgen erscheinen vielleicht kleiner als zuvor gedacht. Ein solcher Perspektivwechsel kann einen Teil unserer Probleme wieder ins **rechte Lot** bringen und minimieren. Zudem ist der Glaube an eine höhere Macht immer auch **tröstlich**.

Der Gedanke, in eine große Liebe aufgenommen zu werden, wenn man nicht mehr auf dieser Welt ist, hat etwas ungemein Tröstliches und **Optimistisches**.

Zugleich ist es ein wunderschönes Gefühl, zu wissen, dass es eine Gemeinschaft gibt, der man angehört, der man sich mit den eigenen Sorgen und Nöten anvertrauen kann und die ei-

NEUES aus der Forschung

Wie wichtig der Glaube für unsere **Gesundheit** ist, belegen verschiedene Studien. Exemplarisch hierfür steht die Arbeit des amerikanischen Forschers Thomas Oxman. In einer Studie der Universität Texas konnten die Mitarbeiter um Thomas Oxman belegen, dass die Sterblichkeitsrate bei Patienten über 70 Jahren, die am offenen **Herzen** operiert wurden, ganz auffällig mit ihrer Einstellung zum Glauben in Zusammenhang steht. So überlebten überdurchschnittlich viele Patienten der Patientengruppe, die vorher angegeben hatte, **Kraft und Trost** im Glauben zu finden, die kritischen ersten 6 Monate nach der Herzoperation. Bei der Gruppe der Atheisten starben in diesem Zeitraum dagegen **dreimal so viele** Patienten.

Gehirnjogging: Übungen, die den Kopf jung halten

Stillstand ist Abbau. Ebenso wie unsere Muskeln mag es auch unser Gehirn nicht, wenn wir es zu wenig fordern. Nervenbahnen, die lange nicht mehr aktiviert wurden, legt das Gehirn erst einmal still und baut deren Zellen schließlich ab. Diesen Zustand des schleichenden Abbaus brauchen wir nicht hinzunehmen.

Gegen den langsamen Abbau unseres Gehirns können wir selbst aktiv werden und dem Alter ein Schnippchen schlagen. Die Jungbrunnen-**Zauberformel** lautet: Auch geistig in Bewegung bleiben. Und möglichst jeden Tag neue, ungewöhnliche Erfahrungen machen.

Fitnesstraining für die grauen Zellen

Genau wie bei einem effektiven Körpertraining, bei dem neben der Beweglichkeit verschiedene **Muskelgruppen** trainiert werden sollten, um den gesamten Körper gesund zu halten, müssen wir auch verschiedene Gehirnregionen stimulieren, um unser Gehirn optimal **in Schwung** zu bringen.

Im Gegensatz zu normalen Denkaufgaben wie Kreuzworträtseln, die meist nur altes Wissen abrufen, sind die modernen Denkaufgaben multisensorisch aufgebaut, d. h., sie fordern uns dazu heraus, alle unsere fünf Sinne beisammenzuhaben und effektiv einzusetzen. Das **Geheimnis** dieser Übungen liegt in der neuen Herausforderung. Neue Verbindungen unserer Gehirnzellen – und nichts anderes ist Lernen – können nur durch neue Erfahrungen initiiert werden. Nehmen Sie daher jede Gelegenheit wahr, auf Veränderungen aktiv zu reagieren und auch kleine **Experimente** zu wagen. Jede ungewohnte, neue Sinneserfahrung ist eine willkommene Übung für unser Gehirn und hält uns geistig jung und flexibel.

„Gebrauch's oder verlier's"

„Use it or lose it" – wie der Engländer sagt –, das gilt auch für unsere grauen Zellen. War man früher der Ansicht, dass der **Lernprozess** schon sehr früh abgeschlossen ist, so weiß man heute, dass dieser Vorgang sich nur verlangsamt, aber nicht stehenbleibt. Nicht nur **bei Kindern** werden ständig neue Nervenverbindungen geknüpft, sondern auch noch bei Erwachsenen, und zwar bis ins hohe Alter hinein. Mit allem, was wir lernen, verändern wir unsere Gehirnstruktur. In den **Abschnitten des Gehirns** für Langzeitgedächtnis und bewusstes Lernen lassen sich sogar noch im **Erwachsenenalter** neue Nervenzellen bilden. Die Wissenschaft bezeichnet das als „adulte Neurogenese".

Unser Gehirn arbeitet genau wie unsere Muskulatur. Wer seine kleinen grauen Zellen auf Trab hält, wie Hercule Poirot, der geniale Detektiv von Agatha Christie, kann seine aktive Geistesleistung bis ins Alter hinein retten. Denn **die Zeit** geht nicht spurlos an unserem Denkorgan vorbei. Bereits mit 20 Jahren hat unser Gehirn seinen Aufbauzenit überschritten

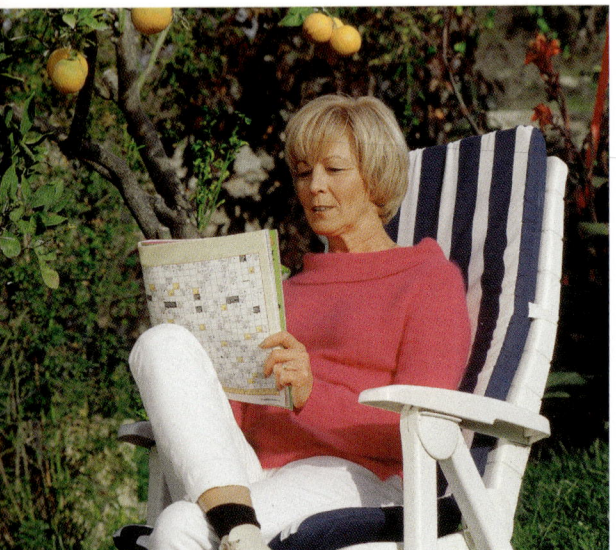

Kreuzworträtsel sind nur begrenzt eine Herausforderung für unser Gehirn.

und baut langsam, aber stetig wieder ab. Die Produktion des Botenstoffes Dopamin senkt sich Jahr für Jahr um etwa 10 % pro **Lebensjahrzehnt**. Gleichzeitig „schrumpft" das Gehirn schon ab etwa Mitte 30. Dabei werden nicht, wie man früher annahm, Nervenzellen abgebaut, sondern das Gehirn verliert vor allem an Volumen, und zwar durch eine Verdünnung und Verkürzung der Faserleitungen des Nervensystems.

Dieser Prozess hat zur Folge, dass die Reaktionsgeschwindigkeit und Genauigkeit der Informationsverarbeitung stetig abnimmt. Diese Veränderungen führen zu einer Verschlechterung der **Gedächtnisleistung** und des „Arbeitsspeichers" unseres Gehirns. Neben diesem natürlichen Prozess führen degenerative Krankheiten wie Alzheimer, Diabetes und „Verkalkung" zu Ablagerungen in den sensiblen **Nervenbahnen** und damit zu einer krankhaften Verschlechterung unseres Gedächtnisses. Die Veränderungen des natürlichen Prozesses lassen sich aktiv dadurch

Wer seinem Gehirn immer auch mal etwas Neues, Unerwartetes bietet, hält es fit:

- Putzen Sie Ihre Zähne doch einmal mit der anderen Hand (**Rechtshänder** also mit links und umgekehrt), oder benutzen Sie Kamm und Rasierer mit der „falschen" Hand.
- Halten Sie die **Zeitung** verkehrt herum und lesen die auf dem Kopf stehenden Artikel.
- Laufen Sie rückwärts.
- Fordern Sie Ihr Riechzentrum mit neuen **Düften** heraus.
  Dazu können Sie eine kleine Duftlampe mit Wasser und einem ätherischen Öl füllen und jeden Tag mit einem anderen Duft starten.
- Verbinden Sie sich **die Augen** und lassen sich von einem Partner kleine Geschmacksproben geben.
  Wenn wir nicht sehen, was wir essen, schmeckt **das Essen** ganz ungewöhnlich. Können Sie alles erschmecken?
- Bauen Sie kleine Rechenspiele in Ihren Alltag ein, oder überschlagen Sie im **Supermarkt**, wie viel Sie ungefähr bezahlen müssen.
- Versuchen Sie einmal, in **Spiegelschrift** zu schreiben oder von rechts nach links.
- Suchen Sie sich neue Wege.
  Weichen Sie von Ihrer **Routine** ab und schlagen mal einen anderen Weg zum Bäcker oder der Arbeitsstelle ein.
- Fahren Sie mal mit dem Bus oder der Eisenbahn, und steigen Sie einfach an irgendeiner **Haltestelle** aus und erkunden die unbekannte Gegend.

- Bringen Sie hin und wieder **Unruhe** in Ihre häusliche Routine und **verstellen** Sie wie ein kleiner Kobold **Dinge**, die Sie oft brauchen. Stellen Sie den Mülleimer von links nach rechts, hängen die Bilder verkehrt herum auf oder stellen das **Telefon** in einen anderen Raum. Vertauschen Sie die Teller mit den Tassen im Schrank und verrücken die **Möbel**. Vielleicht gefällt Ihnen der neue Standort ja sogar viel besser.
- Schnappen Sie sich ein **Kochbuch** oder unsere Jungbrunnen-Rezepte und nehmen sich ein unbekanntes Gericht vor. Entdecken Sie ungewohnte Zutaten oder Kombinationen. **Mischen** Sie bitter und süß in einer Speise, wie z. B. einen **Rucolasalat** mit **Erdbeeren** oder Schokolade mit Chili.
- **Versuchen Sie**, die Finger einzeln zu bewegen, ohne all die anderen Finger.
- Prägen Sie sich die Namen von mehr oder weniger **prominenten** Zeitgenossen ein, und versuchen Sie diese beim Durchblättern von **Klatschzeitschriften** wiederzuerkennen und zu benennen, ohne den Namen in der Bildunterschrift zu lesen.
- Denken Sie sich für **jeden Tag** eine neue Herausforderung aus. Melden Sie sich doch am Tag der offenen Tür in der **Wurstfabrik** oder bei einem Klöppelkurs an. Egal welche Herausforderung Sie wählen: Jede neue Erfahrung **verjüngt** Sie.

unterbinden, dass wir unsere grauen Zellen kontinuierlich stimulieren. Neurowissenschaftler sind davon überzeugt, dass sich mit einer **Kombination** aus körperlicher und geistiger Bewegung und einer optimalen Versorgung mit wertvollen **Lebensmitteln** die Leistungseinbußen während des Alterungsprozesses abmildern und bremsen lassen.

Unser Gehirn ist zwar kein Muskel, braucht aber doch kontinuierliches Training – und zwar ein Leben lang. Und nicht nur das, sondern unser Hirn braucht Stress! Verläuft unser Leben zu alltäglich und routiniert, **lullen** wir das Gehirn regelrecht ein. **Unser Geist** wird faul und unflexibel. Um diese einschläfernde Wirkung auf Ihr Gehirn zu unterbinden, müssen Sie es ganz bewusst stressigen Situationen aussetzen.

Sobald wir unser Gehirn vor ein Problem stellen, das es nicht auf Anhieb lösen kann, findet in ihm ein wahres **Feuerwerk** der **Nervenimpulse** statt. Das Gehirn schaltet auf Stresssituation. Auf der Suche nach einer **Lösung** sortiert es erst einmal alle bekannten Lösungswege; findet sich hier keine Antwort, löst unser Gehirn ganz von selbst die schon bestehenden Verbindungen auf und baut sie ab. Nun steht einer neuen Lösung nichts mehr im Wege. Die **frischen Denkmuster** können nur aufgebaut werden, wenn die „eingefahrenen" Wege verlassen werden. Wer seinen Geist nur mit Kreuzworträtseln herausfordert, trainiert sein Gehirn sehr einseitig, da nur bekanntes **Wissen** abgefragt und dadurch nur ein eng begrenztes Hirnareal aktiviert wird. Ein „echtes" Gehirntraining dagegen aktiviert möglichst viele Gehirnregionen und fordert unseren Geist heraus. Was dabei gefördert wird, ist eine Kombination von Koordinations-, Konzentrations-, Wahrnehmungs- und Reaktionsgeschwindigkeit, und auch das **Erinnerungsvermögen** und die Orientierungsfähigkeit werden geschult.

In Bewegung bleiben ...

... und zwar nicht nur geistig, sondern auch **körperlich**. Je älter wir werden, desto wichtiger wird die aktive Sauerstoffversorgung für unser Gehirn. Zudem aktiviert Bewegung die Bildung des sogenannten BDNF (brain-derived-neurotrophic factor), der die Nährstoffe für die Umbauprozesse im Gehirn liefert und daher gerne als „**Nervendünger**" bezeichnet wird.

Nachweislich erhöht sportliche Betätigung die **Kreativität** und verbessert durch die erhöhte Sauerstoffversorgung des Gehirns das Konzentrationsvermögen. Nach dem Sport denkt es sich **leichter**; nehmen Sie sich daher die nachfolgenden Denksportaufgaben am besten nach einem **langen Spaziergang** oder dem Training vor.

„Muskeltraining" für Ihr Gehirn

Trainieren Sie Ihre grauen Zellen wie Muskeln, dann erhöhen Sie Ihre Konzentrations- und Merkfähigkeit spielerisch. Jüngste Forschungsergebnisse deuten darauf hin, dass z. B. beim schnellen Lösen einfacher **Rechenaufgaben** das Gehirn optimal trainiert wird. Ebenso effektiv: lautes **Vorlesen**. Auch hier gilt: Je schneller ein Text vorgetragen wird, desto mehr Gehirnaktivitäten sind messbar.

Neue Herausforderungen aktivieren unser Gehirn zu vermehrter Stoffwechselaktivität und damit zu einer höheren Leistungsfähigkeit. Ideal sind daher **abwechslungsreiche** **Übungen**, die verschiedene Gehirnareale ansprechen und stimulieren. Schon nach einigen **Wochen** regelmäßigen Übens werden Sie spüren, dass Sie kleinen Herausforderungen des Alltags besser begegnen können.

Die neue **Geheimzahl** für die EC-Karte, der Einkaufszettel, die neue **Telefonnummer**, das Personengedächtnis – an all das werden Sie sich viel leichter erinnern, wenn Sie Ihre Gehirnzellen so richtig auf Trab gebracht haben. Für unsere kleinen grauen Zellen spielt die **Regelmäßigkeit** dabei eine große Rolle. Üben Sie daher möglichst täglich.

Gehirnfutter

Jeder, der sein Gehirnpotential voll ausschöpfen will, muss sein Gehirn mit einer gesunden, ausgewogenen **Ernährung** füttern. Die Nervenzellen benötigen Mineralien, Aminosäuren (Eiweiß), Vitamine und ungesättigte Fettsäuren. Mit der Jungbrunnen-Ernährung bieten Sie Ihrem Denkorgan täglich die optimale Versorgung. Für eine volle **Konzentration** verlangt das Gehirn zudem Wasser. Achten Sie daher darauf, reichlich zu trinken. Den – sehr großen – Energiebedarf des Gehirns decken Sie am besten mit **Vollkornprodukten** und Nüssen, die unseren „Denkmuskel" mit Brennstoff versorgen.

Training für Ihre grauen Zellen

Mit den folgenden **Übungen** können Sie Ihr Gehirn wirksam trainieren. Benutzen Sie hierfür eine Folie, z. B. eine durchsichtige Dokumentenhülle, sowie einen wasserlöslichen, abwaschbaren Folienstift, damit Sie die **Lösungen** nicht direkt ins Buch schreiben müssen. So können Sie die Übungen immer wiederholen. Oder Ihren Partner und Freunde mitknobeln lassen.

Die Lösungen finden Sie im Anhang ab Seite 286.

Trainieren Sie Ihr Urteilsvermögen:

Prüfen Sie die Bildergruppen auf dieser und der nächsten Seite.
Etwas fehlt zur Vollständigkeit. Welche der vier jeweils angebotenen Möglichkeiten ergänzt die Gruppe sinnvoll?

1 Vieleck

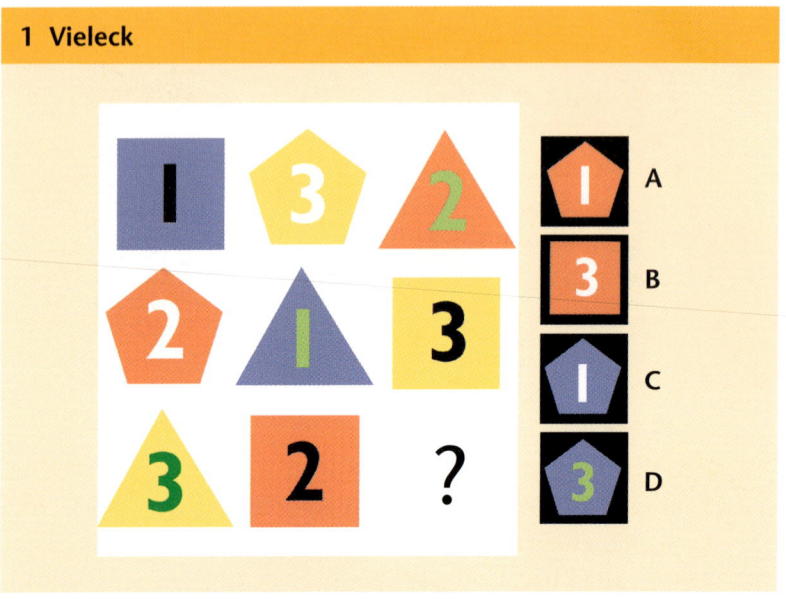

2 Freudensprung

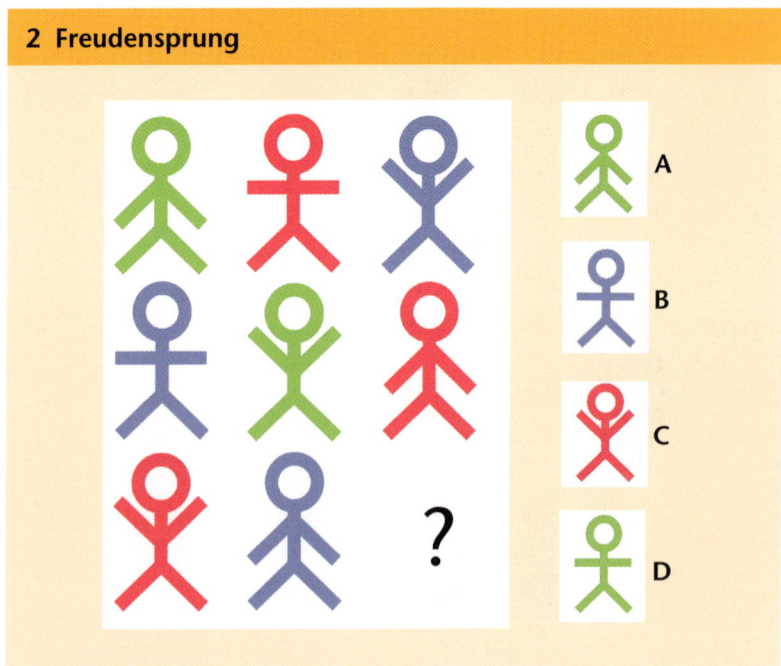

3 Wo bist Du?

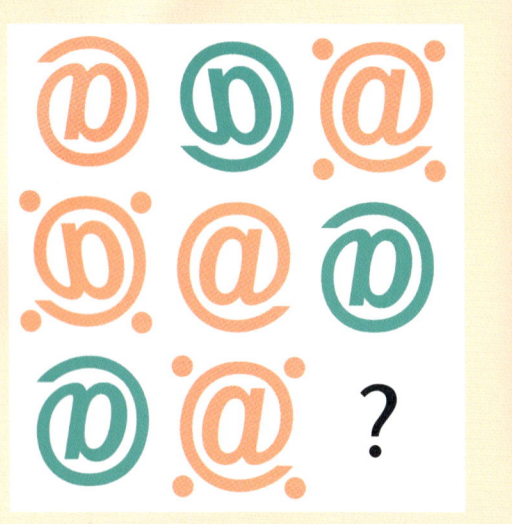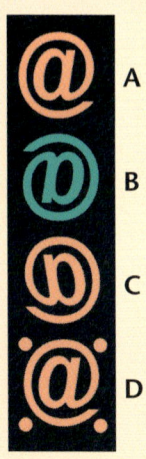

4 Sternenzeichen

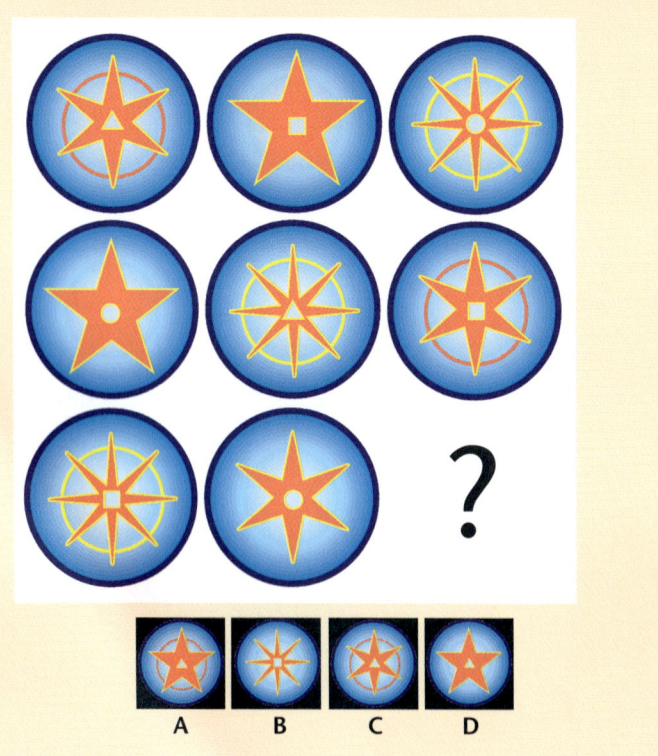

Wörterjonglieren – stimulieren Sie Ihr Sprachzentrum:

Nehmen Sie sich 1 Stunde Zeit für diese Doppelseite mit der ersten von fünf Trainingsstunden fürs Gehirn. Die Rätsel stellen Ihre sprachlichen Fähigkeiten auf die Probe: Wie groß ist Ihr Wortschatz, und wie gut können Sie die Bedeutung schwieriger Wörter erraten? Sind Ihnen die tieferen Sprachmuster bewusst?

5 Wortschatzdreher

5.1 Welche der unten stehenden Wörter haben die gleiche Bedeutung?

SOLID, SOLVENT, LIBERAL, LIQUID, SOLENN, LIPOID

5.2 Was ist ein Bonito?

a ein kleines Wildpferd

b Zahlungsfähigkeit

c ein Fisch

d eine tropische Frucht

5.3 BLÜTE, GELEE, SCHALE, SAFT

Suchen Sie ein Wort, das sich mit den Begriffen der oberen und mit nur einem Begriff der unteren Reihe kombinieren lässt.

KUCHEN, BONBON, ERDNUSS, KNOBLAUCH

5.4 Ein Hertz ist die Einheit für …

a Frequenz

b Kraft

c Lautstärke

d Druck

5.5 Welches Wort in der Klammer ist das Gegenteil des Wortes in Großbuchstaben?

KONKAV

(konvers, komplex, komplett, konvex, kontrovers)

5.6 Generös verhält sich zu spendabel wie minutiös zu …

MIMOSENHAFT, PEDANTISCH, PENIBEL, AKKURAT, SENSIBEL

5.7 Sie wollen in eine europäische Hauptstadt fliegen, aber eine Störung hat die Anzeigentafel am Flughafen durcheinandergebracht. Finden Sie Ihren Flug?

HAENGPONKE, KOLSCHMOT, LEINKHIS

5.8 Keine Angst, auch wenn das die Anfangsbuchstaben nahelegen. Wenn Sie die Buchstaben in die richtige Reihenfolge bringen, finden Sie fünf Tiere und die Angst verschwindet.

a ALERD

b NEIBE

c GEIEZ

d SACHD

e TEZAK

5.9 Nicht nur das Deutsche enthält viele Fremdwörter. Einige deutsche Wörter haben den Weg bis nach Japan gefunden, wenn auch leicht verändert. Können Sie die Bedeutung noch erkennen?

a ryukkusakku   c yakke

b arubeito   d wanda fogeru

6 Buchstaben ordnen

6.1 Bilden Sie ein Wort aus den folgenden acht Buchstaben. (Tipp: Es hat mit schönem Wetter zu tun.)

ZUBARLUA

6.2 Ändern Sie in jedem Wort nur einen Buchstaben, und Sie erhalten einen Stoßseufzer.

HÜTTE   ACH   DICH   BLASS

6.3 Setzen Sie in jeder Klammer zwei Buchstaben ein. Sie ergeben mit den Buchstaben davor und dahinter je ein Wort. Die sechs Buchstaben in der Klammer ergeben von oben nach unten gelesen einen Begriff, der auch mit vielen Worten zu tun hat.

RA (__) RN
EH (__) IM
RE (__) UT

6.4 Aus dem folgenden bekannten Zitat des Dichters Friedrich Schiller sind alle Vokale entfernt und die übriggebliebenen Konsonanten in Gruppen aus je sechs zerlegt worden. Setzen Sie die Vokale wieder ein, und finden Sie das Zitat.

SKNNDR FRMMST NCHTMF RDNBLB
NWNNSD MBSNNC BRNNCH TGFLLT

6.5 Auf einer alten Schreibmaschine ist eine Taste mit einem Vokal kaputt. Welche drei Wörter wollten Sie schreiben?

DRT   BRTE   BHNER

6.6 Nur eine der folgenden Gruppen lässt sich zu einem Wort mit fünf Buchstaben ordnen.

ANDGE, GURSM, SGPRE, ERLBS, MOHYA, TRINC, IONGH, RSLON, MECDN, ASPDN

6.7 Welches Wort passt in die Klammer und lässt sich zugleich an das eine anhängen und dem zweiten voranstellen?

TOR (_____) ART

6.8 Welches Wort mit vier Buchstaben kann den folgenden Wörtern vorangestellt werden, damit fünf Zusammensetzungen entstehen?

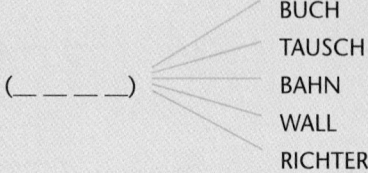

(_ _ _ _)

BUCH
TAUSCH
BAHN
WALL
RICHTER

6.9 Welches Wort mit sechs Buchstaben kann aus den folgenden vier Buchstaben gebildet werden?

EH
RL

6.10 Setzen Sie zwei von diesen Wörtern zu einem zusammen (ohne die Reihenfolge der Buchstaben umzustellen):

HELM REIZ WITZ GONG ABER RAHM WELT

6.11 Finden Sie in dieser Buchstabenfolge drei Inseln:

_O_S_K_
_U_A_R_
_A_E_R_

6.12 Gehen Sie von einem Eckquadrat im Uhrzeigersinn herum bis zum Mittelquadrat, sodass ein Wort mit neun Buchstaben entsteht. Die fehlenden Buchstaben sind zu ergänzen.

		E
E	L	E
M	E	K

Futter für die grauen Zellen: Knobeln mit Zahlen

Zahlen spielen hier die Hauptrolle. Scheinbar liegt uns das Rechnen in den Genen, wenn schon Babys, wie Untersuchungen zeigen, damit anfangen: Sie zählen die Dinge um sich herum.

7 Verzwickte Zahlenspiele

7.1 Wenn ein Hund zwei Beine, ein Leopard sechs Beine und ein Orang-Utan acht Beine hat, wie viele Beine hat dann eine Stute?

7.2 Ein Basketballspieler bringt es im Schnitt auf 12 Punkte pro Spiel bei seinen ersten 10 Spielen. Nach weiteren 20 Spielen steigert er seinen Schnitt auf 18 Punkte.

Wie war der Schnitt für die zweiten 20 Spiele?

7.3 In der folgenden Gleichung sind alle mathematischen Zeichen ausgelassen – setzen Sie sie ein.

33 ? 11 ? 3 ? 6 = 115

7.4 Multiplizieren Sie alle ganzen Zahlen von – 6 bis + 6. Das heißt:

– 6 x – 5 x – 4 x … 4 x 5 x 6

Wie lautet das Ergebnis?

7.5 Wie viele verschiedene Kombinationen einer Fußballelf aus sechs Männern und fünf Frauen können aus Teams von acht Männern und acht Frauen gebildet werden?

7.6 Welche Zahl fliegt raus?

1553
2137
1892
4085
6397
3649
4868
2464
4585
4276

7.7 Ermitteln Sie den Wert dieses Bruches, indem Sie die mathematischen Grundregeln anwenden:

$$\frac{6 - 9 \times 7}{6 + 4 \times 3} = ?$$

7.8 Vereinfachen Sie die Rechnung

$$7/22 \div 14/44$$

7.9 7 598 123 verhält sich zu 8 239 517 wie 4 139 652 zu welcher von diesen Zahlen:

9 523 164, 9 253 146, 5 932 614, 9 532 164

7.10 Mein Sohn zerschlug sein Sparschwein und stellte fest, dass er die gleiche Zahl von 10-Cent-, 20-Cent- und 50-Cent-Münzen hatte, zusammen waren es 25,60 Euro.

Wie viele Münzen waren im Sparschwein?

7.11 6 Äpfel und 9 Bananen kosten 1,17 Euro, 5 Äpfel und 11 Bananen kosten 1,29 Euro.

Wie viel kostet eine Banane?
Wie viel kostet ein Apfel?

7.12 Bei einer Oberbürgermeisterwahl wurden für die vier Kandidaten zusammen 29 642 Stimmen abgegeben, wobei der Sieger seine drei Gegner um 969, 2968 bzw. 7158 Stimmen übertraf.

Wie viele Stimmen bekam jeder Kandidat?

8 Verzweifelt gesucht

8.1 Welche Zahl füllt die Lücke?

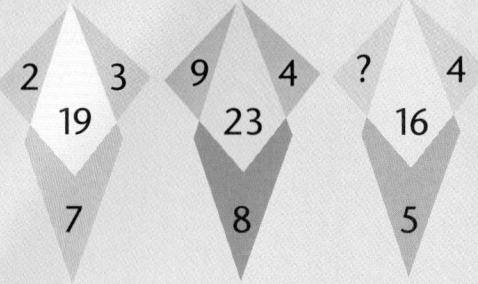

8.2 Welche Zahl sollte das Fragezeichen ersetzen?

68, 64, 32, 28, 14, 10, 5, ?

8.3 Welche Zahl fehlt in der untersten Reihe?

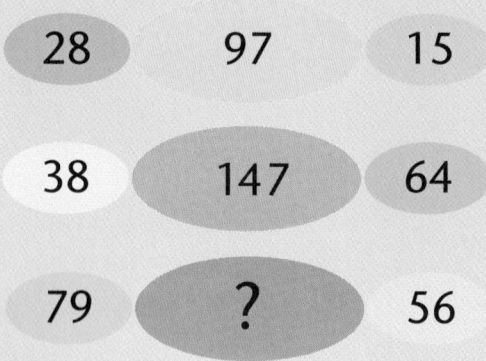

8.4 Finden Sie die nächste Zahl in der Folge.

18, 20, 21, 22, 24, 25, 26, 27, 28, 30, ?

8.5 Füllen Sie die Lücke im grauen Kreis.

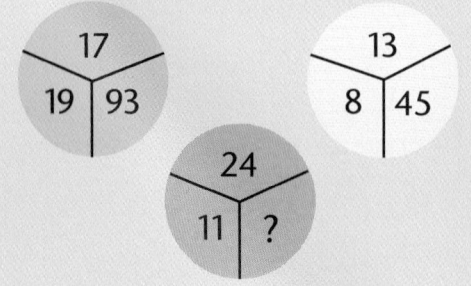

8.6 Vervollständigen Sie das bunte Gitter.

4	2	3	5
7	5	6	8
6	7	4	3
3	4	1	?

8.7 Welche Zahl ergänzt die Zahlenreihe?

436 : 18
862 : 50
643 : ?

8.8 Welche Zahl ersetzt das Fragezeichen?

	1			2			3	
3	6	2	4	9	7	5	?	2

8.9 Welche Zahl fehlt in unserer konfusen Zahlenparade?

16	13	17	1
28	27	19	4
44	29	23	9
66	35	29	16
72	49	?	25

8.10 Finden Sie die fehlenden Zahlen an diesen mathematischen Strichmännchen.

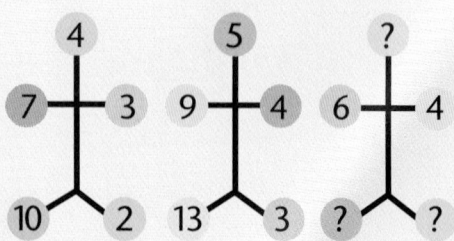

Optische Rätsel: Denken Sie logisch?

Begabung für optische Tests weist auf einen analytischen Verstand hin. Wenn Sie diese Aufgaben mögen, sind Sie vermutlich eine sehr logische Person.

9 Logeleien

9.1 Schlüssel und Schloss

Welches der mit A bis E bezeichneten Teile fügt sich mit dem grauen Teil zu einem Quadrat zusammen?

9.2 Patchwork

Welche Figur lässt sich zu einem Würfel zusammenfalten?

9.3 Stückwerk

Welche vier der abgebildeten Teile können zu einem Quadrat zusammengesetzt werden?

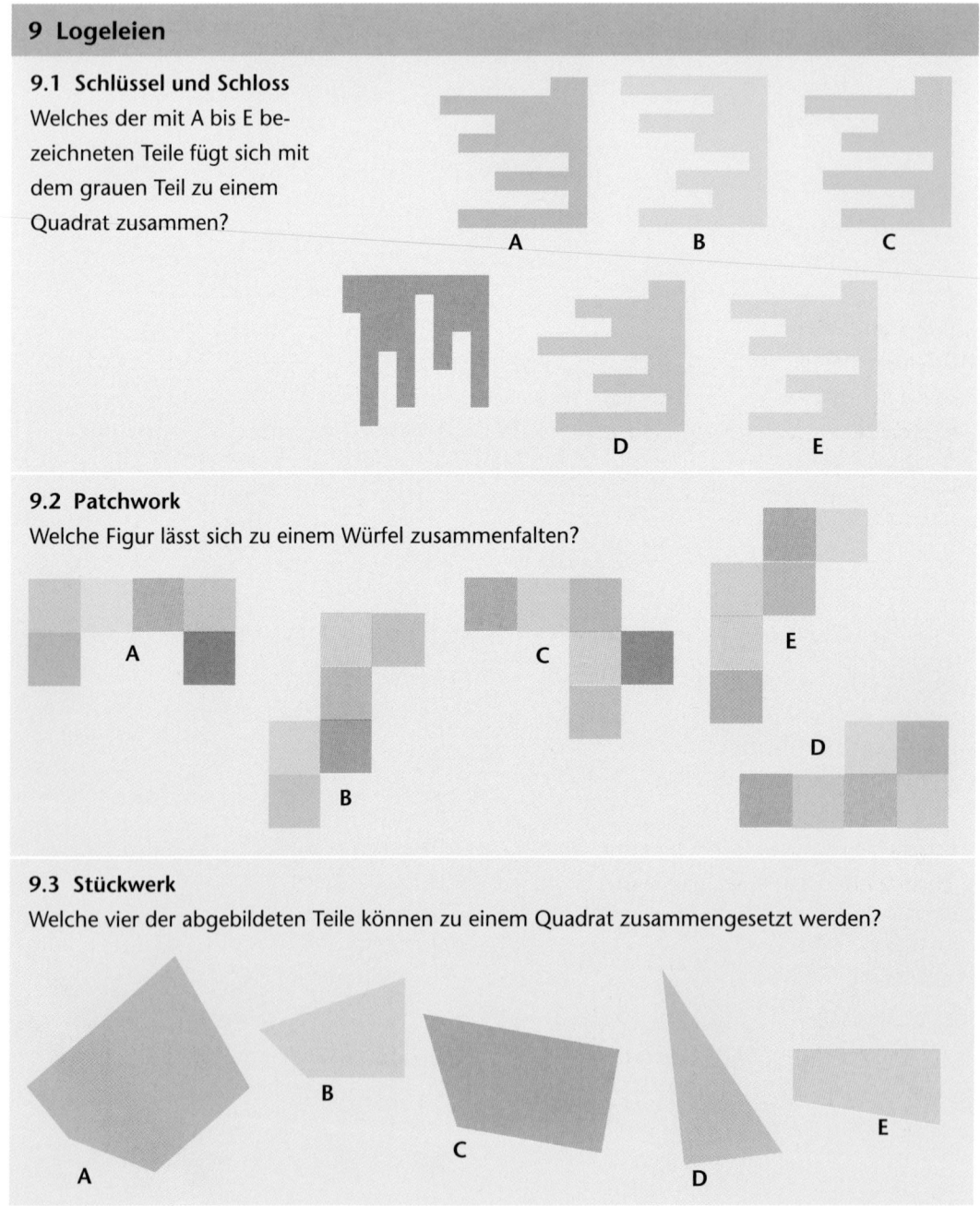

10 Basteleien

10.1 Würfel basteln

Mit der unten abgebildeten Figur lässt sich nur
einer der Würfel A bis E (rechts) falten. Welcher?

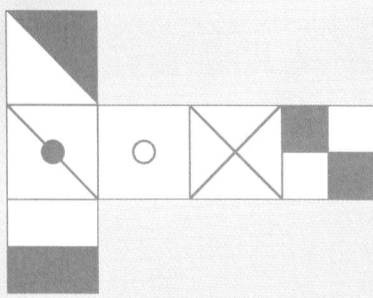

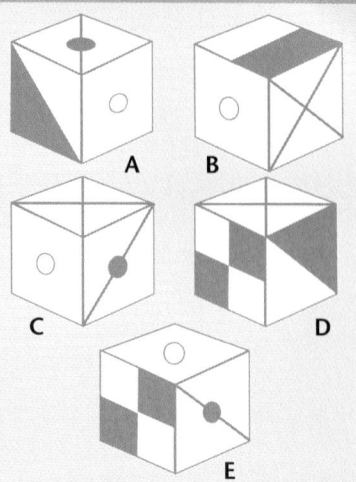

10.2 Punktspiele

Welcher ist der größte Kreis, der in dem Kästchen ge-
zeichnet werden kann, ohne einen der anderen Kreise
oder die Seiten des Rechtecks zu berühren?

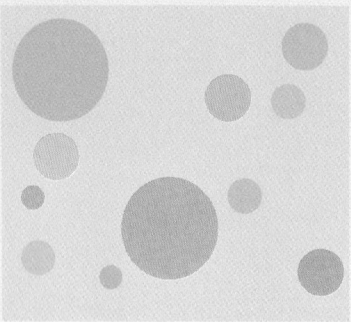

10.3 Dreiecksverhältnis

Wie viele Dreiecke erscheinen in
diesem Diagramm?

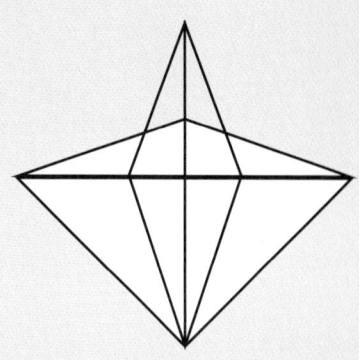

10.4 Augen-Blick

Entscheiden Sie allein durch Betrachten, welche drei der vier Teile zu
einem Würfel zusammengefügt werden können.

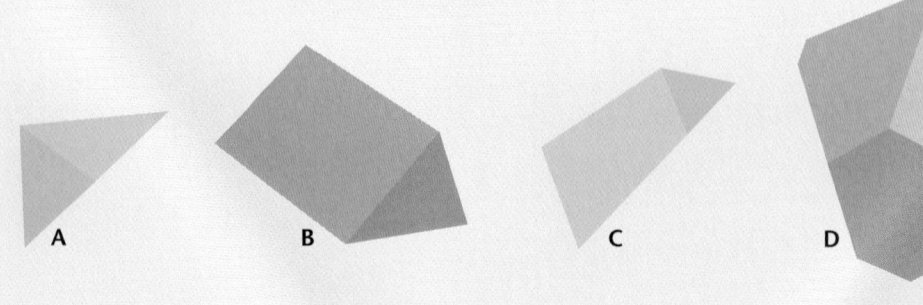

Schärfen Sie Ihren Verstand, konzentrieren Sie sich auf das Wesentliche

Diese Aufgaben testen Ihr technisches Verständnis. Hier kommt es darauf an, sich auf Wesentliches zu konzentrieren.

11 Tüftelei

11.1 Rund geht's

Vier Zahnräder greifen ständig ineinander.

Das 1. Rad hat 25 Zähne

Das 2. Rad hat 20 Zähne

Das 3. Rad hat 15 Zähne

Das 4. Rad hat 10 Zähne

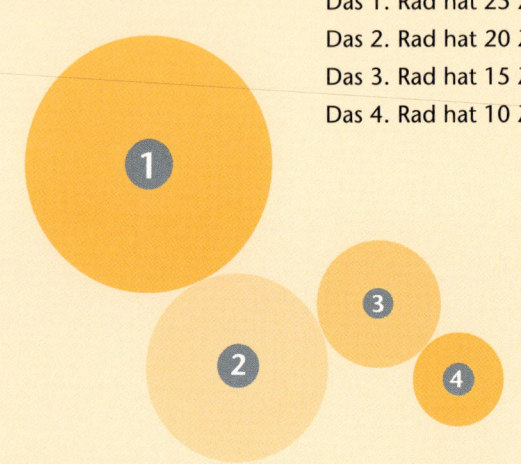

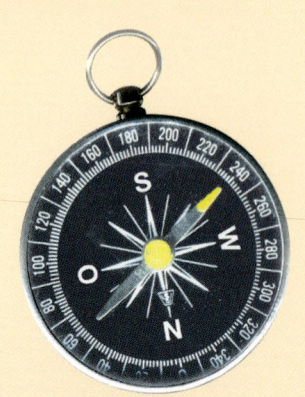

11.2 Nordwärts

Es gibt 16 Striche auf dem Kompass. Wie viele davon beginnen mit N?

Wie viele Umdrehungen muss das große Rad machen, um alle Räder wieder in ihre Ausgangsposition zu bringen?

11.3 Rasenmäher

Drei Männer können ein Fußballfeld jeweils in der folgenden Zeit mähen:

Ein Mann braucht 3 Stunden

Ein Mann braucht 4 Stunden

Ein Mann braucht 6 Stunden

Wie lange brauchen sie für das Fußballfeld, wenn sie alle zusammen und jeder in seinem gewohnten Tempo arbeiten?

11.4 Abgebrüht

Welches Ei von A bis E setzt die obige Folge fort?

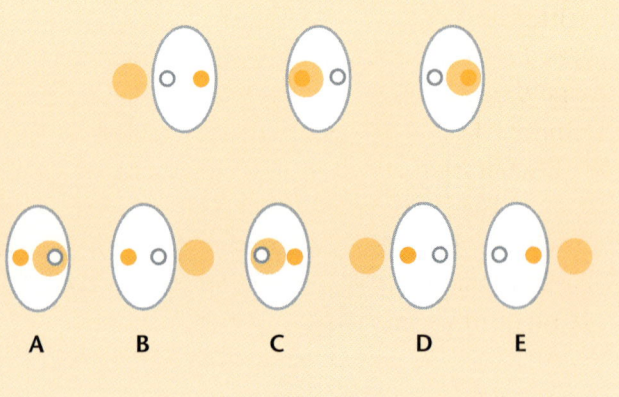

12 Augenfällig

12.1 Sternchen sehen

Welches Sternenmuster von A bis E ersetzt das Fragezeichen an der Spitze der Pyramide?

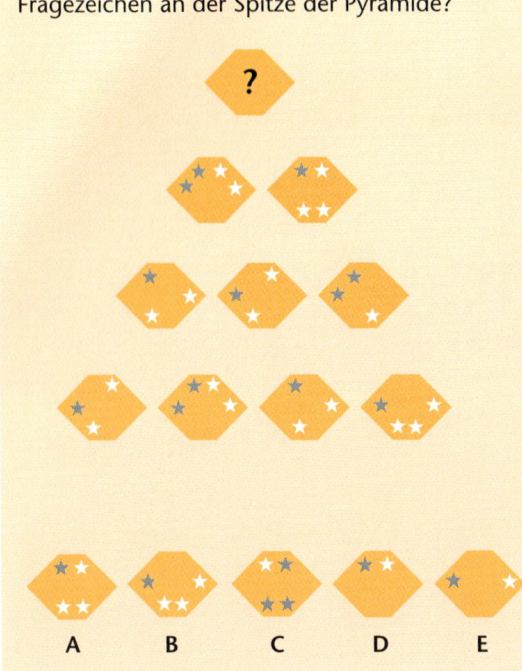

A   B   C   D   E

12.2 Spiralig

Welche Spirale fällt aus der Rolle?

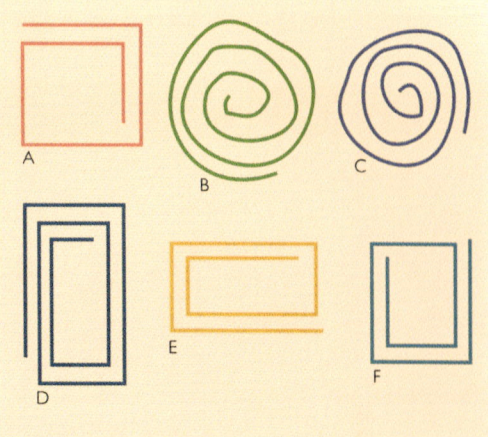

12.3 Computersprache

Welche Zahl im Dezimalsystem wird durch die folgende binäre Schreibweise dargestellt?

110110110110

Tricks für die Erinnerung

Niemand kann sich alles merken. Erleichtern Sie sich den Alltag durch eine genaue Planung.

- Sortieren Sie Aufgaben nach ihrer **Wichtigkeit**. Erstellen Sie am besten gleich morgens eine Prioritätenliste, nach der Sie sich richten können. Ganz oben stehen die Dinge, die am wichtigsten sind.
- „Was du heute kannst besorgen ..." Schieben Sie nichts auf die **lange Bank**, sondern erledigen Sie es, wenn möglich, sofort.
- Nehmen Sie sich Erinnerungshilfen mit. Der gute alte **Knoten** im Taschentuch erfüllt immer noch seinen Zweck.
- Bereiten Sie **Termine** vor und spielen sie in Gedanken durch.
- Mit einem gezielten Ordnungssystem kommen Sie gar nicht erst in Versuchung, sich zu verzetteln. Stecken Sie Ihre **Energie** nicht in vermeidbares Suchen.
- Gönnen Sie sich immer wieder **Pausen** im Alltag, dann erhalten Sie sich Ihre Konzentrationsfähigkeit.

Schnelle Gedächtnisübung für den Alltag

Mit diesen Übungen können Sie überall Ihr Gehirn trainieren. Bauen Sie möglichst viele davon in den Tag ein. Gelegenheiten dafür gibt es viele: z. B. im Wartezimmer oder im Stau.

13 Mehr Konzentration – mehr bleibende Information

,RENIE NNEW
TIM RED
MUAK EHÜM
NEHCORKEG
NENIE FUA TSI
NOHCS ,MUAB
SSAD ,TNIEM
LEGOV NIE RE
TRRI OS ,RÄW
.RED HCIS

Übung
■ Lesen Sie das kurze Gedicht dieser Übung rückwärts. Die Lösung finden Sie auf S. 288.
■ Bitten Sie jemand anderen, einen Text in Blockbuchstaben von rechts nach links, wie im Beispiel links, aufzuschreiben. Beginnen Sie mit einem kurzen Gedicht mit etwa 10 Zeilen von etwa

10 – 15 Zeichen. Lesen Sie diesen Text.
■ Steigern Sie Ihr Pensum auf 12 Zeilen in der 2. und auf 15 in der 3. Woche.

Tipp
■ Schneiden Sie Zeitungsartikel aus, legen Sie diese verkehrt herum hin und lesen sie; oder sagen Sie Namen in Gedanken rückwärts.

Merkhilfe für schwierige Zahlen

Übung
■ Oft fällt es uns leichter, uns Wörter oder Buchstaben zu merken als Zahlen. Verknüpfen Sie daher Zahlen und Begriffe so miteinander, dass Sie sie jederzeit abrufen können.
■ Schreiben Sie die Ziffern von 1 bis 0 untereinander auf, und ordnen Sie jeder Ziffer ein Wort zu, beispielsweise 1 = Auto.
■ Lesen Sie die Zahlwörter laut von 0 bis 1 vor, dann prägen sie sich besser ein.

Decken Sie sie dann ab. Nun schreiben Sie die Zahlwörter so lange aus dem Gedächtnis nieder, bis Sie sie auswendig können.

Tipp
■ Die Übung ist eine ausgezeichnete Methode zum Merken wichtiger Zahlenfolgen wie Telefon- oder Geheimnummern. Bilden Sie dazu aus den Anfangsbuchstaben der Begriffe, welche die jeweiligen Ziffern repräsentieren, lustige Sätze, die

Sie sich dann leicht merken können.

1 = Auto
2 = Tüte
3 = Flasche
4 = Papierkorb
5 = ...
6 = ...
7 = ...
8 = ...
9 = ...
0 = ...

14 Buchstabenquadrat – das Wichtige herausfiltern

Übung

■ Die Buchstabenfolge in nebenstehendem Quadrat ist nur scheinbar ungeordnet. In diesem Chaos sind 14 Wörter mit 4–13 Buchstaben versteckt. Versuchen Sie, innerhalb einer Viertelstunde so viele wie möglich zu finden. Unterstreichen Sie die Wörter oder kringeln Sie sie ein. Wenn Sie nicht alle gleich finden, machen Sie eine Pause und versuchen es später noch einmal.

■ Die Wörter stehen waagrecht oder senkrecht in diesem Quadrat, zum Teil auch entgegen der gewohnten Leserichtung. Die Lösung finden Sie auf S. 288.

Tipp

■ Manche Rätselzeitschriften enthalten solche Quadrate.

Bei den meisten müssen Sie nicht verschiedene Wörter, sondern immer dasselbe Wort suchen. Besorgen Sie sich eine solche Zeitschrift, und lösen Sie zweimal pro Woche mindestens ein Buchstabenrätsel. Das steigert Ihre Konzentrationsfähigkeit und hilft Ihnen, Wichtiges aus Unwichtigem schnell herauszufiltern.

K	Z	G	H	M	T	A	A	B	H	Ö	M	K	P	L	Z	N	G	B
A	M	Ä	K	M	E	F	J	I	A	U	M	D	X	Z	U	N	G	E
A	B	P	B	A	U	N	F	B	U	Z	N	R	C	H	N	X	P	Ö
N	K	K	N	O	I	T	A	R	T	N	E	Z	N	O	K	L	Ü	B
A	N	A	B	L	O	C	P	J	K	L	M	I	B	H	M	N	V	I
L	E	N	N	I	S	H	M	O	H	L	I	E	M	R	E	M	N	E
Y	H	Ä	Ö	M	C	M	O	T	I	V	E	L	F	E	Y	W	F	Q
S	P	L	E	H	C	T	Z	L	M	U	L	E	R	N	E	N	M	U
E	K	E	G	E	H	I	R	N	L	Ö	S	P	R	A	N	I	B	A
A	G	E	U	H	D	T	F	A	C	S	S	G	U	A	E	W	C	V
V	T	U	A	M	J	K	L	S	G	T	Ä	U	S	C	H	U	N	G
K	L	P	K	F	B	N	C	E	Ö	M	U	I	X	C	V	T	M	U

Waschmaschine – Bilder als Gedächtnishilfe

Übung

■ Prägen Sie sich den Inhalt einer Waschmaschine in 2 Minuten gut ein, z. B. 4 T-Shirts, 2 Sweatshirts, 3 Shorts, 4 Baumwolltücher, 5 Paar Socken, 3 Strumpfhosen, 2 Baumwollhemden und 8 Waschlappen.

■ Die Übung wird leichter, wenn Sie sich die Wäschestücke bildhaft vorstellen, etwa wie Sie sie auf die Wäscheleine hängen. Am nächsten Tag listen Sie auf, was alles in Ihrer Waschmaschine war.

■ Stellen Sie sich dann den Inhalt Ihres Kühlschranks vor.

■ Immer wenn Sie sich Zahlen merken müssen, stellen Sie sich diese als Bilder bzw. als Gegenstände vor, wie z. B. verschiedene Wäschestücke auf der Leine oder Teller im Geschirrschrank. Das erleichtert dem Gedächtnis die Arbeit.

Das Kreuz mit
dem Alter:

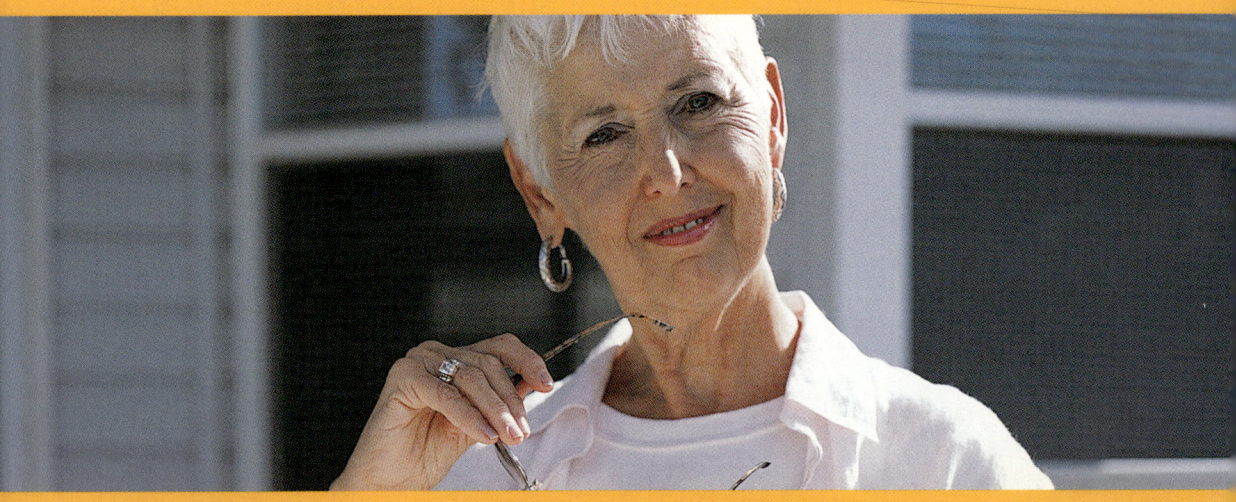

Mit Vorsorge ein
langes Leben

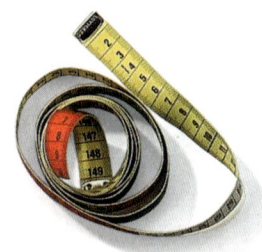

„ *Mit den Veränderungen des Körpers, die mit dem Altern einherge-hen, wächst auch das Risiko, an einer lebensbedrohlichen Krankheit zu erkranken. Doch wir stehen den zahllosen Gefahren nicht schutz-los gegenüber. Mit einer ausgeglichenen gesunden Ernährung, einer gesunden Lebensweise und ausreichender Bewegung können wir einen Großteil dieser Risiken verscheuchen. Und die moderne Medizin hat uns einen weiteren Schutzschild in die Hände gegeben: die Vorsorge-untersuchung. Viele Krankheiten können geheilt werden, wenn sie früh genug erkannt werden.*"

Jungbrunnen-Vorsorge

Rückenschmerzen, Kurzatmigkeit, hoher Blutdruck und frühe Falten: Viele Menschen sind längst nicht so ansehnlich und gesund, wie sie sein könnten. Dabei benötigt dies gar keine Titanenkräfte. Wer seinen Körper pflegt und auf erste Alarmsignale reagiert, erhöht seine Chance, nicht nur länger, sondern auch qualitativ besser zu leben.

Gesundheit bedeutet nicht gleich Askese, wie viele meinen. Wenn wir uns an die einfachen Regeln halten – ausreichende Bewegung, gesunde Ernährung, Entspannungsübungen und eine angemessene Vorsorge –, können wir **genussvoll** leben. Kein Mensch stirbt früher, weil er mal einen Schweinebraten mit Knödel und Soße isst, aber dauernde grobe Diätfehler und anhaltender Bewegungsmangel machen sich **langfristig** deutlich bemerkbar. Wer sich dagegen genügend bewegt und überwiegend gesund isst, verkraftet leicht auch mal eine kleine **Ernährungssünde**.

Impfmüde?

Dass man schon mit sehr **wenig Aufwand** sehr viel bewirken kann, zeigt sich auch beim Thema Impfen. Ärzte erleben es jahrein, jahraus, und die Statistiker haben es in Zahlenwerken festgehalten: Jahr für Jahr ließen sich eine Menge Todesfälle verhindern, wenn sich die über 60-Jährigen konsequent gegen Grippe und Lungenentzündung impfen lassen würden.

Neben diesem zusätzlich **empfohlenen Impfschutz** sollten Sie regelmäßig überprüfen, ob Ihre Grundimmunisierung gegen die wichtigsten Krankheiten noch besteht. Der Schutz vor Diphtherie und Tetanus beispielsweise muss im Abstand von 10 Jahren erneuert werden. Die Impfung gegen Kinderlähmung oder Röteln hält dagegen ein ganzes Leben vor. Wenn Sie unsicher sind, gehen Sie lieber zum Arzt und lassen Sie **kontrollieren**, ob noch alle relevanten Impfungen wirksam sind oder aufgefrischt werden müssen. Auch im **Impfpass** sind wichtige Daten festgehalten. Zur Erinnerung hier die wichtigsten Impfungen mit den jeweiligen Auffrischzeiträumen:

Kleiner Aufwand, große Wirkung: Ein konsequenter Impfschutz hält über mehrere Jahre vor.

Impfempfehlungen

Zeitraum	Impfschutz gegen:	Krankheit
Alle 10 Jahre	Tetanus (Wundstarrkrampf)	Bakterielle Infektion mit schmerzhaften Muskelkrämpfen. 20 % der Fälle führen zum Tod durch Atemlähmung.
Alle 10 Jahre	Diphtherie	Bakterielle Infektion. Symptome: blutiger Schnupfen, bellender Husten, Atemnot; Gefahr von Auswirkungen auf Herz, Nerven, Nieren und Gefäße. Die Sterblichkeitsrate liegt bei etwa 10 %.
Alle 6 Jahre	Pneumokokken	Bakterielle Infektion. Verursacht Lungen-, Hirnhaut- und Mittelohrentzündungen, Sepsis.
Jährlich im Herbst	Grippe (Influenza)	Virulente Infektion mit unterschiedlichem Erscheinungsbild. Komplikationen: Lungen-, Herzmuskel- sowie Gehirnentzündung mit Todesfolge sind möglich.
Keine festen Wiederholungsjahre	Hepatitis B	Virusbedingte Leberentzündung. Auch ohne Symptome bleibt die Infektion lebenslang bestehen, 10 – 15 % der Verläufe werden chronisch. Die Dauer der Impfwirksamkeit wird durch den Wert des Anti-Hb-Spiegels im Blut bestimmt.

Vorsorgeuntersuchungen und Früherkennung

Die Aufmerksamkeit für wichtige Körperfunktionen und Veränderungen unseres Körpers nimmt mit fortschreitendem Alter eine immer größere Rolle für Ihre **Gesunderhaltung** ein. Früherkennung heißt das Zauberwort. Denn je später eine Krankheit erkannt wird, desto schwieriger wird es zumeist, diese auch wirksam zu bekämpfen.

Einige Selbstuntersuchungen sind ganz einfach und lassen sich auch von Laien zu Hause in der eigenen Wohnung leicht durchführen. So kann der Blick auf die eigene Haut oder die des Partners, aber auch das regelmäßige Abtasten der **Brust** die Gesundheit erhalten und sogar lebensrettend sein. Gerade für die Selbstuntersuchung der Brust gibt es durch Ihren Frauenarzt sorgfältige **Anleitung** und auch Broschüren, in denen Sie noch einmal nachlesen können, wie es richtig gemacht wird. Wenn Sie etwas Ungewöhnliches entdecken – zögern Sie nicht, sofort einen Termin mit Ihrem Arzt auszumachen. Nur so erlangen Sie Gewissheit und die Sicherheit, dass **alles in Ordnung** ist.

Vorsorge/Krebsvorsorge			
Empfohl. Alter	**W**	**M**	**Untersuchungsmethode**
Ab 20 Jahren	✓	✓	• Zahnärztliche Vorsorge: jährlich; professionelle Zahnreinigung mit Zahnsteinentfernung und Kontrolle
	✓		• Gynäkologische Kontrolle jährlich, mit Schleimhautabstrich von Muttermund und Gebärmutterhals, Spiegelung des Muttermundes, Tastuntersuchung des Darmausganges
Ab 30 Jahren	✓		• Gynäkologische Kontrolle jährlich, zusätzliche Tastuntersuchung der Brust und lokaler Lymphknoten (Leisten, Achseln)
	✓	✓	• Eigene Sichtkontrolle der Haut
Ab 40 Jahren	✓	✓	• Großer Gesundheitstest beim Arzt etwa alle 2 Jahre; Früherkennung von Risikofaktoren, körperliche Untersuchung. Urin- und Blutwerte, Empfehlung von gesundheitsfördernden Maßnahmen (Gewichtsreduzierung, Bewegung, Nikotinverzicht)
		✓	• Urologische Untersuchung jährlich; untersucht werden äußere Geschlechtsorgane, Prostata, Lymphknoten, Tastuntersuchung des Darmausganges
Ab 50 Jahren	✓		• Zusätzliche Anleitung zur Selbstuntersuchung der Brust
	✓	✓	• Zusätzliche Stuhluntersuchung auf verborgenes Blut jährlich
	✓	✓	• Prophylaktische Darmspiegelung alle 5 Jahre und Magenspiegelung alle 10 Jahre
	✓	✓	• Untersuchung der Sehstärke und des Augenhintergrundes
	✓	✓	
Ab 60 Jahren	✓	✓	• Jährlicher Grippeschutz im Herbst
	✓	✓	• Jährlicher Gesundheitstest

Mit allen Sinnen erleben

Unsere Sinne sind unsere Türen zur Außenwelt. Mit ihnen hören, sehen, schmecken, riechen wir. Mit zunehmendem Alter beginnen diese Türen sich schleichend zu schließen. Erkennen Sie die ersten **Warnsignale** dieses allmählichen Abbauprozesses, und verhindern Sie durch Training und Vorsorgemaßnahmen, dass die Tür zur Umwelt irgendwann zuschlägt.

Gesunde Augen

Sehen – wenn wir die **Augen öffnen**, erschließt sich uns eine Welt voller Farben, Formen und räumlichen Dimensionen. Durch das Sehen kommunizieren wir mit der **Außenwelt,** und es hilft uns dabei, uns im Raum zu **orientieren**. Der Verlust der **Sehschärfe** gilt daher als größte Sorge in Bezug auf das Älterwerden, denn unsere Sehkraft lässt mit den Jahren kontinuierlich und deutlich nach.

Etwa mit dem Erreichen des 50. Lebensjahres beginnen die strukturellen Veränderungen des optischen und neuronalen Teils des Auges, die sich im Lauf des Älterwerdens immer stärker ausprägen. Diese **Veränderungen** gehen schleichend vonstatten und führen über Jahre hinweg zu einer Verschlechterung der Sehleistung. Ein Prozess, der anfangs kaum **wahrnehmbar** ist. Nutzen Sie daher die ärztlichen Kontrollen, um auch Ihre Sehkraft regelmäßig überprüfen zu lassen.

Organische Veränderungen

Die Linse verliert im Lauf der Zeit ihre Elastizität. Dadurch wird das Akkommodieren, d. h. das **Scharfeinstellen** der Linse auf einen Punkt, erschwert, und es kommt zu einer verstärkten Weitsichtigkeit. Diese Altersweitsichtigkeit lässt sich mithilfe einer **Lese- oder Gleitsichtbrille** ausgleichen. Interessanterweise erreicht diese Weitsichtigkeit mit etwa Mitte 60 ihren höchsten Punkt und verschiebt sich dann wieder in Richtung Kurzsichtigkeit. Der Grund liegt in einem erhöhten Brechungsindex, der zudem für die zunehmende Linsentrübung verantwortlich ist. Die Linse trübt vermehrt ein, sodass wir wie durch ein immer dickeres Milchglas schauen. Diese Linsentrübung ist **ganz natürlich** für das Älterwerden und keine krankhafte Veränderung. Die Trübung unterliegt dabei einer starken persönlichen Variabilität, so können im Einzelfall 80-Jährige durchaus noch die klare Linse eines **Kindes** haben. Mit den optischen gehen auch die neuronalen Veränderungen einher. Die **Photorezeptoren im Auge** bauen sich mit den Jahren verstärkt ab. So reduziert sich zwischen dem 40. und 90. Lebensjahr die Anzahl der **Stäbchen** für das „farblose" Sehen bei geringer Lichtintensität etwa um ein Drittel, wodurch man nachts zunehmend schlechter sieht.

Der regelmäßige Sehtest beim Optiker empfiehlt sich für Alt und Jung.

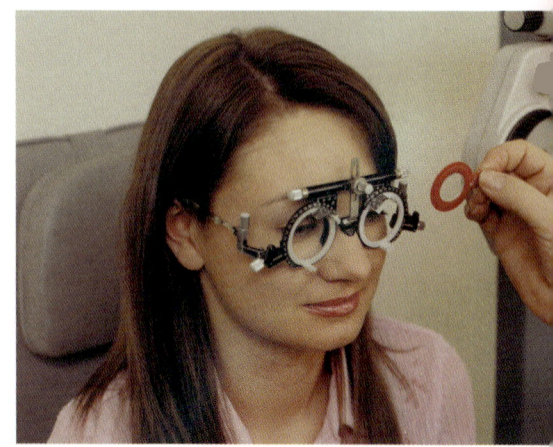

Sehen kann man schulen

Neben den **natürlichen** Alterungsprozessen ist eine ganze Reihe von Faktoren für die Aufrechterhaltung der Sehstärke entscheidend.

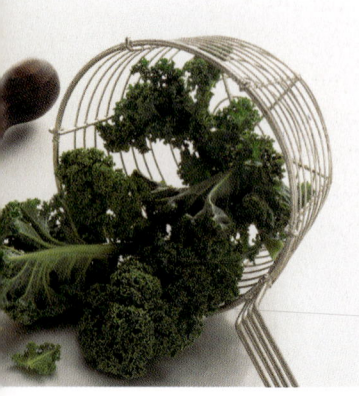

**Auch Grünkohl stärkt
Ihre Sehkraft.**

Der wesentliche Wirkungsmechanismus der Schädigung der photosensiblen **Sehzellen** liegt in der Bildung von giftigen Radikalen. Eine Ernährung mit einer ausreichenden Menge an Radikalenfängern und der Verzicht auf gesundheitsschädigende Radikalenbilder, etwa Rauchen und **UV-Licht**, sind die besten Schutzmaßnahmen gegen eine Schädigung der Sehzellen.

Zu den **wichtigsten Vorbeugemaßnahmen** für die Erhaltung des Augenlichtes zählt daher eine ausgewogene, gesunde Ernährung mit einem hohen Anteil an Karotinoiden, also sekundären Pflanzeninhaltsstoffen wie Lutein und Zeaxanthin. Unterstützt wird die Wirkung dieser sekundären Pflanzeninhaltsstoffe durch die gleichzeitige **Kombination** mit Vitamin E, C, Beta-Karotin und Zink. Bereits regelmäßige Portionen Grünkohl oder **Karotteneintopf** reichen aus, um das Auge ausreichend mit den wichtigen Karotinoiden zu versorgen (siehe Kapitel Ernährung). Wenn Sie die Karotten zudem mit einem hochwertigen **Pflanzenöl** zubereiten und das Ganze mit einem Schuss Zitronensaft abrunden, haben Sie bereits die optimale Versorgung Ihrer Augen mit den nötigen Inhaltsstoffen gewährleistet. Vermeiden Sie dagegen einen **Lebenswandel**, der zu einer Verstärkung des Sehverlustes führt. Dazu gehören in

Jungbrunnen-Tipps für gesunde Augen

Das sollten Sie vermeiden:

- Zellschädigende UV-Strahlung. Tragen Sie möglichst immer eine Sonnenbrille – vor allem beim **Skifahren** oder bei Wassersportarten, und schauen Sie natürlich nie ungeschützt in die Sonne.
- Langes Lesen und Arbeiten am **Monitor** bei schwacher Beleuchtung machen die Augen schnell müde.
- Unbedingt die Hygiene beachten – bei allem, was „ins Auge geht". **Kontaktlinsen** nicht im Mund befeuchten, sondern nur mit den dafür vorgesehenen Reinigungsmitteln behandeln. Hygienevorschriften und Haltbarkeitsdatum von **Augentropfen** und auch Cremes beachten.

Das hilft Ihren Augen:

- Mit zunehmendem Alter sollten Sie Ihr Heim mit **mehr Licht** und höheren Wattzahlen ausstatten. Die Helligkeit kann einen Teil des Verlustes der Sehzellen wieder ausgleichen.
- Gehen Sie ab Anfang 50 regelmäßig zur Kontrolle beim **Optiker** oder Augenarzt. Kurzsichtige Menschen mit mehr als 5 Dioptrien sollten zudem zusätzlich einmal jährlich ihren Augenhintergrund untersuchen lassen.
- Der Augenarzt wird Sie jederzeit gern auch über individuell realisierbare Therapien und Möglichkeiten wie **Lasern**, Brillen und Kontaktlinsen aufklären.

erster Linie das Rauchen und in zweiter Linie **„Zivilisationskrankheiten"** wie z. B. Diabetes und Bluthochdruck. Wer alle Faktoren für diese Krankheiten senkt, reduziert damit auch die Gefahr für sein **Augenlicht**. Stellen Sie Ihre Ernährung auf eine fettarme, ballaststoffreiche Kost mit einem hohen Anteil an ungesättigten **Pflanzenölen** um, und steigern Sie zusätzlich Ihre Bewegung.

Die Augen essen mit

„Die Augen essen mit", sagt man und meint damit, dass die optisch ansprechende Zubereitung einer Mahlzeit den **kulinarischen Genuss** erhöht. Achten Sie darauf, dass das Auge auch wirklich mitisst: Ihre Nahrung sollte ausreichend Vitamine der Gruppe A enthalten. Bei den Pflanzeninhaltsstoffen sind es die **Beta-Karotine**, die die Augen mit neuer Energie versorgen.

> ### GESUNDHEITSTIPP
>
> Viele der dunkelgrünen **Blattgemüse** sind ausgezeichnete Karotinoidlieferanten. Außerdem enthalten sie große Mengen an Vitamin C, Kalium und Kalzium. Ein gutes **Pflanzenöl** erhöht zudem den Vitamin-E-Gehalt dieses Gerichtes und damit die antioxidative Wirkung auf die empfindlichen Sehnerven. Achten Sie aber auf **Bio-Qualität**, um den schädlichen Nitratgehalt gering zu halten.

Knochen, Muskeln und Gelenke

Der Bewegungs- und Stützapparat des Körpers verrichtet täglich Höchstleistung. Diese ununterbrochene Belastung macht sich auf Dauer bemerkbar. Wer sich bis ins hohe Alter seine Beweglichkeit und Mobilität erhalten will, muss **rechtzeitig** auf Prävention setzen und seinen Bewegungsapparat mit stützendem Muskelaufbau und moderater Bewegung stärken.

Denn auch wenn der Mensch bereits Wege gefunden hat, in **das Weltall** zu reisen, so kann doch nichts die Komplexität der menschlichen Bewegung ersetzen. Wenn der **Rücken** schmerzt, sind wir im wahrsten Sinn des Wortes nur noch halbe Menschen. Beugen Sie Rückenschmerz und Gelenkverschleiß vor. Um seine Mobilität zu erhalten, muss man **aktiv mobil** sein.

Die Muskulatur des Menschen ist ein Faszinosum

Unsere Muskulatur verleiht uns die Fähigkeit herumzutoben, zu springen, zu **klettern** und zu rennen, sie lässt uns große Lasten schleppen und ist doch so **feinmotorisch**, dass sie Herzchirurgen zu Mikrooperationen sowie Künstler zu fantastischen

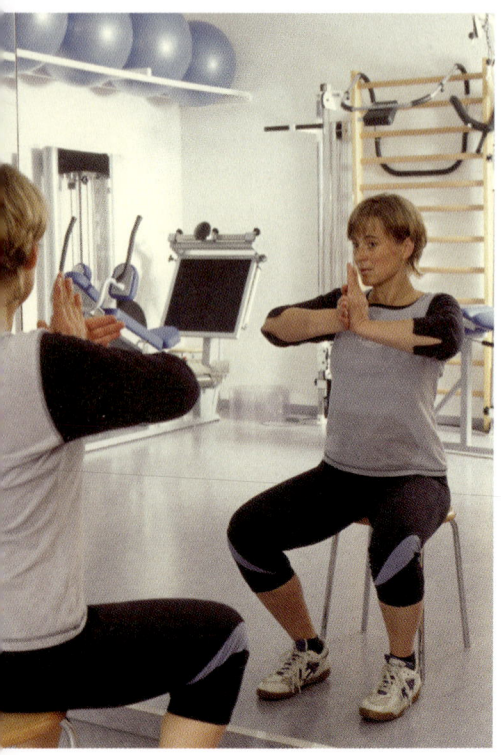

Eine gut trainierte Muskulatur schützt Ihre Knochen und Gelenke wirksam vor Überlastung.

Pinselstrichen verhilft. Unsere Muskeln sind die Kraftpakete der Bewegung und werden mithilfe von Enzymen angetrieben. Diese verwandeln Nahrung in **Bewegungsenergie** und bilden die „Räder" der Bewegungsmaschine Mensch. Sehnen übertragen die Muskelkräfte auf die Knochen. Die Gelenke ermöglichen im perfekten Zusammenspiel mit den elastischen Bändern die **freie Beweglichkeit** im Raum. So ist jede Bewegung ein fein abgestimmtes Zusammenspiel von Nervenimpulsen, Muskelkontraktion und **Koordination**.

Knochen und Gelenke

Im Gegensatz zu der relativ **robusten** Muskulatur sind die Gelenke und Knochen bei weitem nicht so **stabil,** wie sie aussehen. Vor allem die Wirbelsäule, die Kniegelenke und das Hüftgelenk reagieren empfindlich auf Überlastungen.

Übergewicht, Schreibtischarbeit, Fehlhaltungen und übertriebener Leistungssport sind die Feinde unserer Gelenke. **80 % der Bevölkerung** geben an, schon mindestens einmal schwere **Rückenschmerzen** erlebt zu haben. Jährlich werden rund 200 000 künstliche Hüftgelenke und etwa 100 000 Kniegelenke eingesetzt. Das Erschreckende an diesen Zahlen: Die meisten Erkrankungen hätten **verhindert** werden können – mit einer Steigerung von Bewegung und Muskelaufbau sowie einer Reduzierung des Körpergewichts.

Denn unser Bewegungsapparat ist auf die indirekte Ernährung durch **Bewegung** angewiesen. Die Bandscheiben können nur durch eine gleichmäßige Belastung in Form einer Pumpbewegung mit Mikronährstoffen aktiv versorgt werden. Fehlt diese Bewegung, baut sich der Knochen langsam, aber stetig ab, wird porös und brüchig. Die Bandscheiben trocknen aus und verlieren ihre **Elastizität**, sie reißen schließlich bei einer akuten Bewegung, was zu den schmerzhaften Bandscheibenvorfällen führt, unter denen so viele leiden.

Je weniger Sie sich bewegen, desto mehr wird Ihr Bewegungsapparat schmerzen. Bleiben Sie deswegen **mobil und aktiv,** und durchbrechen Sie diesen Teufelskreis aus Schonungs- und Vermeidungshaltung. **Stärken** Sie Ihre Muskulatur und Ihre Knochen am besten schon, bevor die Schmerzen kommen.

Den Abbauprozess verzögern

Auch wenn Rückenschmerzen und Gelenkprobleme mit dem Alter verstärkt auftreten: Mit dem Alter an sich haben die Beschwerden nur bedingt zu tun. Denn wir verlieren zwar pro Jahr deutlich an **Muskelmasse**, während der Körperfettanteil ständig wächst, dennoch haben wir diese Entwicklung selbst in der Hand und können den Abbauprozess verzögern.

Eine **Kombination** aus regelmäßigem moderatem Krafttraining, gesunder, ausgewogener Ernährung und ausreichender Bewegung ist der beste **Garant** für eine Verzögerung der natürlichen Abbauprozesse. So lässt sich das Altern zwar nicht gänzlich verhindern, aber zumindest deutlich hinauszögern. Und die gute Nachricht zum Schluss: Es ist nie zu spät, damit anzufangen. Bereits wenige Trainingseinheiten verbessern nachweislich die Fitness. Werden Sie aktiv, und genießen Sie die Freude an der Bewegung und der **wiedergewonnenen Kraft**.

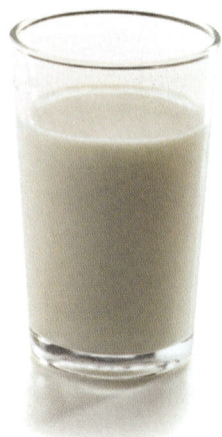

Milch ist reich an Kalzium und unterstützt daher den Knochenaufbau.

Spezialfall Osteoporose

Fachleute gehen davon aus, dass etwa 30–50% aller Frauen und 20% der Männer mit Erreichen des 50. Lebensjahres an Osteoporose erkranken werden.

Unter der Bezeichnung „Osteoporose" versteht man den Verlust von Knochenmasse durch die Verringerung der Knochendichte. Aufgrund des **natürlichen Alterungsprozesses** verlieren wir normalerweise jährlich etwa 0,5% der Knochensubstanz. Bei der Osteoporose ist jedoch das Verhältnis zwischen auf- und abbauenden Faktoren gestört. Im Gegensatz zum natürlichen Alterungsprozess kann sich bei Osteoporosepatienten der Abbauprozess **verzehnfachen**. Mit dramatischen Folgen für die Knochen: Die mikroskopischen Knochenbrücken verlieren ihre Elastizität und brechen. Der Knochen verliert seine **Stabilität** und wird dadurch porös und brüchig. Harmlose Stolperer, ja sogar Hustenanfälle können dann zu schmerzhaften Knochenbrüchen führen. Der Heilungsprozess ist zudem sehr langwierig, da der Knochen sich selbst kaum noch reparieren kann.

Doch auch vor dieser Krankheit brauchen Sie sich nicht zu fürchten, wenn Sie rechtzeitig aktiv werden. Etwa ab Mitte bis Ende 40 sollten Sie daher eine **Knochendichtemessung** beim Arzt durchführen lassen. Diese schmerzfreie Methode erfolgt nebenwirkungsfrei und schnell. Zudem bekommen Sie sofort die genaue **Diagnose** und eventuell auch schon eine Therapie-

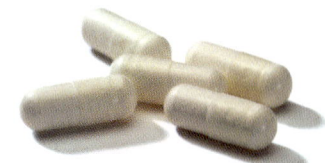

Gut gegen Osteoporose: Kalzium-Vitamin-D-Präparate.

Jungbrunnen-Tipps für Ihre Mobilität

Das lässt Sie rosten:

- **Bewegungsmangel:** Lassen Sie sich nicht von Ihrem **inneren Schweinehund** beherrschen. Sie bestimmen, wann Sie Sport machen. Tragen Sie den Trainingstermin fest in Ihren Terminplaner ein!

- **Übergewicht:** Reduzieren Sie Ihr Gewicht! Jedes zusätzliche **Kilo** belastet die Gelenke, Bänder, Sehnen und Bandscheiben. Sie würden doch auch nicht

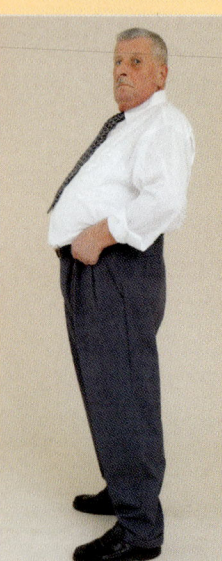

freiwillig mit einer Kiste Bier joggen gehen? Warum muten Sie Ihrem Körper diese zusätzliche Belastung dann zu? Unsere Ernährungstipps helfen Ihnen beim **genussvollen Abnehmen** und unterstützen Sie darin, Ihr Gewicht langfristig zu halten und zu mehr Lebensqualität zu finden.

Das hält Sie fit:

- Versuchen Sie, auch im Alltag **ständig in Bewegung** zu bleiben. Meiden Sie den Fahrstuhl oder das Auto für kleine Fahrten. Wenn Sie viel sitzen, versuchen Sie, möglichst häufig die Position zu **verändern**, und kippeln Sie ruhig auf Ihrem Stuhl herum. Versuchen Sie, möglichst oft zwischendurch aufzustehen, oder **telefonieren** Sie im Stehen. Bewegungslosigkeit verhindert die Durchblutung der Bandscheiben. Wenn Sie dann nach einer langen Zeit des Sitzens **aufstehen**, kann es passieren, dass schon bei einer kleinen Bewegung die Bandscheibe reißt – verhindern Sie dies durch häufigen **Positionswechsel.**

- Trainieren Sie richtig: Mobilisieren Sie vor dem Sport die Gelenke, **wärmen** Sie beim Einlaufen die **Muskulatur** auf, und dehnen Sie vor und nach jeder Sporteinheit die wichtigsten Muskelgruppen. Gönnen Sie sich Erholungstage, und variieren Sie die Übungseinheiten. **Ideal** ist eine Kombination aus **Ausdauer, Kraft und Dehnung.**

empfehlung. Vorsorglich kann der Arzt anhand der Messung die genaue Dichte und Stabilität Ihrer Knochen berechnen und Ihnen zur Therapie oder Vorbeugung spezielle Kalzium-Vitamin-D-Präparate verschreiben. Eine **Hormongabe** wird inzwischen wegen der Nebenwirkungen als veraltet betrachtet.

„Kraftfutter" für Muskeln und Knochen

Damit die Muskeln Leistung bringen und die Bewegungsmaschine Mensch effektiv laufen kann, müssen sie mit den richtigen **Lebensmitteln** versorgt werden. Was Muskeln brauchen, sind vor allem Aminosäuren und Energie. Mit einer **Kombination** aus eiweißreichen Produkten, wie etwa Milch und Käse, aber auch **Fleisch und Fisch**, können Sie Ihren Körper optimal versorgen.

Magen und Darm

Unglaublich, aber wahr: Im Lauf Ihres Lebens verarbeitet das Verdauungssystem durchschnittlich rund **30 t** feste Nahrung und fast 50 000 l Flüssigkeit! Unvorstellbar, welche **Mengen** da zusammenkommen: etwa 40 Schweine, mehrere hundert Hühner, 7 Tonnen Gemüse, 1000 Kisten Bier, 4000 Tafeln Schokolade und 80 000 Tassen Kaffee.

Zusätzlich zu diesem **Lebensmittelberg** muss unser Verdauungsorgan mit den in der Nahrung aufgenommenen Schadstoffen, Bakterien, Schimmelpilzen und Viren fertigwerden. Kein Wunder also, dass wir Störungen in diesem sensiblen Organ sehr schnell spüren. Durchfall, Verstopfung, Blähungen und Bauchschmerzen sind die **Warnsignale**, die unser Körper aussendet, wenn der Magen-Darm-Trakt Probleme hat. Nehmen Sie die Warnsignale Ihres Bauches ernst, und versuchen Sie die Ursachen dieser Störungen zu beheben, um so gefährliche Erkrankungen zu **vermeiden**.

Das Verdauungssystem

Unser Verdauungssystem ist im Prinzip ein ganz simples Gebilde: ein Verdauungsschlauch, der bei den Lippen beginnt und mit dem After endet. Doch wenn man **ins Detail** geht, offenbart sich ein wahres **Meisterwerk**.

Die Aufgabe des Darmes ist einfach: Er soll die Nahrung so zerkleinern, dass Nährstoffe in ihre Einzelteile zerlegt und anschließend als kleine Bausteine vom Darm ins Blut aufgenommen werden können. Das Blut verteilt die Nährstoffe dann im Körper, sodass alle Zellen optimal versorgt werden. Um das zu erreichen, verdünnen etwa 4 Mrd. Drüsen in der **Magenschleimhaut** den Nahrungsbrei mit Salzsäure und Pepsin. Die ätzende Flüssigkeit heizt den meisten Viren und Bakterien schon ordentlich ein und vernichtet einen Großteil dieser Fremdkeime. Damit die Säure nicht die eigene Schleimhaut angreift, sondern unzählige Drüsen ständig ein **Sekret** aus, das sich wie ein Schutzfilm über die Schleimhaut legt. Da das saure Klima die Zellen trotzdem schädigt, tauscht unser Körper die Zellen der Magenschleimhaut etwa alle 3 – 4 Tage aus.

Mithilfe der **Darmzotten** vergrößert der Darm seine Oberfläche auf die Größe eines Tennisfeldes. Durch diese Oberfläche können die zerlegten Nährstoffe wie **Murmeln** durch ein Tennisnetz flitzen und so in die Blutbahn gelangen. Unverdauliche Ballaststoffe dagegen bleiben wie große **Gymnastikbälle** an diesem Netz hängen und werden von der Kehrmaschine schließlich Richtung Ausgang geschoben. Diese Reise dauert im Schnitt 24 Stunden, kann sich unter Umständen aber auch noch länger hinziehen.

Ausgewogene Ernährung – ausgeglichener Darm

Damit dieses ausgeklügelte System ein Leben lang reibungslos funktionieren kann, ist es auf **Ihre Hilfe** angewiesen. Die Zauberformel ist ganz einfach und lautet: gesund essen und trinken! Es ist schon erstaunlich, was manche Menschen ihrem Körper für einen Nahrungsmüll zumuten. Den meisten ist dabei gar nicht bewusst, was sie damit ihrem Magen-Darm-Trakt antun. **Optimieren** Sie Ihre Ernährung, indem Sie sich möglichst ausgewogen und ballaststoffreich ernähren und ausreichend Wasser trinken. Essen Sie möglichst viele „**lebende**" Nahrungsmittel wie Obst und Gemüse, und versuchen Sie, künstliche, mit Stabilisatoren, Konservierungsstoffen, Farb- und Aromastoffen vollgestopfte „Lebensmittel" zu vermeiden.

Nur ein bewegter Darm kann sich bewegen

Je weniger wir uns bewegen, desto träger wird auch unsere Verdauung. Oft hilft schon der berühmte „Verdauungsspaziergang", um Magen-Darm-Beschwerden zu lindern. Denn unser Darm schiebt die Nahrung mithilfe von wurmartigen Muskelkontraktionen weiter vorwärts. Als würden **zwei Hände** ein nasses Tuch auswringen, so schiebt die Darmperistaltik den Nahrungsbrei Richtung **Ausgang**. Ist diese Bewegung schwach oder unregelmäßig, kann der Rest nicht weitergeschoben werden und der Kot verbleibt längere Zeit im Enddarm. Dort wird ihm zunehmend Wasser entzogen, und das führt zu unangenehmen Verstopfungen. Oft beginnt dann ein Teufelskreis aus der Einnahme von **Abführmitteln** und einem durch diese Abführmittel eintretenden Kaliummangel, der wiederum die Darmperistaltik noch zusätzlich schwächt. Genau aus diesem Grund ist mit der Verwendung von Abführmitteln große Vorsicht geboten.

Neben Bewegungsmangel gibt es jedoch noch weitere Risiken für Magen und Darm. Die Rede ist von Alkohol und Nikotin. Denn diese Gifte zerstören langfristig sogar den robustesten „Saumagen".

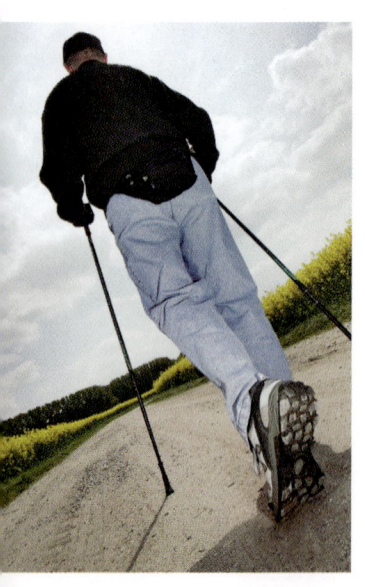

Die Verdauung wird durch regelmäßige Bewegung optimal unterstützt.

Das schlägt uns auf den Magen

Trotz einer ausgewogenen Ernährung und ausreichender Bewegung kann es zu „**Störfällen**" kommen. Seelische Probleme, Stress und Angst beeinträchtigen das Verdauungssystem. Aber auch mit der Nahrung oder einer Schmierinfektion aufgenommene Viren und Bakterien können zu unangenehmen Magen-Darm-Infektionen führen. Gott sei Dank gehen die meisten innerhalb von wenigen Tagen wieder weg. Hinter anhaltenden Beschwerden können sich jedoch auch ernsthafte Erkrankungen verbergen. Lassen Sie daher die **Ursache** für ständig wiederkehrende oder anhaltende Beschwerden, z. B. Sodbrennen, Durchfall, Verstopfung oder Schmerzen, unbedingt durch einen Magen-Darm-Spezialisten, einen Gastroenterologen, **abklären**.

Sodbrennen – eine tickende Zeitbombe

Etwa jeder fünfte Deutsche klagt über gelegentlich auftretendes Sodbrennen, das mit einem brennenden Schmerz im **Brustraum** einhergeht. Sodbrennen entsteht, wenn der ätzende Mageninhalt in die Speiseröhre zurückschwappt und sie dabei verätzt.

Meistens bekommt man diese Beschwerden nach übermäßigem **Alkohol-** und **Nikotingenuss** sowie üppigen, fetten Mahlzeiten. Oft werden diese Probleme als Lappalie abgetan und mit einem säurebindenden Medikament behandelt. Langfristig kann Sodbrennen aber ernsthafte Erkrankungen nach sich ziehen. Denn die ständige Verletzung der Speiseröhre begünstigt die Entstehung eines Speiseröhrentumors. An dieser durch Magensäure hervorgerufenen Art von Krebs sterben in Deutschland jährlich mehr Menschen als an Aids.

Lassen Sie deswegen dringend die **Ursache** für Sodbrennen, das mehr als einen Monat besteht, **abklären**. Der Arzt untersucht im Rahmen einer Magenspiegelung, woher das unangenehme und gefährliche Brennen kommt. Meist hilft schon eine **Ernährungsumstellung** gegen das Sodbrennen oder – unter ärztlicher Kontrolle – die gezielte Einnahme von Säurehemmern.

Der Darm: Trotz Prävention das Sorgenkind der Nation

Bei unzähligen Menschen streikt der Darm, und Verstopfungen sind dann die Folge. Von **Verstopfung**, medizinisch „Obstipation", spricht der Arzt allerdings erst, wenn die Entleerung weniger als dreimal in der Woche stattfindet und auch dann nur nach heftigem Pressen gelingt.

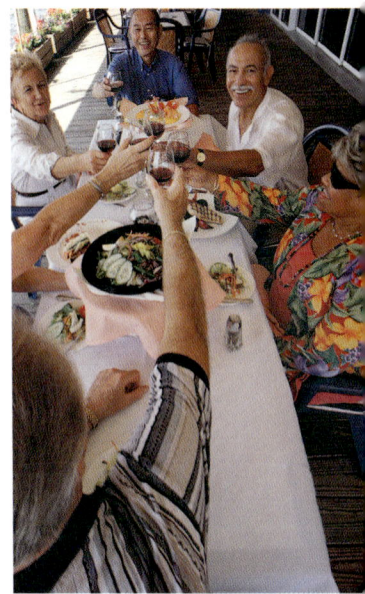

Gesundes Essen im Kreise von lieben Menschen: Das ist der Optimalfall für die seelische und körperliche Gesundheit.

Jungbrunnen-Tipps für Ihre Verdauung

Das spornt die Verdauung an:

- Verwöhnen Sie Ihren Darm mit einer ausgewogenen, ballaststoffreichen und fleischarmen Kost mit **viel Obst** und Gemüse.
- Trinken Sie mindestens 1,5 l am Tag, möglichst stilles **Mineralwasser** und Kräuter- oder Früchtetee.
- Gönnen Sie sich und Ihrem Darm ausreichend **Bewegung**. Das stärkt die Darmperistaltik und verhindert eine Gewichtszunahme.
- Optimieren Sie Ihre Darmbesiedlung mit „guten" Bakterien, indem Sie die Darmflora mit probiotischen Lebensmitteln (z. B. Milchsäureprodukten) aufbauen.
- Schenken Sie sich zum 50. Geburtstag die Chance auf ein langes Leben, indem Sie zur vorsorglichen **Darmspiegelung** gehen.

Das bremst Ihren Darm:

- **Rauchen**: Hören Sie damit auf. Jede Zigarette verkürzt Lebenszeit und **Lebensqualität**. Der giftige blaue Dunst schädigt die Speiseröhre und den Magen-Darm-Trakt.
- **Alkohol**: Starker Alkoholkonsum schädigt die Magenschleimhaut.
- **Schlafen nach dem Essen**: Legen Sie sich **nicht direkt** nach dem Essen hin. Der Mageninhalt drückt sonst gegen den Schließmuskel der Speiseröhre und kann ihn dabei „ausdehnen". Säure kann in die Speiseröhre schwappen und dort zu Sodbrennen und entzündlichen Prozessen führen. Besser mittags einen **Verdauungsspaziergang** einlegen und abends vor 19.00 Uhr essen.
- **Medikamente**: **Dosieren Sie** sogenannte nichtsteroidale Antirheumatika, dazu gehören die gängigen Schmerzmittel mit dem Wirkstoff Acetylsalicylsäure oder Ibuprofen, sehr sorgfältig, und vermeiden Sie die Einnahme über einen längeren **Zeitraum**. Diese Medikamente können zu Mikroblutungen und Entzündungen der Magenschleimhaut führen.
- **Abführmittel**: Durch die Einnahme wird ein träger Darm noch träger. Regulieren Sie die Konsistenz des Stuhls **lieber natürlich** – mit der richtigen Ernährung, reichlich Flüssigkeit und ausreichender Bewegung.

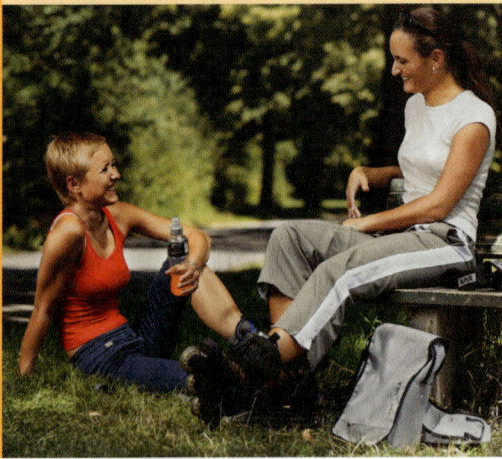

Täglich Stuhlgang zu haben ist zwar **erstrebenswert**, aber nicht nötig. Die „normale", ab und zu auftretende Verstopfung hat meist ganz **harmlose** Ursachen und lässt sich erfahrungsgemäß mit einer Ernährungsumstellung und vermehrter Bewegung leicht beheben.

Gefährlich dagegen ist es, wenn die Verstopfung von einer krankhaften Veränderung des Darmes herrührt. Erste Warnsi-

DIE KOLOSKOPIE

Zur Vorbereitung auf diese ungefährliche Untersuchung wird der Darm **am Abend** davor gründlich gereinigt. Der Fachmann führt dann einen Endoskopschlauch durch den After ein. Sie können sich für diese Untersuchung, die meist nur etwa **eine Viertelstunde** dauert, auch eine Spritze geben lassen, die Sie in einen **Dämmerschlaf** versetzt. Der Arzt sucht Stück für Stück die Darmwand nach verdächtigen Zellveränderungen ab. Polypen, also Wucherungen auf der Darmschleimhaut, können direkt entfernt und anschließend histologisch auf maligne, d. h. bösartige, Zellen **untersucht** werden.

gnale für eine ernsthafte Erkrankung sind plötzliche Veränderungen des Stuhlgangs, Blut- und Schleimabgang sowie Gewichtsverlust. Treten solche Symptome auf, sollten Sie rasch einen **Arzt** aufsuchen und die Ursache abklären lassen. Eine **gründliche** Untersuchung kann harmlose Faktoren ausschließen. Bleibt dann noch ein Restrisiko, wird Ihr Arzt sicherlich zu einer Darmspiegelung raten. Diese sogenannte Koloskopie ermöglicht dem Gastroenterologen, ein genaues Bild von der **Oberfläche** des Darmes zu erhalten. Verdächtige Polypen können schon während dieser Untersuchungsmethode entdeckt, entnommen und **analysiert** werden, sodass deswegen in aller Regel kein stationärer Krankenhausaufenthalt nötig wird.

Die Darmspiegelung ist übrigens eine sehr **wirksame Waffe** gegen Darmkrebs: Wenn jeder ab Mitte 50 regelmäßig zu dieser Vorsorgeuntersuchung ginge, ließe sich das Risiko, an Darmkrebs zu erkranken, um bis zu 95 % reduzieren! Denn Darmkrebs

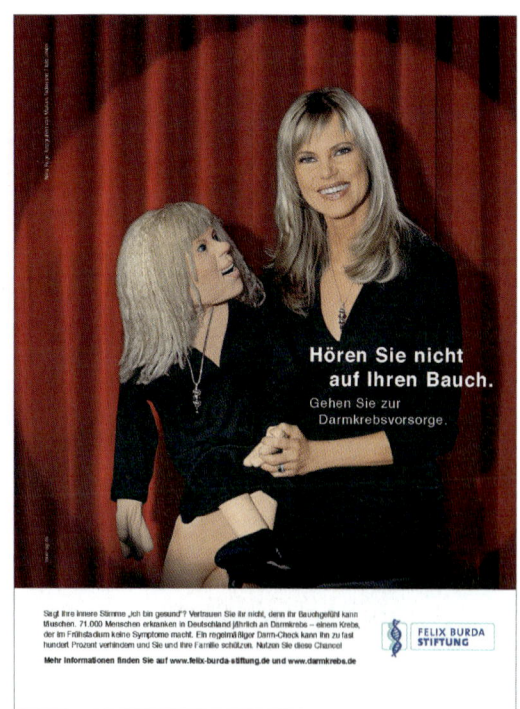

Hören Sie nicht auf Ihren Bauch.
Gehen Sie zur Darmkrebsvorsorge.

ist heilbar, wenn er nur rechtzeitig erkannt wird! Aus diesem Grund engagiert sich die **Felix Burda Stiftung,** die ich unterstütze, auch mit zahlreichen Kampagnen für diese **Aufklärung**. Nutzen Sie die Chance, die sich Ihnen bietet! Gehen Sie zur Darmkrebsvorsorge! Helfen Sie mit, ein Menschenleben zu retten – Ihr Leben!

Engagement rettet Leben: meine Anzeige im Rahmen der Kampagne der Felix Burda Stiftung zur Darmkrebsvorsorge.

Herz und Kreislauf

Das Herz ist viel mehr als nur ein etwa faustgroßer Muskel in unserer Brust. Das Herz symbolisiert Kraft, Stärke und Leben und ist für manche auch der **Sitz der Seele**. Ununterbrochen pumpt diese Kraftmaschine das sauerstoffreiche Blut bis in die feinsten kapillaren Blutgefäße unseres Körpers.

    Doch was passiert, wenn dieser hochpotente Motor ins Stottern gerät, und was erhält seine Effektivität? Wer die **Elastizität** und Schlagkraft seines Herzens erhalten will, muss in Bewegung bleiben, sein Gewicht **optimieren** und die ersten Warnsignale seines Körpers zu lesen lernen.

Unser Lebensmotor

Haben Sie eine Ahnung, was für eine Strecke **das Blut** eigentlich ununterbrochen zurücklegt? Wenn man alle Kapillaren, Blutgefäße, Schlagadern und Venen zu einer langen Röhre zusammenfügen würde, ließe sich damit ein Schlauch von rund 140 000 km bilden!

    Das Herz pumpt durch dieses enorme Versorgungssystem nährstoffreiches, sauerstoffhaltiges Blut bis in die kleinsten **Verästelungen** des Gefäßsystems. Dort, wo die Blutgefäße nicht einmal mehr die Dicke eines **Haares** haben, findet der Gas- und Nährstoffaustausch statt. Nach der Devise „Alt gegen Neu" diffundieren Nährstoffe und Sauerstoff ins Gewebe und Kohlendioxid und zelluläre Abfallprodukte ins Blut. Das „verbrauchte" Blut wird wieder zurückgepumpt und in den **Lungenbläschen** erneut mit Sauerstoff angereichert – hier werden auch die meisten Abfallprodukte gemeinsam mit dem Kohlendioxid wieder „ausgeatmet".

Verstopfte Gefäße – der „Supergau"

Doch so genial die Konstruktion unseres Energieversorgers auch ist, so hat er doch eine lebensbedrohliche **Schwachstelle**. Es gibt kein „Notstromaggregat".

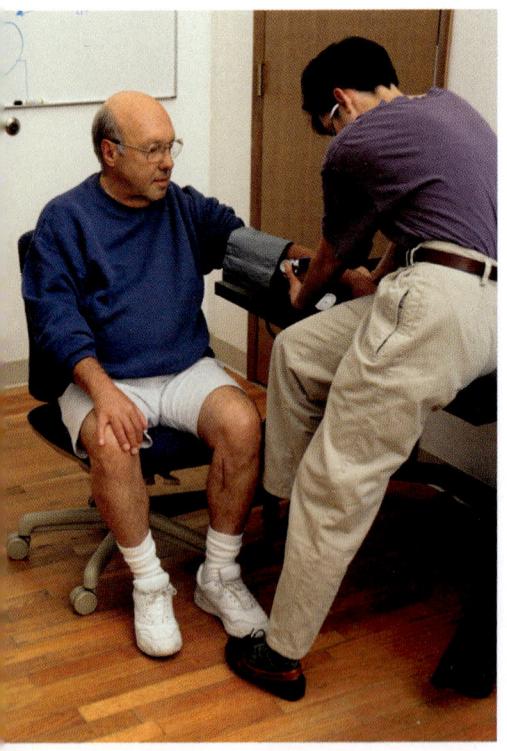

Ein Muss: Die regelmäßige Kontrolle Ihres Blutdrucks.

Bildet sich in der Schlagader des Herzens ein Blutgerinnsel, baut sich daraus ein immer größerer Blutpfropfen auf, der das Blutgefäß verstopft und das Herz von der eigenen Versorgung mit Nährstoffen und Sauerstoff abschneidet. Dann bricht innerhalb von **Sekunden** das ganze System zusammen und das Herz hört auf zu schlagen. Herzattacken, Schlaganfälle und Thrombosen mit Embolien führen bei rund 400 000 Menschen jährlich zum Tod. Doch der Herztod ereilt einen nicht **aus heiterem Himmel**. Zwar kommen Herz-Kreislauf-Erkrankungen in einigen Familien gehäuft vor und die Veranlagung, daran zu erkranken, ist oft erblich – dennoch ist das Risiko einer Schädigung des Herzens sehr eng mit der **persönlichen Lebensführung** verknüpft.

Seien Sie gut zu Ihrem Herz

Wenn die folgenden Risiken Sie betreffen, sollten Sie sie unbedingt reduzieren, denn dann erhöhen Sie **Ihre Chancen** auf ein gesundes Leben ohne Schlaganfall und Herzinfarkt.

Risiken:

• **Rauchen**

Auch wenn man allgemein den Glimmstängel zuerst mit seinem krebsauslösenden Potential in Verbindung bringt, so ist Nikotin doch auch ein radikaler „Herz- und Adern-Vernichter". **Innerhalb von Sekunden** verengen sich beim Rauchen einer Zigarette die filigranen Schlagaderäste des Herzmuskels, erhöhen dadurch den Blutdruck und verändern die Gerinnungsneigung des Blutes. Zudem zerstören sie die empfindliche **Innenseite** der Arterien nachhaltig und fördern auf diese Weise die Arteriosklerose, also die Arterienverkalkung, bei der sich die Ader zunehmend „zusetzt" und ihre **Elastizität** verliert. Raucher, die eine Schachtel Zigaretten am Tag rauchen, verdoppeln im Verhältnis zu Nichtrauchern ihr Risiko, an Herzinfarkt oder Schlaganfall zu sterben.

• **Bluthochdruck**

Bei dieser schleichenden Erkrankung **spüren** Patienten meist jahrelang keinen Leidensdruck, die Ursache für ihren Bluthochdruck zu erforschen. Erst nach Jahren der dauerhaften Schädigung treten die ersten Symptome auf. Die Probleme entstehen, wenn die Adern langfristig verengt sind und das Herz dauerhaft mit **höherem Druck** gegen diesen Widerstand ankämpfen muss. Die Arterien werden bei dieser Dauerbelastung immer starrer und poröser. Außerdem wächst der **linke Teil des Herzens** aufgrund der zusätzlichen Kraftanstrengung an und hat zunehmend mehr Schwierigkeiten, sich selbst zu

Bewegung schützt wirksam vor Bluthochdruck.

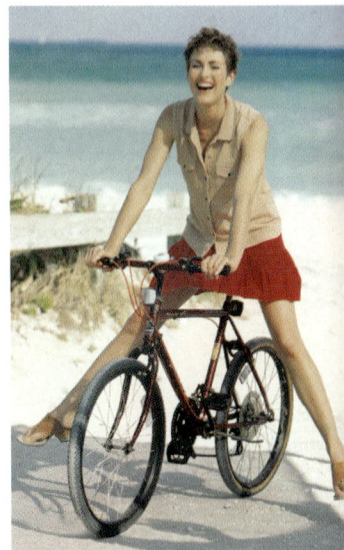

versorgen. Durch den erhöhten **Blutdruck** (Hypertonie) steigt das Schlaganfallrisiko deutlich an, weil er die Arterienverkalkung verstärkt. Es ist daher lebensnotwendig, diesen schleichenden Prozess rechtzeitig aufzudecken und die Ursachen des Bluthochdrucks zu beseitigen. Nur in etwa 5 % der Fälle steckt hinter dem Anstieg des Blutdrucks wirklich eine **organische** Krankheit. In der Regel lösen die Faktoren Übergewicht, Stress, Rauchen und Alkohol die Hypertonie aus. Werden Sie **aktiv** und verhindern Sie rechtzeitig diese schleichende Gefahr. Eine regelmäßige **Kontrolle** des Blutdrucks ist daher ebenso empfehlenswert wie das aktive Reduzieren der Risiken. Bewegung und Ernährung sind auch hier die **Zauberwörter,** mit denen Sie Ihr Leben retten können. Weniger ist mehr – schon 1 kg Hüftspeck weniger senkt den Blutdruck um etwa 2 mm auf der Quecksilbersäule! Hochdruckpatienten, die richtig **abspecken,** können meist ganz auf ihre blutdrucksenkenden Tabletten verzichten.

- **Stress**

Die Stresshormone Adrenalin und Kortisol werden in stressigen Situationen von der Nebennierenrinde produziert. Sie belasten nicht nur die **Psyche** und das Immunsystem, sondern setzen auch den Gefäßen und dem Herzmuskel gewaltig zu. Die **beste Methode**, diese Stresshormone abzubauen und gleichzeitig den Lebensmotor zu stärken, ist daher ein moderates Ausdauertraining. Sogenanntes Kardiotraining reduziert die Beta-Rezeptoren der Herzzellen und stärkt den Herzmuskel. Das Herz schlägt effektiver, kraftvoller und seltener. Der Ruhepuls sinkt, und die gute Laune steigt. Werden Sie deswegen aktiv – schon eine halbe Stunde **Fahrradfahren** am Tag halbiert das Herzinfarkt- und Schlaganfallrisiko.

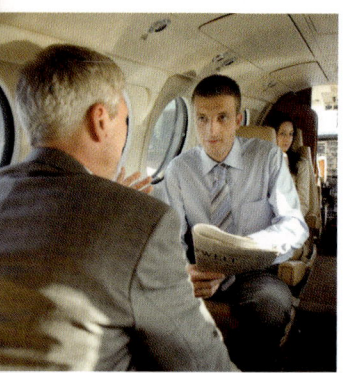

Ein hektisches Leben und Stress zählen zu den Hauptrisiken für Herz-Kreislauf-Erkrankungen.

Die Haut – natürlich schön

Sie schützt unseren Körper vor Kälte, Wind und Regen, aber auch vor Pilzen, Bakterien und Viren – unsere Haut. Neben ihrer Schutzfunktion hat sie noch eine weitere wichtige Bedeutung für uns: Sie macht uns schön, jung und **begehrenswert**. Kaum etwas entscheidet so stark über den ersten Eindruck wie die Haut und deren Zustand. Menschen mit einer makellosen Haut empfinden wir als **attraktiv** und vital.

An der Haut werden die **Zeichen der Zeit** besonders deutlich. Doch frühzeitige Faltenbildung und nachlassende Spannkraft der Hautzellen lassen sich durch eine gesunde **Lebensweise** verzögern. Die richtige Ernährung, ausreichend Bewegung an der frischen Luft und die Vermeidung von Alterungsbeschleunigern wie **Sonnenbaden** und Rauchen sind die besten Garanten für eine jugendliche und gesunde Haut (siehe auch Kapitel Haut).

Die Haut – unser schönstes Kleid

Mark Twain bezeichnete einst die Haut als das „schönste Kleid des Menschen". Außer ihrer funktionellen Seite hat die Haut nämlich eine weitere wichtige Aufgabe: Sie soll uns **schmücken**.

Neben viel Pflege braucht unsere schützende Hülle aber auch **Streicheleinheiten** sowie Zuneigung und wird dadurch zu einem höchst sensiblen Organ mit einer Sonderstellung. Denn dieses Organ macht im Lauf der Zeit gravierende Veränderungen durch. **Babys** kommen meist mit einer zarten, festen und weichen Haut auf die Welt. Faltenfrei und streichelzart erobern sie so nicht nur die Herzen ihrer Mütter. Doch über die Jahre hinweg graben sich die Spuren unseres Lebenswandels, unserer Mimik und unserer Gewohnheiten immer tiefer in die oberen Zellschichten ein. **Lachgrübchen**, Denkfalten, Zornesfalten oder herabhängende Mundwinkel lassen oft den Charakter ihres Trägers erahnen. Doch nicht nur die Spuren unserer individuellen **Mimik** prägen sich in die Gesichtsstruktur ein, auch Angewohnheiten wie Sonnenbaden, Rauchen oder Trinken spiegeln sich im Hautzustand wider.

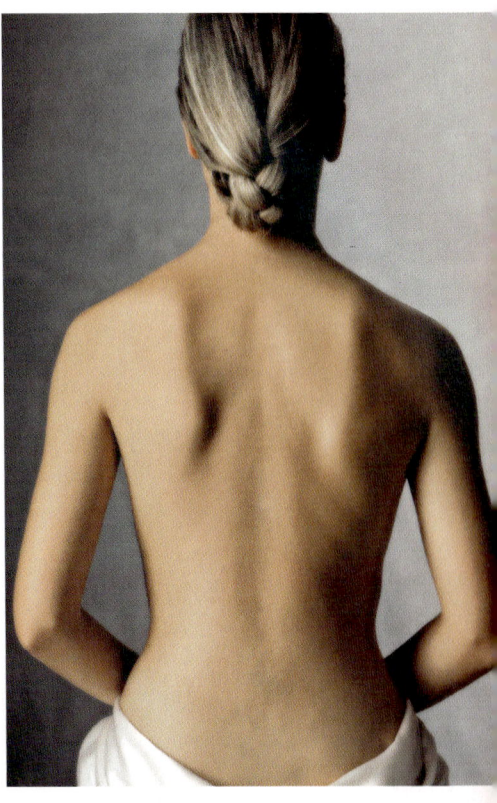

Die Haut dankt Ihnen gute Behandlung mit einem strahlenden Aussehen.

Die Haut vergisst nichts

Jahr für Jahr erkranken in Deutschland rund 90 000 Menschen an Hautkrebs. Mit steigender Tendenz, wie die Zahlen belegen. Bei rund 4 000 Patienten führen die Veränderungen in der Oberhaut zum Tode. Werden solche Veränderungen aber **rechtzeitig** erkannt, bestehen gute Heilungschancen. Nutzen Sie daher die **Vorsorgemöglichkeiten**, vor allem aber auch Ihre Selbstbeobachtung, und vermeiden Sie den Hauptauslöser für die Bildung von bösartigen Tumoren – die schädliche Sonnenstrahlung.

Jungbrunnen-Tipps für eine gesunde, junge Haut

- Kontrollieren Sie regelmäßig einmal im Monat, ob sich Pigmentflecken auffällig verändert haben. Sie können auch **Fotos** machen und damit die Flecken in Hinsicht auf ihre **Farbe** und **Größe** besser vergleichen. Wenn Sie mehr als 40 Pigmentflecken haben, sollten Sie sich jedes Jahr einmal beim Arzt vorstellen und kontrollieren lassen.
- Verwenden Sie auch bei geringer Sonnenstrahlung eine pflegende **Tagescreme** mit einem Lichtschutzfaktor von 10 – 15. Cremen Sie vor allem die „**Sonnenterrassen**" mit ein – etwa Dekolleté, Glatze, Gesicht, Nasenrücken, Ohren, Lider und Lippen.

- Verbringen Sie Ihre freie Zeit lieber im **Schatten**, dort werden Sie auch braun; das dauert zwar ein bisschen länger, ist dafür aber viel schonender, und zur **Belohnung** hält die Bräune länger an. Außerdem behalten Sie einen **kühlen Kopf** und vermeiden Kopfschmerzen.
- Verzichten Sie auf **Solarienbesuche**. Das künstliche Licht beschleunigt die Hautalterung und erhöht das Hautkrebsrisiko.
- Werden Sie zum **Nichtraucher**. Sofort. Jede Zigarette weniger hat einen Gesundheitseffekt, und für die Haut ist „Nikotinfreiheit" ein hervorragendes **Mittel** gegen Falten.

Der Grundstein für die Gesundheit unserer Haut wird in unserer Kindheit gelegt. Kaum ein Organ ist so unerbittlich, wenn es um das Summieren von schädlichen Einflüssen geht, wie die Haut. Jeder Sonnenbrand, jede Rötung addiert sich zu einem steigenden Hautkrebsrisiko. Dabei zählen vor allem die Schädigungen der Haut im **Kindesalter**. Sonnenbrände, die man bis zum Erwachsenenalter „anhäuft", zählen stärker in der Gesamtbilanz als Verbrennungen im Erwachsenenalter. Zudem führt die erhöhte Lichtdisposition in der Kindheit zum vermehrten Auftreten von Hautpigmenten. Hierbei gilt als **Faustregel**: Je mehr **Pigmentflecken**, desto größer ist die Gefahr, an einem malignen Melanom, also Hautkrebs, zu erkranken. Besonders gefährdet sind hellhäutige, rothaarige Menschen, die schon bei geringer UV-Belastung mit Rötungen reagieren.

Sonnenbaden ist völlig out! Bleiben Sie immer im Schatten, und tragen Sie Hut und Sonnenbrille.

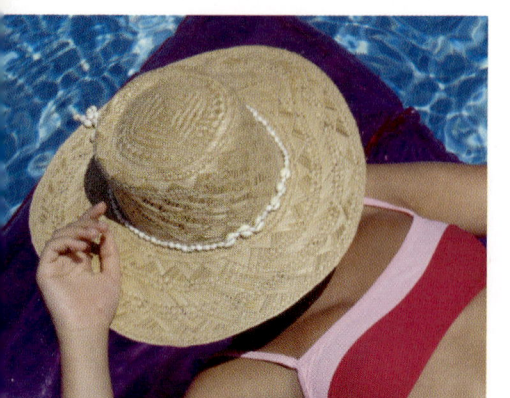

Verhindern und vorbeugen

Sonnencremes bieten zwar einen gewissen Schutz, doch wiegen sie uns auch gleichzeitig in trügerischer Sicherheit und **verführen** uns zu längeren Aufenthalten in der Sonne. Das Problem: Die UV-A-Wellen, die das Hautkrebsrisiko und die Zellalterung beschleunigen, werden durch **Cremes** kaum in ihrer zerstörerischen Wirkung gebremst. Gehen Sie daher, auch wenn Sie sich mit Sonnencreme eingecremt haben, nicht länger als ungefähr 30–45 Minuten in die pralle **Sonne**. Verbringen Sie die restliche Zeit lieber im Schatten unter einem Sonnenschirm, wenn Sie noch am Strand bleiben wollen.

Neben der Vorbeugung können Sie selbst aktiv **Früherkennung** betreiben, indem Sie Ihren Körper regelmäßig gründlich untersuchen. Benutzen Sie dazu auch einen **Spiegel**, und lassen Sie sich von Ihrem Partner unterstützen. Denn die ersten Veränderungen der Hautzellen kann man oft sehr gut erkennen: Sie liegen **meistens** gut sichtbar auf der Hautoberfläche. Und eine frühzeitige Diagnose des Tumors erhöht die **Heilungschancen** immens.

Hautärzte empfehlen aus diesem Grund eine regelmäßige Selbstbeobachtung der „alten" und „neuen" Flecken. Wenn Sie unsicher sind und nicht genau unterscheiden können, ob sich ein **Fleck** auffällig verändert hat oder nicht, sollten Sie so bald wie möglich einen Dermatologen aufsuchen. Er kann im **Zweifelsfall** eine Biopsie (Gewebeentnahme) durchführen und diese direkt histologisch untersuchen lassen.

Älter werden wir später

Die UV-Strahlen der Sonne lassen nicht nur Tumorzellen wachsen, sie lassen auch unsere Haut wie im **Zeitraffer** altern, indem sie die kollagenen Strukturen der Haut zerstören. Vermeiden Sie daher jeden unnötigen Sonnenkontakt, auch wenn in unserer Kultur gebräunte Haut nach wie vor als sichtbarer Beweis gesunder und sportlicher **Vitalität** gilt. Verzichten Sie zudem auf das Rauchen. Neben der Gefahr, die Nikotin für die Haut bedeutet, verengt es auch die Gefäße und verhindert so die **Ernährung** und Durchblutung der Haut. Erschreckend: Raucher werden im Schnitt mindestens 5 Jahre älter geschätzt als gleichaltrige Nichtraucher.

DIE ABCD-REGEL

Kriterien, nach denen der schwarze Hautkrebs beurteilt wird:

A = Asymmetrie Ein Pigmentfleck gilt dann als auffällig, wenn er nicht oval oder rund ist, sondern „ausgefranst" oder unsymmetrisch aussieht.

B = Begrenzung Der Fleck sollte eine scharf begrenzte Form haben. Verlaufende, zackige oder ausfransende Umrandungen sind ein Alarmsignal.

C = Color (Farbe) Pigmentierung mit mehreren Farbtönen, etwa dunkel-schwarzbraun mit rötlichen, weißen oder grauen Zonen, sollte vom Spezialisten untersucht werden.

D = Durchmesser Alle Pigmentflecken, die größer als 2 mm sind, sollten Sie regelmäßig beobachten.

Der schwarze Hautkrebs zählt zu den gefährlichsten Hautkrebsarten, da er sehr schnell Metastasen bildet. Häufiger treten jedoch die unauffälligeren Basalzell- und Plattenepithel-Karzinome auf, die ebenfalls durch UV-Licht hervorgerufen werden können.

Stellen Sie Ihre innere Zelluhr zurück

Das **Geburtsdatum** auf unserem Pass zeugt unwiderlegbar von unserem wahren Alter. Doch sind wir wirklich schon so alt, wie dieses Dokument uns beweisen will? Oder sind wir nicht vielmehr **so jung**, wie wir uns tief im **Herzen** fühlen? Unser Geburtsdatum lässt sich in der Tat nicht verleugnen, wohl aber unser biologisches Alter (siehe Test S. 16 ff.).

Wie wir altern und vor allem, wie schnell, hängt zu einem ganz wesentlichen Teil von unseren **Lebensgewohnheiten** ab. Natürlich nur innerhalb eines gewissen Rahmens, aber diesen können und sollten wir voll **ausschöpfen**. Schlagen Sie dem Alter ein Schnippchen und beschleunigen Sie Ihre Verjüngung. Die folgenden Jungbrunnen-Tipps helfen Ihnen dabei, den Zeiger der **biologischen Uhr** Ihres Lebens zu verlangsamen und sogar zurückzudrehen. Viel Erfolg dabei!

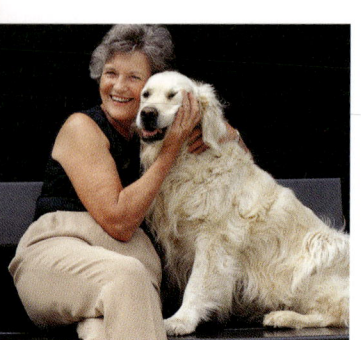

Gut fürs Seelenheil und die Kondition: Mit Hund an Ihrer Seite sind Sie nicht nur glücklicher und gesünder, Sie leben auch länger!

1. Bewegung

Moderate Bewegung bietet ein hohes Gesundheitspotential. Denn Sport stärkt das Herz und die Gefäße, harmonisiert den Blutdruck, reduziert das Gewicht, stimuliert das **Immunsystem** und regt den Stoffwechsel sowie die Durchblutung an.

2. Ernährung

Reduzieren Sie Kalorien und Gewicht. Übergewicht und die von ihm ausgelösten Krankheiten beschleunigen vorzeitiges Altern. Ballaststoffreich mit viel frischem Obst und Gemüse ernähren, **pflanzliche Fette** den tierischen vorziehen und je ein- bis zweimal pro Woche Fisch und Fleisch verzehren.

3. Vitalstoffe

Essen Sie viel knackiges Obst und Gemüse mit einem hohen Anteil an Vitaminen, **Mineralien** und sekundären Pflanzenstoffen. Mit einer ausgewogenen Ernährung decken Sie bereits Ihren Bedarf an diesen Vitalstoffen.

4. Schlafen

Während des Schlafens regeneriert sich der gesamte Organismus und schöpft **neue Kraft**. Nachts bilden wir zudem Melatonin, das antioxidativ wirkt, und Wachstumshormone, die bei der **Zellerneuerung** eine wichtige Rolle spielen.

5. Sexualität

Eine gute Beziehung stabilisiert die **Psyche** und hält jung – dazu gehört auch ein erfülltes Sexualleben.

6. Augen

Unsere empfindliche Augenlinse ist ständigen Angriffen durch freie Radikale ausgesetzt. Damit diese nicht die **Linse trüben**, nehmen Sie ausreichend Antioxidantien zu sich und tragen Sie an sehr sonnigen Tagen immer eine **Sonnenbrille.**

7. Rauchen

Rauchen ist der Altmacher Nummer 1 und dazu völlig überflüssig. Denn der blaue Dunst **gefährdet** Herz, Gefäße, Lunge, Magen und Gehirn und verursacht Krebs.

8. Haut

Unsere Haut ist der Spiegel unserer körperlichen und seelischen Gesundheit. Sie zeigt schnell an, ob der Organismus ausreichend mit Nährstoffen, Bewegung, **Schlaf** und Pflege versorgt wird.

9. Haare

Auch die Haare brauchen Vitamine, Mineralien und Hormone. Da sich die Zellen der **Haarwurzeln** sehr schnell teilen und dadurch rasch ein Nährstoffdefizit offenbaren, reagieren unsere Haare besonders empfindlich auf Mangelzustände.

10. Gehirn-Nahrung

Unser Gehirn muss besonders gut mit allen lebensnotwendigen Stoffen versorgt werden, damit keine Funktionseinschränkungen entstehen, wie Vergesslichkeit oder Unkonzentriertheit.

11. Entspannung

Entspannungsübungen lösen innere Verkrampfungen und harmonisieren die Atmung und den **Herzschlag**. Bei den meisten Entspannungsübungen stehen die Reduzierung der Pulsfrequenz und die Intensivierung der Ausatmung im Vordergrund.

12. Freundschaften ...

... halten die Psyche jung und stabil. Pflegen Sie diese Kontakte **ein Leben lang**, tauschen Sie sich immer wieder neu aus, unternehmen Sie etwas zusammen, und lachen Sie!

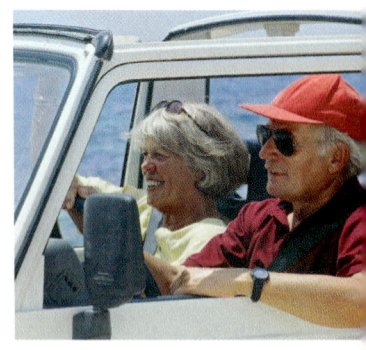

Um das Auge zu schonen, sollten wir die Sonnenbrillen nicht nur griffbereit haben, sondern auch wirklich aufsetzen.

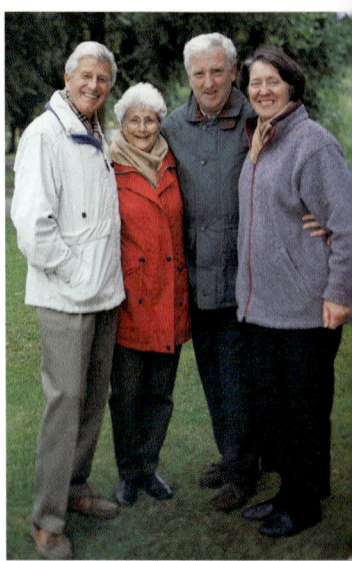

Gute Freunde und gemeinsames Lachen garantieren Glück und Gesundheit.

Sachregister

A

Adrenalin 274
Akne 99
Algenextrakte 189
Allergien 72, 102
Alpha-Linolensäure, s. a.
 Omega-3-Fettsäure 90
Alter, biologisches 16 ff.
Alterskrankheiten 33
Alzheimer 40, 52, 240
Amarant 93
Aminosäuren 37, 79, 88,
 90, 94
Anämie 86
Anthozyane 67 ff., 72, 75,
 81, 84
Anti-Krebs-Lebensmittel
 115
Antioxidans 33, 37, 40,
 58, 60, 67, 69 ff., 80,
 84, 86, 91, 117, 179
Arteriosklerose 69
Arthritis 78 f., 92 f.
Arthrose 58, 86, 91, 153
Ascorbinsäure, s. a.
 Vitamin C 37
Asthma 72, 78, 95,102
Atemübungen 226
Augen,
 Tipps für gesunde 262
Augenerkrankungen 69,
 89, 95, 99, 101
Augenpflege 187 f.
Ausdauertraining, s. a. Car-
 diotraining 146 – 175,
 274
Autogenes Training
 229 – 235

B

Bakterien, probiotische 87
Ballaststoffe 19, 29 – 31,
 73, 76, 80, 84, 108
Bandscheiben 148, 153,
 164, 223, 264
Beta-Karotin 67 f., 76, 80,
 84, 89 f., 98
Bewegungsapparat
 261 – 266
Bewegungstipps 174 f.
Bindegewebe 38, 188 f.
Blut 272
Blutdruck 17, 38, 52, 58,
 87, 236
Bluthochdruck 78 ff., 92 f.,
 163
Blutkörperchen 14, 43, 47,
 56, 88
Blutwerte 116 – 118
Blutzucker, s.a. Insulin
 116
Body Mass Index BMI 17,
 107 f.
Botox 180
Brustkrebs, Vorbeugung
 73, 77, 85, 92 – 94, 97,
 101

C

Cardiotraining, s. a.
 Ausdauertraining 274
Cholesterin 95, 116 f., 119
Cholesterinspiegel 74 f.,
 89, 91, 97, 101
Cobalamin, s. Vitamin B_{12}
Coenzym Q10 (Ubichi-
 non) 51 ff., 179, 181

D

Darmkrebs 30, 108, 271
Dekolleté 188
Denksportaufgaben
 244 – 255
Depression 78 f., 82, 86
Diabetes 58, 62, 80, 92,
 95, 101, 240
Durchblutung 153, 168,
 226

E

Einschlaftipps 225
Endorphin 141, 160, 193
Entspannungsübungen
 226 – 235
Ernährung 28 – 31,
 107 – 119

F

Faltenglättung 180
Fastenkuren 119
Fette 31
 essentielle 95
 ungesättigte 78, 92
Flow 25, 206 – 209
freie Radikale 13, 19, 33 f.,
 37, 40, 60, 67, 179
Fußpflege 186, 189 f.

G

Gebet 227
Gedächtnisfunktion 100
Gedächtnisübungen 254 f.
Gefäße, verstopfte 272 f.
Gehirn 240, 242
Gehirnjogging 239-255
Gelenke 155, 159

Gelenkprobleme 69, 153, 170

Ginseng 181

Glaube 237 f.

Glück 198–204, 207

Gluten (Protein) 100

H

Haar 15, 89, 186

Handpflege 186

Haustiere 217–219

Haut 14, 40, 49, 58, 89, 95, 178–195, 274–277

Hautkrebs 99, 193, 275, 277

HDL, s. a. Cholesterin 116

Health Food 71–103

Hefepilzinfektionen 88

Herpes 60, 94

Herz 49, 78, 81, 87

Herzattacken 273

Herzfrequenz 146

Herzinfarkt 44, 142

Herz und Kreislauf 80, 146, 153, 155, 166, 272

Herz-Kreislauf-Erkrankungen 38, 69, 72, 96

    Vorbeugung 74, 77, 79–82, 84, 86, 89–93, 95, 97, 99, 101 f., 163

Hormone 33, 117

    DHEA 117 f.

    schilddrüsenstimulierendes Hormon TSH 62

I

Immunabwehr 85 ff.

Immunsystem 37 f., 47, 49, 52, 56, 62, 80, 84, 87, 95, 157, 163, 168

Impfung 258 f.

Insulin, s. a. Blutzucker 31, 58, 62, 80, 110, 116

J

Jungbrunnen-Ernährung, Wochenplan 123–137

Jungbrunnen-Tipps 278 f.

Jungbrunnen-Vorsorge 258–279

K

Kalium 30, 56, 77, 80 f., 87, 91, 102

Kalzium 15, 30, 49 f., 56, 64 ff., 77, 79, 87, 89

Karotinoide 35, 68

Knoblauch 83 f.

Knochen und Gelenke 264

Knochendichtemessung 265

Knorpel 148

Kohlenhydrate 31

    komplexe 82, 93, 100

    unverdauliche, s. a. Oligosaccharide 100

Kollagen 56, 190 f.

Koloskopie (Darmspiegelung) 271

Konditionstraining 163

Konzentrationsübungen 254 f.

Kortisol (Stresshormon) 21, 118, 142, 274

Kortison 160

Kreativität 207

Krebsarten 38, 60

Krebsvorbeugung 76 f., 81 f., 84, 86, 89–91, 94, 96, 101 f.

L

Langzeitgedächtnis 240

LDL-Cholesterin 72, 117

Lebensgestaltung 204 f.

Leber 15, 34, 41, 46

Lendenwirbelsäule 164

Lern- und Gedächtnisfähigkeit 40

Lipide, hauteigene Pflegestoffe 187

M

Magenkrebs 99

Magenschleimhaut 14

Magnesium 56, 74, 94 f.

Makuladegeneration 60, 69, 96

Meditation 20, 227 f.

Melanin 56, 181, 187

Menopause 118

Midlife crisis 212

Migräne 88

Milchprodukte 87–89

Mineralien 29, 56–66

Mobilität 261–266

Müdigkeitssyndrom 96

Mundwäsche 195

Muskelkater 150

N

Nahrungsergänzung 43, 46 f., 52, 64

Nahrungsgruppen 112 f.

Neurotransmitter 44, 47

Nikotin 122

Nitrogenverbindungen, krebserregende 81

Nüsse 90 ff.

O

Oligosaccharide 100

Omega-3-Fettsäure 39, 78, 86 f.
Alpha-Linolensäure 90
Osteoporose 49 f., 58, 64
Vorbeugung 80, 87 f., 97, 117, 169, 193, 265
Östrogene 12, 69, 118

P
Parkinson 40, 52
Parodontitis 194
Pflanzeninhaltsstoffe, sekundäre 31, 33, 35, 67–70, 76, 81, 116
Pflanzenpigment (Anthozyan) 68, 75, 81
Pflanzensterole, cholesterinsenkende 91, 95, 101
Phytoöstrogene 94 f., 97, 117, 179
probiotische Bakterien 87
Progressive Muskelentspannung 228
Prostatakrebs 77, 85, 92, 93, 94, 97, 99 f.
Pseudogetreide 93 ff.
Pulsmessung 147, 159

Q
Quinoa, Pseudogetreide 93

R
Radikale, freie 13, 19, 33 f., 37, 40, 60, 67, 179
Radikalenfänger 117, 179
Riboflavin (Vitamin) 88
Rückenprobleme 58, 258, 263
Rückentraining 169

S
Saunabesuch 164
Schilddrüsenprobleme 60, 62, 85
Schlaf 21, 222–225, 228
Schlaflosigkeit 88
Schlaganfall 44, 77, 92, 99, 102, 142, 273
Schuppenflechte 60, 78
Schwereübung 231 f.
sekundäre Pflanzeninhaltsstoffe 67–70, 76, 81
Selbstheilungskräfte 122
Selen 32, 60 f., 86, 91, 95
Serotonin 44, 88
Sexualität 210 f.
Sojaprodukte 96 ff.
Sonnenschutzregeln 194
Sonnenstrahlung 178, 193
Spiritualität 236 ff.
Sport 140–175
Aqua-Gymnastik 153
Aufwärmen 147 ff., 164
Bewegungstipps 174 f.
Dehnen 150 f.
Gymnastik 169–174
Joggen 159–161
Kalorienverbrauch 141
Radfahren 154 ff.
Schwimmen 152 f.
Skilanglauf 163 ff.
Stretching 150 f.
Tanzen 165 f.
Walken 157 ff.
Wandern 161 ff.
Yoga 166 ff.
Stimmungsschwankungen 12
Stoffwechsel 58, 62
Stress 183, 220 f., 228

T
Tagesplanung 23 ff.
Tai-Chi 235
Testosteron 12, 118
Thiamin (Vitamin) 96
Thrombose 84, 273
Tokopherole (Vitamingruppe) 40
Tryptophan (Aminosäure) 88
Tyrosin (Aminosäure) 79

U
Ubichinon, s. Coenzym Q10
UV-Strahlen 186, 277

V
Verdauungssystem 73, 77, 85, 89, 267–271
Verkalkung 240
Verspannung 228
Vitalstoffe 29
Vitamin A 34 ff., 89, 179, 181
Vitamin B 96
Vitamin B_6 79, 82
Vitamin B_{12} (Cobalamin) 30, 32, 46 ff., 79, 86, 88
Vitamin C, s. a. Ascorbinsäure) 37 ff., 60, 70, 72 f., 76, 80, 82, 85, 99, 102, 179, 181
Vitamin D 30, 49, 50 f., 79, 88, 193
Vitamin E 34, 40 ff., 60, 70, 80, 91 f., 94, 96, 179
Vitamin Folat 45 ff.
Vitamine 29, 32–55
Niacin 78
Riboflavin 88

Thiamin 96
Tokopherole 40
Vollkornprodukte 100 f.
Vorsorgeuntersuchung 17,
258–279

W-Y
Wasser 30, 104 ff.
Wechseljahre 12, 117, 212

Wirbelsäule 168
Wirbelsäulentraining 169
Yoga 20, 147, 226

Z
Zähne 193 ff.
Zahnfleischentzündung
194
Zahnhygiene 194

Zeaxanthin (Pflanzen-
pigment) 68
Zellerneuerung 14 f.
Zellteilungsprozess 47
Zellulitis, s. a.
Orangenhaut 189
Zink 30, 62 f., 86
Zitrusfrüchte 102 f.
Zöliakie 100

Rezeptregister

Beta Carotin
In Orangensaft glasierte
Möhren ...126

Eisen
Schwarzwurzelsuppe ...136

Folat
Rindfleisch mit Orange
und Brokkoli ...45
Hühnchen mit
Gemüse ...133

Kalzium
Pak Choi, Tofu und Pilze
aus der Pfanne ...65
Gegrillter Tofu ...128
Grünes Chili mit
Schweinefleisch ...135

Kupfer
Krebsküchlein mit
Melonensoße ...57
Wintergemüse aus
dem Ofen ...137

Mangan
Dreierlei Beerenpüree ...59
Salat mit Spinat,
Süßkartoffeln und
Shiitakepilzen ...125

Q10
Makrele auf indische
Art ...53

Selen
Mexikanische Hähnchen-
brustfilets ...61

Vitamin A
Gegrillter Lachs mit Avo-
cado-Mango-Salsa ...36
Würzige Cremesuppe aus
Butternutkürbis ...131
Wok-Gemüse mit
Ingwer ...134

Vitamin C
Hühner-Grünkohl-Eintopf
mit Paprikapüree ...39
Würzige Cremesuppe aus
Butternutkürbis ...131

Tomaten-Apfel-
Gazpacho ...124

Vitamin D
Räucherlachs-Bagel
mit Quark ...51
Gemüseeintopf mit
Kabeljau ...130

Vitamin E
Garnelen mit Avocado
und Kürbiskernen ...42
Garnelen-Gersten-
Eintopf ...127

Vitamin B12
Meeresfrüchtesalat mit
Zitronendressing ...48
Pudding mit Minze
und Schokolade ...132

Zink
Schweinelende
mit Cranberries ...63
Gegrillte Entenbrust
mit Polenta ...129

Adressen

Ernährung

Deutsche Gesellschaft für Ernährung
Godesberger Allee 18
D-53175 Bonn
Tel. (02 28) 37 76-600
Fax (02 28) 37 76-800
webmaster@dge.de
www.dge.de

Institut für Ernährungsinformation
Klinik Hohenfreudenstadt
Tripsenweg 17
D-72250 Freudenstadt
info@ernaehrung.de
www.ernaehrung.de

Forum. Ernährung. Heute
Verein zur Förderung von
Ernährungsinformationen
Schwarzenbergplatz 6
A-1037 Wien
Tel. (01) 7 12 33 44
Fax (01) 7 12 33 04
office@forum-ernaeh
rung.at
www.forum-ernaehrung.at

Österreichische Gesellschaft für Ernährung
Zaunergasse 1–3
A-1030 Wien
Tel. (01) 7 14 71 93
Fax (01) 7 18 61 46
info@oege.at
www.oege.at

Ernährung.ch
Dorfstraße 24
CH-8700 Küsnacht
Tel. (0 43) 5 41 15 21
Fax (0 44) 9 12 28 17
aa2007@drmed.ch
www.ernaehrung.ch

Schweizer Gesellschaft für Ernährung
Effingerstraße 2
Postfach 83 33
CH-3001 Bern
Tel. (0 31) 3 85 00 00
Fax (0 31) 3 85 00 05
info@sge-ssn.ch
www.sge-ssn.ch

Fitness

Deutsche Gesellschaft für Sportmedizin und Prävention (Deutscher Sportärztebund) e.V.
Hugstetter Straße 55
D-79106 Freiburg
Tel. (07 61) 2 70-7456
Fax (07 61) 2 02-4881
dgsp@dgsp.de
www.dgsp.de

Österreichische Gesellschaft für Sportmedizin und Prävention (ÖGSMP)
Sekretariat der ÖGSMP
Auf der Schmelz 6
A-1150 Wien
info@sportmedizin-
gesellschaft.at

www.sportmedizin-
gesellschaft.at

Gesundheitsförderung Schweiz
Dufourstraße 30
Postfach 3 11
CH-3000 Bern
Tel. (0 31) 3 50 04 04
Fax (0 31) 3 68 17 00
www.gesundheitsfoerde-
rung.ch

Geist und Psyche

Berufsverband der Yogalehrenden in Deutschland e.V. (BDY)
Jüdenstraße 37
D-37073 Göttingen
Tel. (05 51) 4 88 38 08
Fax (05 51) 4 88 38 60
info@yoga.de
www.yoga.de

Deutsches Grünes Kreuz e.V.
Im Kilian
Schuhmarkt 4
D-35037 Marburg
Tel. (0 64 21) 29 30
Fax (0 64 21) 2 29-10
dgk@kilian.de
www.dgk.de

Gesellschaft für Gehirntraining e.V.
Postfach 14 20
D-85555 Ebersberg

Tel. (0 80 92) 86 49 30
Fax (0 80 92) 86 49 50
info@gfg-online.de
www.gfg-online.de

Yoga und Pranayama
Richard Hackenberg
Kreuzstraße 8
D-85622 Feldkirchen
Tel. (0 89) 9 03 01 23
richard@yoga-pra
nayama.de
www.yoga-pranayama.de

Yoga Austria – BYO
Berufsverband der Yoga-
lehrer in Österreich
Neustiftg. 14/St. 2/II
A-1070 Wien
Tel. (01) 5 05 36 95
www.yoga.at

Yoga Schweiz
Aarbergergasse 21
CH-3011 Bern
Tel. (0 31) 3 11 07 17
Fax (0 31) 3 11 07 11
info@yoga.ch
www.yoga.ch

Prophylaxe

**Bundesselbsthilfeverband
für Osteoporose**
Kirchfeldstraße 149
D-40215 Düsseldorf
Tel. (02 11) 30 13 14-0
Fax (02 11) 30 13 14-10
info@osteoporose-
deutschland.de
www.osteoporose-
deutschland.de

**Deutsches Forum Präven-
tion und Gesundheitsför-
derung**
Heilsbachstraße 30
D-53123 Bonn
Tel. (02 28) 9 87 27-0
Fax (02 28) 6 42 00 24
info@forumpraevention.de
www.forumpraevention.de

**Deutsche Gesellschaft für
Prävention und Rehabili-
tation von Herz-Kreislauf-
Erkrankungen e.V.**
Friedrich-Ebert-Ring 38
D-56068 Koblenz
Tel. (02 61) 30 92 31
Fax (02 61) 30 92 32
info@dgpr.de
www.dgpr.de

Felix Burda Stiftung
Darmkrebsprävention
Ingo Buchholzer
Referent Marketing &
Communications
Tel. (0 89) 92 50-1747
Fax (0 89) 92 50-2713
buchholzer
@foundation.burda.com
www.felix-burda-
stiftung.de

**Osteoporose Selbsthilfe
Wien**
Kaiserstraße 14/13
A-1070 Wien
Tel. (01) 5 22 63 35
Fax (01) 5 24 17 72
sekretariat@osteoporose-
selbsthilfe.at

www.osteoporose-
selbsthilfe.at

**Österreichisches Grünes
Kreuz**
Vereinigung zur Gesund-
heitsvorsorge und Ge-
sundheitsaufklärung
Borromäumstraße 12
A-5020 Salzburg
Fax (06 62) 64 15 16
office@gruenes-kreuz.org
www.gruenes-kreuz.org

**Institut für Sozial- und
Präventivmedizin der
Universität Zürich**
Abteilung Prävention und
Gesundheitsförderung
Hirschengraben 84
CH-8001 Zürich
Tel. (0 44) 6 34 46 29
Fax (0 44) 6 34 49 77
praev.gf@ifspm.uzh.ch
www.gesundheitsfoerde-
rung-zh.ch

OsteoSwiss
Strickgasse 1
Postfach
CH-8427 Freienstein
Tel. (08 48) 80 50 88
www.osteoswiss.ch

Lösungen

1 C ist die fehlende Figur.

2 D ist die fehlende Figur.

3 C ist die fehlende Figur.

4 A ist die fehlende Figur.

5.1 solvent und liquid: zahlungsfähig
5.2 c. Speisefisch, eine Thunfischart
5.3 Kuchen; und allen anderen Begriffen kann Apfel vorangestellt werden.
5.4 a. Frequenz
5.5 konvex
5.6 akkurat
5.7 Kopenhagen, Stockholm, Helsinki
5.8 Adler, Biene, Ziege, Dachs, Katze
5.9 Rucksack, Arbeit (bedeutet allerdings Nebenbeschäftigung), Jacke, Wandervogel

6.1 azurblau
6.2 Hätte ich doch bloß!
6.3 Gerede: Rage/gern, Ehre/Reim, Rede/Deut
6.4 Es kann der Frömmste nicht in Frieden bleiben, wenn es dem bösen Nachbarn nicht gefällt.
6.5 Dort, Borte, Bohner
6.6 Iongh = Honig
6.7 Bau: Torbau und Bauart
6.8 Ring
6.9 Lehrer
6.10 Aberwitz
6.11 Korsika, Sumatra, Madeira
6.12 Menetekel

7.1 4 (zwei Beine pro Vokal im Wort)
7.2 21

Spiele	Punkte	Durchschnitt
10	120	12
20	420	21
30	540	18

Y sei die gesuchte Durchschnittszahl der Punkte der letzten 20 Spiele. Der Durchschnitt aller Spiele beträgt 18 Punkte:
$((12 \times 10) + (Y \times 20))/30 = 18$,

oder $120 + 20Y = 540$,
dann ergibt sich $20Y = 420$ und $Y = 21$.
7.3 $33 \times 11 \div 3 - 6 = 115$
7.4 Das Ergebnis ist 0. Weil 0 Teil der Zahlenreihe ist, muss die Antwort 0 sein, gleichgültig, wie viele Zahlen Sie miteinander multiplizieren.
7.5 1568. Konzentrieren Sie sich zunächst auf die Frauen. Zuerst kann man aus 8 Frauen auswählen, dann aus 7, aus 6, aus 5 und das letzte Teammitglied kann aus 4 gewählt werden. Multipliziert man 8 mit 7, 6, 5 und 4, erhält man die theoretische Zahl der Möglichkeiten, 5 Frauen aus 8 auszuwählen, jedoch in einer gegebenen Reihenfolge. Aber ein Team aus Sarah, Elena, Nicole, Anna und Julia bleibt sich gleich, egal, in welcher Reihenfolge man sie aussucht. Also müssen wir diese Zahl durch die Zahl der Möglichkeiten dividieren, in der man fünf Personen anordnen kann.
Das entspricht $5 \times 4 \times 3 \times 2 \times 1$.
$$\frac{8 \times 7 \times 6 \times 5 \times 4}{5 \times 4 \times 3 \times 2 \times 1} = 56$$
Das Gleiche gilt für die Männer, außer dass es dann sechs sind:
$$\frac{8 \times 7 \times 6 \times 5 \times 4 \times 3}{6 \times 5 \times 4 \times 3 \times 2 \times 1} = 28$$
Multipliziert man die beiden miteinander, kommt man auf 1568 mögliche Zusammenstellungen.
7.6 4585. Bei allen anderen kann man die beiden letzten Stellen miteinander multiplizieren, um die ersten beiden Stellen zu erhalten, z. B. 2464 (6 × 4 = 24).
7.7 $\dfrac{6 - 9 \times 7}{6 + 4 \times 3} = \dfrac{-57}{18}$
(Nach den mathematischen Grundregeln müssen Multiplikationen vor anderen Rechenoperationen ausgeführt werden.)
7.8 $7/22 \div 14/44 = 7/22 \times 44/14 = 2/2 = 1$

(Einen Bruch teilt man durch einen anderen, indem man diesen umkehrt und dann die beiden Brüche multipliziert.)
7.9 9523164. Hierbei geht es um das Umstellen der Zahlen. Sie können die Antwort finden, indem Sie sich die Positionen der Ziffern ansehen und sie entsprechend nummerieren:
(1234567)
(4673251)
7598123 verhält sich zu 8239517
wie

(1234567)	(4673251)
4139652	zu 9523164.

7.10 96   32 × 50 c = € 16.00
            32 × 20 c = € 6.40
            32 × 10 c = € 3.20
                     € 25.60
7.11 Banane = 9 c, Apfel = 6 c
Es sei A = Apfel und B = Banane.
6A + 9B = 117 [1] und 5A + 11B = 129 [2]
Multiplizieren Sie [1] mit 5 und [2] mit 6, macht: 30A + 45B = 585 [3] und 30A + 66B = 774 [4].
Zieht man [3] von [4] ab, erhält man:
66B − 45B = 774 − 585, also 21B = 189, oder B = 189/21 = 9; eine Banane kostet folglich 9 Cent.
Setzt man dies in die ursprüngliche Gleichung ein, ergibt sich, dass ein Apfel 6 Cent kostet.
7.12 10116. Angenommen, der Sieger erhielt V Stimmen. Dann ist die Gesamtzahl der abgegebenen Stimmen
V + (V − 696) + (V − 2968) + (V − 7158). Wir wissen, dass die Gesamtzahl 29642 beträgt, also:
4V − 10 822 = 29 642
4V = 29 642 + 10 822 = 40 464
Folglich ist V = 40 464 ÷ 4 = 10116.

8.1 4. In jedem Fall wird die Zahl rechts mit der Zahl unten multipliziert. Dann wird die Zahl links subtrahiert, und man kommt auf die Zahl in der Mitte. Da 5 × 4 = 20, ergibt sich, dass das Fragezeichen 4 sein muss, denn 20 – 4 = 16.

8.2 1. Die Folge der Rechenschritte ist: 4 subtrahieren, durch 2 dividieren, 4 subtrahieren, durch 2 dividieren.

8.3 1413. Die Folge ist: Addieren Sie die zweite Zahl des vorderen Ovals zur ersten Zahl des hinteren Ovals, dann die erste Zahl des vorderen Ovals zur zweiten Zahl des hinteren Ovals, also 9 + 5 = 14 und 7 + 6 = 13 (1413).

8.4 32. Die Zahlen sind aufeinanderfolgende Nicht-Primzahlen.

8.5 68. In jedem Fall wird die obere Zahl von der rechten Zahl subtrahiert. Das Ergebnis wird durch 4 dividiert, was die linke Zahl ergibt. Also: (68 – 24) ÷ 4 = 11.

8.6 0. Waagrecht wie senkrecht ist jeweils die Summe der 1. und 3. gleich der Summe der 2. und 4. Zahl. In der letzten Reihe z. B. ist 3 + 1 = 4, also muss ? = 0 sein (ebenso in der letzten Spalte 5 + 3 = 8).

8.7 27. In jedem Fall multiplizieren Sie die beiden ersten Stellen, dann addieren Sie die dritte Stelle der linken Zahl und erhalten die rechte Zahl. Da 6 x 4 + 3 = 27, ist dies die Antwort.

8.8 8. In jedem Fall multiplizieren Sie das linke Kästchen mit der mittleren Zahl, dann subtrahieren Sie das rechte Kästchen. Die Antwort ist die zweistellige Zahl in der mittleren Kolumne. Also: 5 x 8 = 40 – 2 = 38

8.9 31. Hier besteht der Trick darin, die Beziehung zwischen den Zahlen in jeder senkrechten Kolumne zu finden.
1. Spalte gerade Zahlen
2. Spalte ungerade Zahlen
3. Spalte Primzahlen
4. Spalte Quadratzahlen
Die nächste Primzahl in der Kolonne ist 31.

8.10 Die Folge und die fehlenden Zahlen, die Sie herausbekommen müssen, lauten:
B + C = A und A + C = D
(C + D) – (A + B) = E

Also: B = 2; D = 10; E = 6.

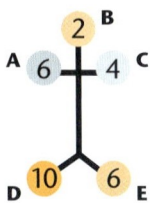

9.1 Schlüssel und Schloss: D
9.2 Patchwork: B

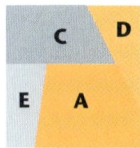

9.3 Stückwerk: A, C, D, E

10.1 Würfel basteln: D
10.2 Punktspiel:

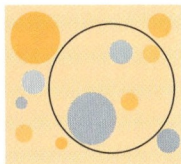

10.3 Dreiecksverhältnis: 24
Folgende Segmente formen ein Dreieck:
1, 2, 3, 6, 7, 8, 9, 10, 1+4, 2+5, 3+4, 5+6, 7+8, 8+9, 9+10, 1+4+8, 2+5+9, 7+8+9, 8+9+10, 1+2+4+5, 3+4+5+6, 7+8+9+10, 3+4+7+8, 5+6+9+10

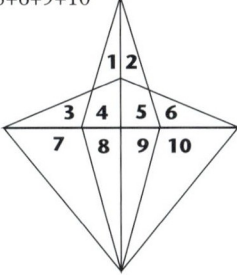

10.4 Augen-Blick:

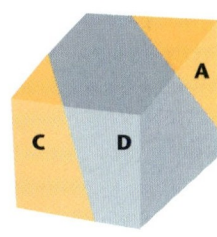

11.1 Rund geht's: 12
11.2 Nordwärts: 5. N, NNW, NW, NO, NNO
11.3 Rasenmäher: 1 Stunde 20 Minuten. Arbeitstempo = gemähte Fläche ÷ benötigte Zeit (t):
Tempo (Mann 1) = F/3
Tempo (Mann 2) = F/4
Tempo (Mann 3) = F/6
(wobei F = Feld)
Wenn alle drei Männer zusammenarbeiten, müssen wir die Geschwindigkeiten addieren und erhalten:
(F/3) + (F/4) + (F/6) = F/t. Beachten Sie, dass sich alle F gegenseitig aufheben (d. h., die Feldgröße hat keinen Einfluss auf die Antwort). Es bleibt:
1/3 + 1/4 + 1/6 = 1/t
Nun sucht man für die linke Seite einen gemeinsamen Nenner:
(4 + 3 + 2)/12 = 1/t oder 9/12 = 1/t
Nach t aufgelöst ergibt sich t = 12/9 oder 1,333 Stunden bzw. 1 Stunde, 20 Minuten.
11.4 Abgebrüht: B. In jedem Stadium verändern die kleinen grauweißen und orangen Kreise die Lage. Der größere hellorange Kreis bewegt sich um eine Stelle nach rechts, sodass er am Ende rechts von der Ellipse steht.

12.1 Sternchen sehen: B. Der Inhalt jedes Sechsecks wird vom Inhalt der beiden Sechsecke darunter bestimmt. Sterne werden nur weitergetragen, wenn sie einmal in einer Position erscheinen. Wenn sie zweimal in derselben Position erscheinen, werden sie nicht weitergetragen.
12.2 Spiralig: C. Es dreht sich entgegen dem Uhrzeigersinn. Die anderen Figuren drehen sich alle im Uhrzeigersinn.
12.3 Computersprache: 3510. Beginnen Sie rechts und verdoppeln Sie jedes Mal die Ziffer, dann addieren Sie die Zahlen, die durch eine 1 dargestellt werden.

2048 1024 512 256 128 64 32 16 8 4 2 1
   1   1   0   1   1 0 1 1 0 1 1 0
2048+1024+256+128+32+16+4+2=3510.

13 Mehr Konzentration

WENN EINER,
DER MIT
MÜHE KAUM
GEKROCHEN
IST AUF EINEN
BAUM, SCHON
MEINT, DASS
ER EIN VOGEL
WÄR, SO IRRT
SICH DER.

14 Buchstabenquadrat

```
K Z G H M T A A B H Ö M K P L Z N G B
A M Ä K M E F J I A U M D X Z U N G E
A B P B A U N F B U Z N R C H N X P Ö
N K K N O I T A R T N E Z N O K L Ü B
A N A B L O C P J K L M I B H M N V I
L E N N I S H M O H L I E M R E M N E
Y H Ä Ö M C M O T I V E L F E Y W F Q
S P L E H C T Z L M U L E R N E N M U
E K E G E H I R N L Ö S P R A N I B A
A G E U H D T F A C S S G U A E W C V
V T U A M J K L S G T Ä U S C H U N G
K L P K F B N C E Ö M U I X C V T M U
```

Bild- und Quellennachweis